高等职业学校"十四五"规划口腔医学、口腔医学技术专业实用技能型特色教材

供口腔医学、口腔医学技术专业使用

口腔正畸学

KOUQIANG ZHENGJIXUE

主　编　杜礼安　宋双荣

副主编　邢庆昱　吕　敏　张海英

编　委（按姓氏笔画排序）

邓芳成　海南医学院

邢庆昱　辽东学院

吕　敏　荆门市第一人民医院

苏继华　安阳职业技术学院

杜礼安　唐山职业技术学院

杜林娜　山东医学高等专科学校

李　咏　湖南医药学院

宋双荣　沧州医学高等专科学校

张海英　肇庆医学高等专科学校

陈娟娟　唐山职业技术学院

梅　君　湖北三峡职业技术学院

霍美玲　赤峰学院附属医院

华中科技大学出版社
http://www.hustp.com
中国·武汉

内 容 简 介

本书为高等职业学校"十四五"规划口腔医学、口腔医学技术专业实用技能型特色教材。

本书共九章,主要内容包括错𬌗畸形的发病机制及病因、错𬌗畸形的临床表现及分类、错𬌗畸形的检查和诊断、正畸治疗的生物机械原理、矫治器及其制作技术、错𬌗畸形的预防和早期矫治、常见错𬌗畸形的矫治、正畸治疗过程中口腔健康的维护及矫治后的保持等。本书在内容编排上侧重临床实践,具有较强的实用性。

本书可供口腔医学、口腔医学技术等专业使用。

图书在版编目(CIP)数据

口腔正畸学/杜礼安,宋双荣主编. —武汉:华中科技大学出版社,2021.1(2024.8重印)
ISBN 978-7-5680-6880-2

Ⅰ.①口… Ⅱ.①杜… ②宋… Ⅲ.①口腔正畸学-高等职业教育-教材 Ⅳ.①R783.5

中国版本图书馆 CIP 数据核字(2021)第 009142 号

口腔正畸学   杜礼安   宋双荣   主编
Kouqiang Zhengjixue

策划编辑:蔡秀芳
责任编辑:毛晶晶   曾奇峰
封面设计:原色设计
责任校对:李 弋
责任监印:周治超
出版发行:华中科技大学出版社(中国·武汉)   电话:(027)81321913
           武汉市东湖新技术开发区华工科技园   邮编:430223
录   排:华中科技大学惠友文印中心
印   刷:武汉市籍缘印刷厂
开   本:889mm×1194mm   1/16
印   张:11.75   插页:4
字   数:340 千字
版   次:2024 年 8 月第 1 版第 4 次印刷
定   价:42.80 元

高等职业学校"十四五"规划口腔医学、口腔医学技术专业实用技能型特色教材

编委会

丛书学术顾问　文历阳　胡　野

委员（按姓氏拼音排序）

陈凤贞	上海健康医学院	蒲永莉	重庆三峡医药高等专科学校
杜凤芝	沧州医学高等专科学校	宋伯涛	菏泽家政职业学院
杜礼安	唐山职业技术学院	孙　萍	重庆三峡医药高等专科学校
何　勇	深圳职业技术学院	孙治安	安阳职业技术学院
黄元清	湖南医药学院	汤晓飞	首都医科大学附属北京口腔医院
金玉忠	沧州医学高等专科学校	唐瑞平	荆楚理工学院
黎　祺	肇庆医学高等专科学校	晏志勇	江西卫生职业学院
李翠英	北京大学口腔医学院	易建国	湖南医药学院
刘连英	菏泽家政职业学院	袁　宁	青海卫生职业技术学院
吕广辉	赤峰学院口腔医学院	张佳莉	武汉大学口腔医学院
马　涛	邢台医学高等专科学校	张少华	肇庆医学高等专科学校
马康黎	湘潭医卫职业技术学院	周建军	重庆三峡医药高等专科学校
马严俊	青海卫生职业技术学院	周曼莉	上海市徐汇区牙病防治所
蒲小猛	甘肃卫生职业学院		

编写秘书　陆修文　蔡秀芳

网络增值服务使用说明

欢迎使用华中科技大学出版社医学资源网yixue.HUSTP.com

1.教师使用流程

（1）登录网址：http://yixue.hustp.com （注册时请选择教师用户）

（2）审核通过后，您可以在网站使用以下功能：

管理学生

建立课程　　　　　布置作业

下载教学资源　　　教师　　　查询学生学习记录等

2.学员使用流程

建议学员在PC端完成注册、登录、完善个人信息的操作。

（1）PC端学员操作步骤

①登录网址：http://yixue.hustp.com （注册时请选择普通用户）

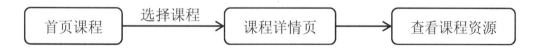

②查看课程资源

如有学习码，请在个人中心-学习码验证中先验证，再进行操作。

首页课程 → 选择课程 → 课程详情页 → 查看课程资源

（2）手机端扫码操作步骤

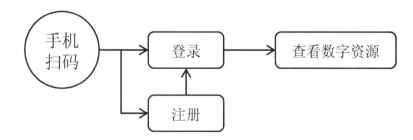

长期以来,口腔医学、口腔医学技术专业职业教育基本是本科教育的压缩版,以学科系统化课程模式为主,强调知识的完整性和系统性,各门课程虽各有关联但又都自成体系。在职业教育学制短的情况下,很难达到培养目标的要求,学生往往需要毕业后再教育才能胜任岗位要求。

在国家大力发展职业教育的新形势下,高职教育的指导思想不断成熟,培养目标逐渐明确。

为了在"十四五"期间进一步贯彻落实《国务院关于加快发展现代职业教育的决定》和《教育部关于深化职业教育教学改革全面提高人才培养质量的若干意见》等系列配套文件精神,服务"健康中国"对高素质口腔人才培养的需求,进一步强化高职口腔医学、口腔医学技术专业学生的职业技能培养,我们有必要进行教材建设,使专业教学符合当前高职教育发展的需要,以实现"以服务为宗旨,以就业为导向,以能力为本位"的课程改革目标。

经我社调研后,在教育部高职高专相关医学类专业教学指导委员会专家和部分高职高专示范院校领导的指导下,我们组织了全国近40所高职高专医药院校的近200位老师编写了这套高等职业学校"十四五"规划口腔医学、口腔医学技术专业实用技能型特色教材。

本套教材积极贯彻教育部《教育信息化"十三五"规划》要求,推进"互联网+"行动,全面实施教育信息化2.0行动计划,打造具有时代特色的"立体化教材"。此外,本套教材充分反映了各院校的教学改革成果和研究成果,教材编写体系和内容均有所创新,在编写过程中重点突出以下特点:

(1)紧跟医学教育改革的发展趋势和"十四五"教材建设工作,具有鲜明的高等卫生职业教育特色。

(2)以基础知识点作为主体内容,适度增加新进展、新方向,并与劳动部门颁发的职业资格证书或技能鉴定标准和国家口腔执业医师资格考试有效衔接,使知识点、创新点、执业点三点结合。

(3)突出体现"校企合作"、"医教协同"的人才培养体系,以及教育教学改革的最新成果。

(4)增设技能教材,实验实训内容及相关栏目,适当增加实践教学学时数,增加学生综合运用所学知识的能力和动手能力。

（5）以纸质教材为载体和服务入口，综合利用数字化技术，打造纸质教材与数字服务相融合的新型立体化教材。

本套教材得到了专家和领导的大力支持与高度关注，我们衷心希望这套教材能在相关课程的教学中发挥积极作用，并得到读者的青睐。我们也相信这套教材在使用过程中，通过教学实践的检验和实际问题的解决，能不断得到改进、完善和提高。

高等职业学校"十四五"规划口腔医学、口腔医学技术专业实用技能型特色教材编写委员会

前　言

Preface

　　近年来专科临床医疗工作突飞猛进,为了适应高职高专口腔医学教育的发展,满足口腔临床工作的需求,各大院校纷纷开设"口腔正畸学"这门课程。通过学习,学生能较系统地掌握口腔科常见疾病的症状、病因、发病机制、诊断分析、预防和治疗等,也能进一步提高发现问题、分析问题、解决问题的能力。

　　本教材在编写中强调充分反映相关专业或学科的新发展、新要求,结合本专业教学特色,注重理论教学、案例教学和实践教学的结合。在以往的教材编写形式基础上,本教材增设学习目标,让学生有针对性地学习。每章对重点内容设有案例分析,部分章节设有相关的知识技能,更贴近临床。本教材增设有"知识链接",是对正文的补充和扩展。结尾附加能力检测,对学生的学习有一定的指导作用。通过学习本课程,学生能理解口腔正畸学的科学内涵,为错𬌗畸形患者提供细致的服务。

　　本教材采用集体合作的方式编写,分为9章,各章由不同院校骨干教师共同完成,以利用各院校的强项和专业特点。在编写过程中参照近几年全国各高等院校口腔医学专业和口腔医学技术专业的教学特点和经验,并注意结合广大教师、学生的意见与要求。较以往的同类教材,本教材编排更为简洁、全面,学习内容更明确、实用,贴近临床,工学结合,适用于各大院校口腔医学专业和口腔医学技术专业。

　　在本教材编写过程中,得到了编者所在单位的大力支持,特此致谢。

　　由于编者水平有限,本教材难免存在疏漏和错误之处,恳请各位读者批评指正,以期再版时修订。

杜礼安　宋双荣

目 录

MULU

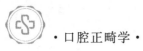

第一章 绪 论

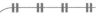

学习目标

口腔医学专业：

1. 掌握：口腔正畸学、错𬌗畸形、理想正常𬌗、个别正常𬌗等概念。

2. 熟悉：错𬌗畸形的矫治方法、错𬌗畸形的矫治目标。

3. 了解：错𬌗畸形的危害。

口腔医学技术专业：

1. 掌握：口腔正畸学、错𬌗畸形等概念。

2. 熟悉：错𬌗畸形的矫治方法。

3. 了解：错𬌗畸形的危害。

口腔正畸学（orthodontics）是研究错𬌗畸形（malocclusion）的症状、病因、发病机制、诊断分析、预防和治疗的一门学科。它是口腔医学的重要组成部分。

错𬌗畸形发生的原因和形成的机制是错综复杂的，多种因素相互作用导致人类的错𬌗畸形。这些因素包括先天的遗传因素和后天的环境因素两大类，如疾病、口腔不良习惯、替牙期异常等导致的牙齿、咬合、颌骨、颅面的畸形。这些因素通过影响骨骼、肌肉和牙齿而发生作用，形成错𬌗畸形。世界卫生组织（WHO）把错𬌗畸形定为"牙面异常"。

人类对错𬌗畸形的认识经历了一个不断发展的过程。早在公元前460—前377年，古希腊的Hippocrates论述了牙颌颅面畸形。约在1900年前，罗马Celsus教导人们用手指推牙矫正错位牙，可视为最原始的矫治技术。1728年，法国医师Fauchard开始采用简单的固定矫治器治疗错位牙。1771年，英国Lfunter出版了第一本包含口腔正畸学内容的书籍。近代口腔正畸学的发展始于19世纪末、20世纪初。1808年Calalan使用斜面导板矫治下颌后缩，随后Kneisel在1836年、Ware于1848年、Kingsley于1858年均使用了活动矫治器矫治错𬌗畸形。美国口腔正畸奠基人Angle医师于1899年提出了错𬌗畸形分类法，并先后于1907年、1912年、1915年提出了E形弓、钉管弓、带状弓等矫治技术，1928年发表了有关方丝弓矫治技术理论，为近代口腔正畸学的发展奠定了基础，确定了固定矫治器的矫治体系。但是，Angle医师所提出的矫治理论只强调牙列关系，而忽视了面部的美观。该矫治理论认为牙弓决定基骨，强调保存全副牙齿，以扩大牙弓而使基骨相适应，基于该理论完成矫治后，80%的患者出现不同程度的复发。1940年，Tweed对Angle矫治理论加以改进，提出了拔牙矫治理念，诞生了Tweed矫治技术。1956年，澳大利亚的Begg医师提出了以差动力作为理论基础的Begg细丝弓矫治技术。20世纪70年代，Andrews医师改良方丝弓矫治器，发明了预成序列弯曲方丝弓矫治技术，即直丝弓矫治技术，这项技术也是当前临床应用最广泛的矫治技术。近年来，舌侧矫治技术、无托槽隐形矫治技术在临床中也得到越来越广泛的应用。

在固定矫治体系发展的同时，欧洲学者则从生物学角度出发，提出了功能性矫治器，用于生长引导。具代表性的有 1936 年挪威的 Andresen 和 Houpl 提出的功能性矫治器肌激动器，1950 年 Balters 发明的 Bionator 矫治器以及 1960 年德国 Frankel 设计的功能性矫治器。还有两位正畸学者也做出了杰出的贡献：奥地利的 Schwartz 医师发明了各种分裂基托矫治器，英国正畸医师 Adams 发明了箭头卡。功能性矫治器目前已成为错𬌗畸形矫治技术中的一个重要组成部分。

我国口腔正畸学的发展始于新中国成立后。以毛燮均、陈华教授等为代表的前辈们开创了我国口腔正畸医学事业，他们在正畸学科建设、矫治技术临床应用、学科人才的培养等方面做出了杰出贡献。毛燮均教授设计了环托式活动矫治器，还提出了症状、机制、矫治原则三结合的分类法。在临床矫治技术的应用方面，20 世纪 50 年代至 70 年代初，我国广泛采用的是活动矫治技术，并取得了许多独特经验。随着国际交流的增多，国际上大量先进的正畸理论和技术被引进，如直丝弓矫治技术、细丝弓矫治技术、功能矫治技术逐渐在国内开展。

活动矫治器和固定矫治器各有其优缺点，也各有其适用范围。活动矫治器简单，主要用于第一阶段的替牙期的治疗。随着时代的进步，活动矫治器逐渐被固定矫治器所取代。近几年，固定矫治技术又有了快速发展，直接黏合技术取代了正畸带环，从而简化了固定矫治技术，既方便了医师，也方便了患者。医师和患者常选用固定矫治器治疗。但活动矫治器仍然有其存在的价值。例如，活动矫治器适用于替牙期的治疗，儿童或成人个别牙的移动，牙周科及修复科患者的辅助治疗以及固定治疗后的保持。

对错𬌗畸形的矫治标准，经历了从追求"理想正常𬌗(ideal normal occlusion)"到"个别正常𬌗(individual normal occlusion)"的变化过程。Angle 医师提出"理想正常𬌗"，即全副牙齿完整，牙齿在上、下牙弓上排列得十分整齐，上、下牙的尖窝关系完全正确，上、下牙弓的𬌗关系非常理想。事实上这种理想状态非常少见。经过不断探索，Tweed 医师和 Begg 医师提出了拔牙矫治理念。拔牙矫治，虽使患者的牙齿数目少于正常牙数，但通过减数维持了牙弓、颌骨和肌肉之间的生理平衡，获得了较稳定的矫治效果。人群中只有极少数个体𬌗的发育接近理想状态，而绝大多数符合个别正常𬌗的标准。凡轻微的错𬌗畸形，对于生理过程无大妨碍者，可列入正常𬌗范畴。这种正常范畴内的个体𬌗，彼此之间又有所不同，故称之为个别正常𬌗。这符合生物变异的客观规律，因而错𬌗畸形的矫治标准应该是个别正常𬌗。

错𬌗畸形是口腔三大疾病(龋齿、牙周病和错𬌗畸形)之一，呈现出较高的发病率。世界各国关于错𬌗畸形发病率的报道差异甚大，究其原因，可能是与种族、地理环境、饮食习惯及制定的调查标准的不同有关。1955 年，北京医学院口腔系毛燮均教授等以理想正常𬌗为标准，调查统计的发病率为 91.20%。国外各国报道的错𬌗畸形的发病率在 28%～90% 之间。1956—1960 年，在我国成都、西安、北京、上海四个城市中，虽统计时以个别正常𬌗为标准，但因无统一的内容，调查统计的发病率为 29.33%～48.87%。20 世纪 80 年代以来，我国天津、福州、广州等城市报道的发病率为 39.91%～53.06%。2002 年，傅民魁等以个别正常𬌗为标准，对全国范围内的 25392 人进行了调查，错𬌗畸形发病率为 67.82%，呈上升趋势。

错𬌗畸形的危害分为局部危害和全身危害。局部危害除了直接影响容貌、口腔健康、口腔功能外，还可影响颌面生长发育。全身危害如错𬌗畸形导致咀嚼功能降低，直接影响消化系统的功能，进而影响到全身健康。此外，各类错𬌗畸形可影响容貌，对患者的心理造成严重的影响。

错𬌗畸形的矫治方法可分为预防性矫治、阻断矫治、一般矫治和外科矫治。预防性矫治是指在错𬌗畸形发生以前采取一些预防措施，除去各种可能造成错𬌗畸形的因素，避免错𬌗畸形的发生。阻断矫治是指在错𬌗畸形发生的早期，利用简单的方法进行矫治，阻断错𬌗畸形向严重方向发展，将𬌗、颌、面的发育导向正常。一般矫治在口腔正畸临床矫治中最多见，根据不同牙颌面畸形选用不同类型矫治器。常用的矫治器类型有可摘矫治器、固定矫治器和功能性矫治器。生长发育完成后的严重的骨性错殆畸形需采用外科手术的方法来矫治,称为外科矫治,通常由正畸科和颌面外科的医师合作完成,以保证颅颌面畸形及关系均能得到良好的改善。

错殆畸形的患者经过矫治要达到平衡、稳定和美观的矫治目标。

平衡是指殆、颌、颅面形态和功能取得新的平衡和协调:①上、下牙弓排列整齐。②上、下前牙覆殆、覆盖正常。③上、下牙弓间有正常的殆接触关系。④牙弓、颌骨、颅面间关系协调。正畸治疗的结果应是稳定的。稳定的治疗结果与错殆的诊断、矫治设计、矫治技术的运用及矫治后的保持都有着密切关系。矫治后的牙体、牙周组织、颞下颌关节等应健康,患者获得良好的口颌系统功能。美观是正畸治疗很重要的目标。殆、颌、面部畸形的矫治可在一定程度上改善患者的容貌,提高患者的生活质量。

口腔正畸学是口腔科学重要的分支学科,与口腔医学基础、生物学、口腔临床医学、应用材料学、材料力学、生物力学及美学等学科有着密切的关系。口腔正畸工作者除了需要学习好专业知识和操作技能外,还要掌握相关基础知识和相关学科知识,才能对各类错殆畸形做出正确的诊断分析,制订出合理的矫治计划,达到满意的治疗效果。

（杜礼安　李　咏　宋双荣）

第二章 错殆畸形的发病机制及病因

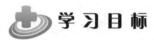
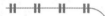

本章PPT

口腔医学专业:

1.掌握:错殆畸形的病因分类,常见口腔不良习惯导致的错殆畸形的临床表现。

2.熟悉:颌面部生长发育的特点。

3.了解:错殆畸形的形成机制。

口腔医学技术专业:

1.掌握:错殆畸形的病因分类。

2.熟悉:上、下颌骨的生长发育特点。

3.了解:错殆畸形的形成机制。

 案例导入

案例导入图片

　　患者,男,13岁,因兜齿影响美观要求治疗。口腔检查:恒牙列,双侧第一磨牙近中关系,上、下颌中切牙、侧切牙反殆,侧貌为凹面型,X线片显示#18、#28、#38、#48均存在。

　　印象:牙列反殆。

第一节　颅面部生长发育的基本知识

一、概述

　　颅面部的生长发育是指颅面和口腔的发育,包括颅、颌、面、殆四个部分。颅面部生长发育的相关知识是学习口腔医学各学科的基础。学习和掌握这一部分的知识,可为临床错殆畸形的诊断、治疗、预后评估提供指导,是每一位正畸医师必备的专业基础知识。

　　生长发育是自然界生物体的基本特征之一。生长是指体积或数量的增加,机体表现为体积的增大,发育是指组织增长的过程,机体表现为结构和功能的分化。虽然生长和发育并非同一概念,但是人们往往以生长发育的整体概念来描述机体的变化。生长发育并不是无限连续进行的,不是随着年龄的增长而均衡增长的。在每一年龄阶段,机体某一部分相对快速地生长,而另一部分的生长则相对较缓慢,机体的不同部分各自遵循其规律生长,均既有旺盛期也有衰减期。机体生长发育的时间、速度,既受先天因素的影响,也受营养、疾病、运动等后天因素的影响,因此生长发育在不同的个体间存在差异。但总体来说,个体从出生到5~6岁为生

Note

长发育的快速期,之后速度逐渐减慢;女性从 10 岁左右、男性从 12 岁左右进入生长发育高峰期;女性到 14～16 岁、男性到 16～18 岁进入生长发育缓慢期;女性到 18～20 岁、男性到 24 岁左右发育完成。

颅面部的生长发育,作为机体生长发育的一部分,既遵循全身生长发育的总规律,又有其自身的特点。机体颅面部高度与全身高度的比例,随着年龄的增长而不断发生变化(图2-1)。

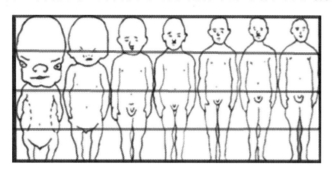

图 2-1　从两个月的胎儿至 25 岁成人身体各部分比例变化图

二、颅面部的生长发育

人体颅面部由 20 块骨骼组成,成人颅面部的骨骼并不是儿童骨骼的成倍放大,其在体积和形态方面与儿童均存在着差异(图 2-2)。

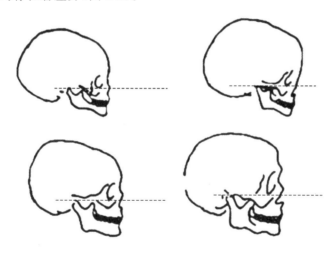

图 2-2　出生后儿童与成人颅面图

(一)颅部的生长发育

颅部的生长在出生后到 2 岁期间速度最快,此后生长速度降低,颅部容量到 6 岁左右约达到成人的 90％,到 10～12 岁时则与成人相差无几。颅部前后径的增长,主要靠颅底软骨的生长来实现。但枕骨大孔前部、枕骨基部与蝶骨相连的软骨的生长,比枕骨大孔后部更快,以适应面部向前下生长的需要。颅部左右径及上下径的增长,则主要靠颅骨骨缝的生长来实现。颅部的许多骨缝及软骨在出生后逐渐融合消失,额颌缝在 6 岁左右才消失。颅部的三维生长虽然同时进行,但不成比例,前后径最大,上下径及左右径次之。

颅底的生长发育主要由蝶筛软骨结合、蝶骨间软骨结合和蝶枕软骨结合进行。颅底软骨结合的生长受到影响时,可出现早期骨化,使得颅底的生长发育停止。其后果在临床上则表现为面中部塌陷或上颌后缩形成反𬌗。软骨结合的生长发育受到严重的影响时,机体可出现颅部畸形。

（二）上颌骨的生长发育

上颌骨是机体颌面部骨骼的主要组成部分之一，主要由前颌骨和上颌骨本体两个部分组成，是面部中 1/3 的主要骨性支架。

1. 长度的增加　额颌缝、颧颌缝、颧颞缝、翼腭缝沉积骨质可增加上颌骨的长度（图 2-3）。唇侧骨板增生新骨，舌侧骨板吸收陈骨，使上颌骨长度增加；上颌结节后壁新骨的沉积增加上颌骨后部长度；腭骨后缘增生新骨，以维持后鼻棘的位置，使上颌骨长度增加；随着颅中窝的生长发育，上颌、前颅基底、颧骨、前额向前移动，增加了上颌骨的长度（图 2-4）。

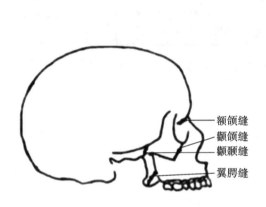

图 2-3　上颌骨骨缝示意图

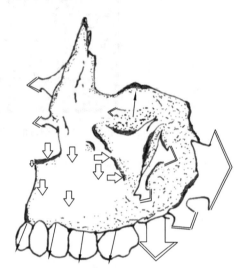

图 2-4　上颌骨整体生长发育示意图

2. 宽度的增加　上颌骨宽度增加的主要方式为上颌骨两腭突部分的分离移位；颧颌缝及部分颧骨侧面增生新骨使上颌骨宽度增加；腭中缝之间增生新骨使腭部宽度增加；因上颌恒磨牙生长在牙槽骨的颊面，新骨增生伴随牙的萌出沉积从而使腭盖加宽；乳牙和恒牙在牙槽骨唇舌向的位置变化，使上颌骨宽度增加。

3. 高度的增加　牙槽骨和牙齿垂直向上生长使上颌骨向下生长，上颌骨的高度增加；腭盖的表面增生新骨及鼻腔底面吸收陈骨，使腭盖下降；颅基底及鼻中隔的生长使上颌骨向下、向前生长，高度增加。从婴儿到成人，腭顶高度增加约 10 mm。

根据 Enlow 提出的 V 字形原理，上颌牙槽弓向后方呈 V 字形扩大，内侧骨质增生，外侧骨质吸收，各自向其敞开的两端生长，上颌牙槽弓从而向后方及下方移动，即长度和高度增加。

（三）下颌骨的生长发育

下颌骨是身体中唯一的具有左右联动关节的骨骼，由下颌体、下颌支及牙槽骨三个部分组成（图 2-5），是面部下 1/3 的主要骨性支架。

1. 下颌骨的三维生长

（1）下颌骨长度的增加：下颌骨长度的增加以磨牙区最多。下颌支前缘吸收陈骨、后缘增生新骨，使下颌骨的长度增加，为恒磨牙的萌出提供位置。下颌骨外侧增生新骨，内侧吸收陈骨，使下颌体的长度增加，且可使两侧下颌角距离增加而向四周扩大。随上颌牙弓的向前移位，下颌体也随之延长。

（2）下颌骨宽度的增加：主要靠下颌体和下颌支表面的骨改建来实现。下颌骨的外侧增生新骨，内侧吸收陈骨。下颌骨向后生长的同时髁突也随着颞凹向侧方生长，使下颌支的宽度增加。

（3）下颌骨高度的增加：主要依靠下颌骨髁突向后、向上的生长，其次依靠下颌支喙突的生

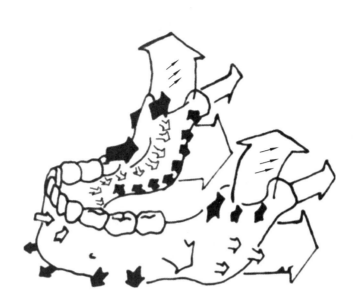

图 2-5 下颌骨结构示意图

长。而下颌体高度的增加主要靠下颌牙齿萌出时牙槽突的增高及下颌骨下缘少量增生的新骨来实现。

　　1～1.5 岁时下颌骨左、右两个部分的骨融合完成。此后除了髁突有软骨生长外,下颌骨大小的增加,依靠骨膜下骨表面基质的沉积来实现。这种基质的沉积又与肌肉的牵拉、髁突的软骨生长和牙齿的萌出有关。

　　2. 髁突的生长　髁突是下颌骨主要的生长中心,由于软骨的增殖性生长而向后上方移动,逐渐形成头部大、颈部细的形态,从其额断面来看呈 V 字形。根据 V 字形原理,髁突的生长向 V 字开阔的侧方连续变化。

　　3. 颏部的生长　颏部的生长是通过骨的吸收和增生配合来实现的。颏上部的尖牙牙槽骨附近为骨的吸收区,向内侧移动,而颏的基底部和牙根尖部附近为骨的增生区,向外突出,使得颏部的外形逐渐凸显出来。

　　4. 下颌角的生长　下颌角的发育可因年龄、性别等有所不同。下颌角随年龄的变化而变化:新生儿下颌角为 140°～160°,3 岁乳牙完成咬合时为 130°～140°,12 岁恒牙完成咬合时为 120°～125°,20 岁成人为 125°,而老年人由于牙齿脱落,牙槽突被吸收,下颌角又变为钝角(图 2-6)。一般男性下颌角比女性大。

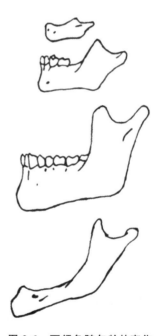

图 2-6 下颌角随年龄的变化

三、牙列与𬌗的生长发育

(一)𬌗的建立与平衡

　　1.𬌗的建立　𬌗的建立从六个月左右大的婴儿乳牙萌出时开始,到最后一颗磨牙完全萌出时才完成。正常𬌗的建立不仅依赖于牙齿的正常发育、萌出、排列等,还依赖于颌面部骨骼的发育以及颌面诸肌的动力平衡。𬌗的发育还与遗传、营养、代谢、内分泌等因素及外界环境紧密相关。

Note

2. 建𬌗的动力平衡　颌面部肌肉从内外、前后方向作用于牙弓,促进牙弓宽度的增加及向前、侧方的发育,肌肉的平衡状态有助于牙弓形态的稳定。

牙弓内侧舌体肌肉的力量使牙弓向外扩张,而牙弓外侧唇颊肌的力量使牙弓向内并限制其向外扩张,在两种肌肉的平衡作用下,牙弓得以正常发育,保持一定的宽度和大小。

上、下牙列的长轴微向前方倾斜,颞肌、咬肌、翼内肌等升颌肌群都有向前上提下颌的作用,对牙列有向前的推力,因此上、下牙列的长轴微向前方倾斜(图2-7)。

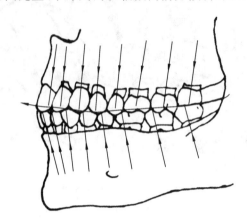

图2-7　咬合时向前的动力

上唇方肌、下唇方肌、口轮匝肌、颊肌、颏肌、颧肌等作用于上、下颌前牙,并通过邻接点传至牙弓内各牙,抵抗牙弓向前的推力,同时使得同颌的牙齿保持紧密的邻接而相互支持,促进上、下牙弓间的稳定平衡。

闭口肌(如咬肌、颞肌、翼内肌)与开口肌(如翼外肌)等肌肉力量的平衡对维持牙槽的正常发育起到一定作用,避免深覆𬌗或开𬌗的产生。

(二)𬌗的发育

1. 萌牙前期　新生儿的上、下颌牙槽嵴的表面均覆盖着龈垫,呈弧形状态,龈垫间的覆盖关系与萌牙后的覆盖关系相似。婴儿下颌处于休息状态时,上、下龈垫完全分离而无接触。在出生后1年,上、下颌间没有明确的正中颌位,下颌只有前后运动,无侧方运动。

2. 乳牙期　乳牙列的萌出一般开始于出生后5～8个月,2岁后乳牙萌出完成,一直到6岁乳牙开始脱落,恒牙开始萌出,这段时间称为乳牙𬌗时期。通常乳牙的萌出顺序如下:下乳中切牙→上乳中切牙→下乳侧切牙→上乳侧切牙→第一乳磨牙→乳尖牙→下第二乳磨牙→上第二乳磨牙。

正常乳牙𬌗在建𬌗后也在不断发生着变化,特点如下。

(1)牙弓呈卵圆形,逐渐扩大。

(2)乳牙的切缘和𬌗面逐渐磨耗,前牙轴前倾,覆盖浅,切牙可能出现对刃关系。

(3)乳牙排列紧密,随着颌骨的生长发育,上、下颌前牙出现生长间隙和灵长间隙,对以后恒牙列的排列或𬌗关系的建立有至关重要的影响。

(4)下颌第二乳磨牙逐渐前移,终末平面由平齐平面关系变为近中阶梯平面关系(图2-8)。

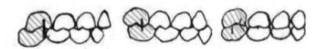

图2-8　终末平面

3. 替牙期　从6岁到12岁,牙列中的乳牙和恒牙同时存在,从第一磨牙萌出到最后一颗乳牙被替换,这段时间称为混合牙列时期,也就是替牙期。恒牙的萌出时间和顺序在上、下颌并不相同,也会受到种族、遗传、环境、性别等方面的影响。萌出顺序上的异常会导致错𬌗畸形。替牙期的咬合关系变异很大,暂时性错𬌗的发生率较高。

4.恒牙期 临床上,从替牙晚期到第二磨牙完成建𬌗,恒牙列初步形成,12～14岁,恒牙𬌗建立。这个时期是儿童生长发育的高峰期,颌骨可塑性强,牙齿移动速度快,是正畸治疗的最佳时期。此时上、下前牙的关系应该是下中切牙的切缘咬于上切牙的腭侧面的切1/3与中1/3交接处,上颌尖牙咬在下颌尖牙远中及第一前磨牙的近中。上颌第一磨牙的近中颊尖咬在下颌第一磨牙的近中颊沟内。上、下颌牙的接触关系,除上颌第三磨牙和下颌中切牙与对颌一颗牙齿接触外,其余上、下颌牙均与两颗对颌牙相接触。

第二节 错𬌗畸形的形成机制

案例导入

　　患者,女,25岁,因牙不齐影响美观要求矫治。口腔检查:恒牙列,双侧第一磨牙关系为中性关系,上、下牙弓前段重度拥挤,3|5反𬌗,上颌中线偏右3 mm,覆𬌗Ⅱ°、覆盖正常,侧貌为直面型。曲面断层片显示:#18、#28、#38、#48均存在。

　　印象:牙列拥挤。

案例导入
图片

　　错𬌗畸形形成的因素和机制是错综复杂的,可能是一种因素或者多种因素起作用。错𬌗畸形的病因可以是先天因素,也可以是后天因素。这些因素作用于口腔颌面部的骨骼、肌肉组织和牙齿,只要作用时间和强度足够,就有可能引起错𬌗畸形。

一、错𬌗形成的牙因素

　　牙齿的大小、形态、数目、位置、萌出时间及顺序、替牙期的局部障碍等都会影响到𬌗关系。人类咀嚼器官的退化导致了牙量与骨量的不协调。当牙冠体积过大、牙齿数目过多或颌骨发育不足时,牙量相对大于骨量,牙弓内出现拥挤,牙齿会错位、阻生及异位萌出。反之,当牙冠体积过小、颌骨发育相对过度、牙齿缺失时,牙量相对小于骨量,牙弓内会存在间隙,这种由于牙量和骨量不协调而发生的牙齿位置和萌出方向的改变,会进一步导致𬌗关系的紊乱。

二、错𬌗形成的肌肉因素

　　正常𬌗的建立依赖于颌面部诸肌肉间的动力平衡,牙弓内外、前后、垂直肌肉力量的平衡是建立正常𬌗关系的基础。这些肌肉形态和功能的异常将影响牙齿的位置、萌出方向和𬌗关系。唇颊肌和舌肌的动力平衡对维持牙弓的形态、宽度有重要作用。唇肌在垂直高度及在近远中方向的异常,对切牙位置及其倾斜度有影响,也会引起上、下牙弓近远中关系的变化。

三、错𬌗形成的骨骼因素

　　上、下颌骨由基骨和牙槽骨组成。牙槽骨包绕牙根,是牙的支持组织。牙槽骨是全身骨骼系统中变化最活跃的部分,其与牙齿的发育、萌出、乳恒牙的脱落、咀嚼功能和牙齿移动均有关系。牙齿的整齐排列、𬌗关系的正常建立与颌骨的发育情况紧密相关。颌骨的发育与人类演化有关,同时还会受到遗传因素和环境因素的影响。因此,所有影响颌骨发育的因素均直接或

Note

间接地影响正常殆关系的建立。颌骨的大小，上、下颌骨之间的关系，颌骨与颅底间的关系确定了牙齿萌出之前的位置和萌出后牙根的位置。牙弓及牙槽骨的关系应与基骨关系相匹配。如果基骨宽大，牙槽骨相应也大，就会出现牙间隙；基骨窄小，牙槽骨相应也小，就会出现牙齿拥挤错位，导致错殆畸形的发生。上、下颌基骨关系不协调，会引起颌弓、牙弓的关系不协调，也会导致错殆畸形的发生。

第三节　错殆畸形的病因

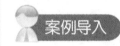

案例导入

案例导入
图片

　　患者，女，18岁，因牙不齐影响美观要求矫治。口腔检查：恒牙列，双侧第一磨牙关系为中性关系，上、下牙弓前段中度拥挤，前牙前突，1|1扭转，下颌中线偏右1mm，覆殆Ⅱ°、覆盖Ⅱ°，侧貌为凸面型，母亲有类似面型。曲面断层片显示：#18、#28、#38、#48均存在。

　　印象：①牙列拥挤；②上、下颌前突。

　　就病因学来说，人类疾病的发生和发展是错综复杂的。错殆畸形的病因学研究是口腔医学的主要任务之一，可以从遗传因素和环境因素两个方面来进行。研究错殆畸形的病因，对于错殆畸形的诊断、矫治设计和预后判断具有重要价值。

一、遗传因素

(一)种族进化

　　在人类进化的过程中，随着生存环境的改变、进食食物的日益精细，人类的咀嚼器官出现了不平衡的退化，错殆畸形也从无到有，症状从轻到重。据考古人员提供的调查资料，50万年前的古人头骨上，未发现错殆，10万年前尼安德特人头骨上有轻微错殆，殷墟人错殆占28%。现代人类错殆约占48.9%。随着人类的种族演化，错殆畸形的症状逐渐积累，最终形成固定的性状，表现为遗传性状，其发生机制如下。

　　1.人类基本行动姿势的改变　从原始时期到现代，人类的生存环境由原始森林变为平原，基本的行动姿势也从爬行逐渐变为直立行走，躯体重心发生改变，头颈部肌肉的力量逐渐减弱，为了支撑头部，颌骨逐渐退化缩小，颅骨因脑量的增大而逐渐扩大，人类逐渐进化，演化成现代人的颅面外形。

　　2.咀嚼器官的不平衡退化　随着人类行走姿势和食物性状的改变，咀嚼器官逐渐退化，就退化程度来说肌肉最明显，颌骨次之，牙齿最小，呈现出不平衡的退化现象，直接导致缩小的颌骨容纳不下相同数目的牙齿，即牙量与骨量的不协调，错殆畸形随之产生。

　　3.食物性状的改变　随着人类智慧的增长，食物的性状发生了改变：由生到熟，由粗到细，由硬到软。食物对咀嚼器官的功能刺激逐渐减弱，咀嚼器官的发育潜力减弱，表现出咀嚼器官退化性缩小的遗传倾向，这与错殆畸形的发生紧密相关。

(二)个体发育

　　现代人中的大多数有不同程度的错殆畸形，这与双亲具有的遗传特性紧密相关。子女的颌面外形像父母，是由于双亲将错殆畸形遗传给子女，这是咀嚼器官所特有的遗传现象。但有

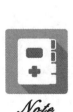

的子女的颌面外形并不完全像父母,说明错殆畸形的发生不仅与遗传相关,还受环境和变异因素的影响。

研究者发现,若父亲的上颌牙弓宽大,母亲的上颌牙弓狭窄,则子女的上颌牙弓多与母亲相似;反之,若父亲的上颌牙弓狭窄,母亲的上颌牙弓宽大,则子女的上颌牙弓多与父亲相似。若父母一方或双方有小下颌发育,则小下颌的遗传甚为明显;父母一方或双方下颌发育较大时,则大下颌的遗传趋势较小。在咀嚼器官的遗传中,退化性性状占优势。

在错殆畸形的病因中,遗传因素的占比较高。调查显示,我国导致错殆畸形形成的遗传因素约占错殆畸形病因的29.4%。常见的遗传性错殆畸形有牙列拥挤、颜面不对称、牙齿数目异常、牙齿形态异常、牙齿萌出时间异常、双颌前突、下颌前突、上颌前突、下颌后缩、反殆、牙弓狭窄、腭盖高拱、深覆殆和深覆盖等。

遗传性错殆畸形的矫治难度相对较大,矫正的时间应尽早,制订全面的矫治计划,选用适宜的矫治器,坚持随访,治疗结束后保持的时间也相对较长。成人的遗传性错殆畸形则需要配合正颌外科手术治疗。

二、环境因素

环境因素包括先天因素和后天因素,二者既相互联系,又相互影响。

(一)先天因素

受精卵在母体内生长发育的过程中,尤其在颌面部发育的胚胎期,任何影响胚胎发育的因素都有可能影响颌面部的正常发育,从而导致错殆畸形。这种牙颌的异常发育虽然表现出先天性,但并不一定都具有遗传性。

1. 母体因素 母体妊娠时的健康、营养状态,影响着胎儿颌面部的发育。母体的营养不良如缺少胎儿生长发育所必需的钙、磷、铁等矿物质及B族维生素、维生素C、维生素D等,可造成胎儿发育不良;母体的代谢失调如钙、磷代谢异常则会造成胎儿骨软化病等骨代谢病;妊娠初期母体患风疹、梅毒及其他传染病可影响胎儿骨的钙化,导致颌骨畸形、牙齿的发育异常(如釉质发育不全);母体受到大剂量的放射线照射,也可引起胎儿的发育畸形。

2. 胎儿因素 在胎儿发育的早期,其内分泌腺已参与本身新陈代谢的调节,如果胎儿的新陈代谢出现障碍或者内分泌功能失调,会造成颌面部的发育异常而出现畸形。子宫内胎儿的生长发育环境对颌面部的发育有重要影响,子宫内出现异常(如脐带缠绕、胎位不正、羊水压力失常等)都可能使颌面部受到异常外力的影响而出现发育受阻或两侧发育不对称,特别是子宫狭窄、羊水较少,对胎儿的影响更明显。

3. 常见的发育障碍及缺陷

(1)牙齿数目异常:牙齿数目异常可表现为多生牙和先天性缺失牙。

多生牙即牙齿数目超出正常范围,形态一般呈锥形或者与邻牙相似。多生牙的位置可以是牙弓的任何部位,常见部位在上颌中切牙之间,有的位于侧切牙或前磨牙区。多生牙萌出后会占据恒牙的位置,引起恒牙的异位萌出或者牙列拥挤。有的多生牙则埋藏在颌骨内不能萌出,会造成恒牙移位、颌骨囊肿。因此,多生牙应尽早拔除。

先天性缺失牙在乳牙列、恒牙列均可发生,恒牙列较为多见,较容易发生的牙位依次为第三磨牙、下颌侧切牙、上颌第二前磨牙、下颌第二前磨牙及上颌侧切牙,先天性无牙殆或者先天性牙列缺失者较罕见。缺失牙可影响相邻牙齿的位置,使牙弓产生间隙,严重时影响牙弓的形态、颌骨的生长,进而导致上、下殆关系的紊乱。

(2)牙齿形态异常:包括牙齿过大、过小和形态的异常,往往由遗传因素决定。牙齿过大,多见于上颌中切牙和侧切牙,在颌骨发育正常的情况下,则表现为牙量和骨量的不足,形成牙

11

列拥挤或上颌前牙前突;牙齿过小,多见于上颌侧切牙,过小牙的存在则容易使牙弓内产生间隙。牙齿形态异常常见于切牙和尖牙,形态变异为圆锥形。此外,还可见一些由发育缺陷引起的形态异常,如釉质发育不全、畸形舌侧尖、畸形中央尖、融合牙等。

(3)舌形态异常:舌的形态异常分为巨舌症和小舌症。巨舌症患者的舌体异常肥大,牙弓所承受的来自舌体的压力较大,结果表现为牙弓扩大,尤其是下牙弓明显扩大,伴随牙间隙的产生。当舌体力量主要作用于下前牙时,下前牙唇倾形成反𬌗;舌体停留在上、下颌牙齿之间时则形成开𬌗。小舌症患者舌体过小,因不能对牙弓施加正常的功能性压力,造成牙弓发育不足,表现为牙弓狭窄及牙列拥挤。

(4)唇系带异常:唇系带为口腔前庭沟中线上扇形的黏膜皱襞。婴幼儿唇系带较宽大,附着低,有的与切牙乳头直接相连。随着儿童的生长,牙齿逐渐萌出,牙槽嵴增高,唇系带也应逐渐缩小,通常到10~12岁时,唇系带附着位置应在距离两中切牙龈缘上方约3 mm处。若唇系带不能自行萎缩,则会导致上中切牙出现间隙,影响中切牙的排列。

(5)唇裂和腭裂:唇裂、腭裂的发生既与遗传因素有关,也与患儿出生前的母体环境因素有关。研究表明,当母体在妊娠期间患某些传染病、缺乏核黄素、子宫内出现损伤等时,均可引起胎儿唇裂、腭裂的发生。腭裂患者常伴随侧切牙先天性缺失、中切牙或尖牙的易位、埋伏等上颌前牙区的错𬌗畸形,由于腭裂裂隙的存在,上颌骨向前的发育受到限制,往往表现为前牙或后牙反𬌗。

(二)后天因素

个体出生后,各种内在或外在的因素都会干扰口腔颌面部软、硬组织正常的生长发育,导致错𬌗畸形的发生。这些因素包括全身因素、口腔及其周围器官的功能因素、口腔不良习惯等。

1.全身因素

(1)机体患某些急性及慢性疾病:机体患麻疹、水痘、猩红热等出疹性急性传染病时,由于病原体侵犯上皮系统,且常伴发高热,影响骨骼和牙齿的钙化过程,可造成釉质发育不全、颌骨的发育不足。某些慢性消耗性疾病,如消化不良、结核病等,能降低机体对食物中营养物质的吸收而使机体营养摄入不足,妨碍颌骨的生长发育和牙齿的萌出替换,造成错𬌗畸形。

(2)内分泌功能紊乱:垂体是人体最重要的内分泌腺,它分泌多种激素,对代谢、生长、发育和生殖等有重要作用。在幼年期,垂体功能不足,生长激素的分泌过少,可引起侏儒症。侏儒症患儿骨骼发育明显迟缓,身材矮小。口腔表征为下颌骨较小,牙弓狭窄,腭盖高拱;乳牙牙根吸收缓慢、滞留;恒牙发育迟缓,牙体及牙根短小,髓腔及根尖孔大。垂体功能亢进是指生长激素分泌过多,如发生在幼年期,身体各处骨骼都过度生长,引起巨人症;如发生在成年期,可引起肢端肥大症。患者呈特殊面貌,前额、颧骨及下颌前突,上、下颌牙弓发生错位,严重者则表现为全牙列的反𬌗,舌体过大而出现牙间隙,牙齿萌出过早,呈灰黄色,恒牙牙根吸收。

甲状腺是人体最大的内分泌器官,它的主要功能为合成甲状腺素,调节机体代谢。当甲状腺功能减退时,患者骨骼的发育受到限制,下颌骨发育不足,牙弓狭窄,腭盖高拱;牙齿萌出迟缓,乳牙滞留,萌出次序紊乱,牙齿拥挤错位,恒牙牙根吸收,牙齿发育不良。甲状腺功能亢进时,机体骨骼发育快速,乳牙、恒牙均过早萌出,乳牙牙根吸收缓慢,乳牙滞留,牙齿呈青白色。

(3)营养不良:营养物质对于机体的生长发育有重要作用,营养成分摄入不足或人体对营养物质的吸收障碍都可以导致营养不良,从而影响身体的正常发育。维生素A的缺乏可引起牙齿萌出迟缓,还会影响牙釉质的发育。B族维生素的缺乏可使牙齿、颌面生长停滞,导致牙槽嵴萎缩。有研究证实,单纯维生素B_2缺乏者后代出现腭裂的机会增加。维生素C的缺乏影响牙釉质、牙本质的形成,严重的可引起维生素C缺乏病,导致牙龈水肿、充血、出血。维生素

D 的缺乏可使钙、磷代谢异常,使骨骼的钙化过程受阻,口腔表征为乳牙、恒牙萌出迟缓,上颌骨狭窄,腭盖高拱,上前牙拥挤、前突、开𬌗等。

2. 口腔及其周围器官的功能因素

(1)吮吸功能:刚出生婴儿的下颌处于相对远中的位置,借助吃奶时的吮吸可给下颌适当刺激使之调整至中性状态。母乳喂养或人工喂养,均可由于喂养姿势及奶瓶位置不正确,或是奶头与嘴巴大小的不适合,使下颌前伸不足或前伸过度,造成下颌后缩或下颌前突畸形。与吮吸功能有关的翼外肌如功能不足,可引起远中错𬌗;反之,如功能过强,则引起近中错𬌗。

(2)咀嚼功能:现代人的食物过于精细,使得咀嚼功能减退,相应的功能性刺激减弱,造成了咀嚼器官的退化。研究表明,充分发挥咀嚼功能,对错𬌗畸形有预防作用。如果儿童的食物过于精细和柔软,咀嚼肌的功能未能充分发挥,口腔颌面部的发育缺乏相应的生理刺激,可导致颌面部发育受限制,牙弓发育不良,牙列拥挤,造成错𬌗畸形的发生。因此,儿童的食物除了应符合营养学要求之外,还应该注意食物的高纤维性、粗糙性和耐嚼性。

(3)吞咽功能:正常吞咽时,上、下唇自然闭合,上、下牙齿的咬合关系为正中𬌗位,舌体位于牙弓之内,上与硬腭接触,四周与牙齿舌面接触,唇颊肌与舌肌协同运动,使牙弓处于内、外动力平衡之中。错误的哺乳方式或者咽喉部疾病常使患者在吞咽时舌伸向上、下前牙之间,导致吞咽时唇不能闭合,牙齿也不能咬合,舌体对牙弓内侧的压力大于唇颊肌对牙弓外侧的压力,牙弓内、外力量失去平衡。舌体对上、下牙弓所施加的压力,使上前牙唇向倾斜,并将下前牙压低,形成上牙弓前突及开𬌗畸形;下颌在降颌肌群的牵引下向后下移动,导致下颌后缩畸形。

(4)呼吸功能:人体正常的呼吸方式为鼻呼吸,但是当鼻腔通道部分或者全部阻塞时,则人体被迫以口呼吸代替鼻呼吸。口呼吸时,面颊部的肌肉张力增大,舌体被牵引向下,上颌弓内侧失去舌体的支持,外侧受颊肌压迫,内、外的肌动力平衡被打破,同时呼吸气流通过口腔使硬腭顶端在生长发育中不能下降,逐渐导致腭盖高拱、牙弓狭窄、前牙拥挤或前突。当扁桃体肥大时,咽腔变窄,为了减轻呼吸困难,舌体通过前伸来扩大呼吸通道,带动下颌向前,造成下颌前突畸形。

3. 口腔不良习惯 据统计,各类错𬌗畸形的病因中,口腔不良习惯约占错𬌗畸形病因的 1/4,在儿童中比例更高。儿童错𬌗畸形的发生及其严重程度与口腔不良习惯的作用频率、持续时间和作用强度等密切相关。

(1)吮指习惯:吮指发生在 2 岁以前不属于口腔不良习惯,但如果这种动作习惯持续到 3 岁以后,就可能导致明显的错𬌗畸形。吮指习惯所造成错𬌗畸形的类型与吮指部位、颊肌收缩的张力及吮吸时的姿势有关。所造成错𬌗畸形的严重程度与吮吸的力量、频率、持续时间等因素有关。吮拇指时,将拇指放在正在萌出的上、下前牙之间,会阻止前牙的正常萌出,形成前牙局部圆形开𬌗。吮拇指时颊肌收缩,口腔内气压降低,牙弓外侧的压力大于牙弓内侧的压力,可使牙弓狭窄、上前牙前突、开唇露齿,并伴有单侧后牙反𬌗(图 2-9)。吮拇指动作有压下颌向后的作用,可造成远中错𬌗。吮小指或食指时,可形成局部小开𬌗。

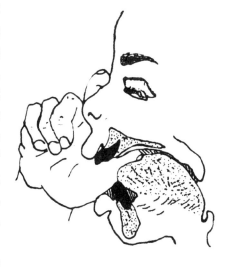

(2)咬唇习惯:咬唇习惯多发生在 6～15 岁,分为咬下唇和咬上唇,造成的错𬌗畸形也不同。

图 2-9　吮拇指习惯

Note

咬下唇时,下唇位于上前牙舌侧和下前牙唇侧之间,上前牙舌侧的压力及下前牙唇侧的压力均增加,导致上前牙向唇侧倾斜移位而出现牙间隙,下颌及下牙弓向前的发育受限制,下前牙向舌侧倾斜移位出现拥挤,覆盖增加。临床表现为上唇短缩,开唇露齿,上前牙前突和下颌后缩等症状。

咬上唇形成错𬌗畸形的机制与咬下唇正好相反,临床表现为上前牙舌倾、下前牙唇倾、前牙反𬌗、下颌前突及近中错𬌗等畸形。

(3)咬物习惯:咬铅笔多见,还可见咬衣角、指甲、被角、枕角等。咬物时通常将物品固定在牙弓的某一部位,常形成该部位的小开𬌗。

(4)舔牙习惯:替牙期儿童由于其口腔内有松动的乳牙或初萌的恒牙,常常用舌尖舔弄,日久则增大了舌肌对牙齿的作用力,使被舔弄的牙齿倾斜,出现牙间隙,严重时形成反𬌗。如果同时舔上、下前牙则可能形成双牙弓或双颌前突等错𬌗畸形。

(5)吐舌习惯:患咽喉部疾病的儿童,为了呼吸畅通常将舌向前伸,形成吐舌习惯。由吮指、口呼吸等造成开𬌗后,由于开𬌗间隙的存在,舌体会习惯于伸向开𬌗间隙,形成继发性吐舌习惯。吐舌习惯的危害是形成前牙梭形开𬌗畸形(图 2-10),形态与舌体两侧薄中间厚的形态相吻合,有时舌肌对上切牙舌面的压力增大,可造成前牙唇倾并出现散在间隙。吐舌习惯常伴有下颌前伸动作,因此伴有下颌前突畸形。

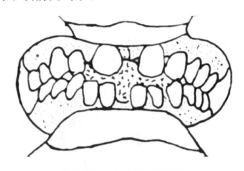

图 2-10　吐舌习惯与开𬌗

(6)托腮及睡眠习惯:儿童在读书或思考问题时经常用手托腮或撑持颊部,睡眠时经常将手、肘或拳枕在一侧脸下,日久形成习惯,影响颌面部的正常发育及面部的对称性。

(7)偏侧咀嚼习惯:偏侧咀嚼大多由一侧后牙因为严重的牙体牙髓病而废用或者有缺失牙,该侧不能发挥正常的咀嚼功能所致,因此患儿用健侧咀嚼食物,日久形成偏侧咀嚼习惯。由于偏侧咀嚼,废用侧咀嚼功能低下,下颌向健侧偏斜,下中线也偏向健侧,造成健侧后牙远中错𬌗、对𬌗或反𬌗,废用侧趋于近中关系,颜面左、右两侧发育不对称。

4.乳牙期及替牙期的局部障碍　乳牙期及替牙期的局部障碍,是形成错𬌗畸形常见的原因之一。

(1)乳牙滞留:乳牙在正常替换期过后仍不脱落,称为乳牙滞留。通常随着继替恒牙的发育,乳牙牙根逐渐吸收,最终脱落。乳牙根尖病变常使乳牙牙根与牙槽骨粘连而影响乳牙牙根的正常吸收。此外,恒牙牙胚异位、缺失等都会导致乳牙滞留。由于乳牙滞留,继替恒牙萌出受阻,可能出现埋伏阻生、异位萌出或萌出顺序异常,造成牙齿排列及𬌗关系的紊乱。

(2)乳尖牙磨耗不足:因功能性磨耗不足,乳尖牙明显高出牙弓𬌗平面。咬合时乳尖牙由于早接触而疼痛。为了避免疼痛刺激,患儿常迫使下颌向前方或侧方移动,日久便形成假性下颌前突、偏𬌗或反𬌗畸形。

(3)乳牙早失:乳牙在正常替换前,因龋病、外伤及其他原因丧失或拔除,称乳牙早失。乳牙除咀嚼功能外,还具有保持牙弓长度、引导恒牙萌出、促进颌骨发育、维持正常颌间关系等功能。乳牙早失使邻牙向缺牙间隙移位,导致继替恒牙错位萌出或埋伏阻生。缺牙侧咀嚼功能

Note

的丧失使局部颌骨得不到足够咀嚼刺激而发育不足,同样也影响继替恒牙的萌出。

下乳尖牙早失,可使下切牙舌侧移位,前牙出现深覆盖;第二乳磨牙早失,可使第一磨牙向近中移动,造成牙弓长度缩小;上颌乳磨牙早失,可能使上切牙及乳尖牙向远中及舌侧移位,造成前牙成对刃或反𬌗;下颌乳磨牙过早缺失,则下切牙及乳尖牙可能向远中及舌侧移位,使前牙覆𬌗、覆盖加深。当上、下乳磨牙多数缺失时,上、下牙弓之间失去𬌗的支持,使颌间高度降低,前牙的覆𬌗加深,同时咀嚼功能的丧失使颌骨缺乏功能性刺激而发育不足。

(4)乳牙下沉:在替牙期,乳牙牙根的吸收过程常是牙根的吸收和根周组织的修复同时进行的。若牙槽骨与牙骨质之间发生粘连,牙根的吸收停止,乳牙则在该位置固定,而周围牙槽骨的增长却在继续,邻牙因萌出而升高,该乳牙处于相对低的位置,即该乳牙处于下沉状态。

(5)恒牙早失:龋病、外伤、炎症或医源性误拔,致使恒牙过早丧失或拔除,称恒牙早失。恒牙早失常使牙弓内出现间隙、邻牙向间隙倾斜、对颌牙伸长以及咬合关系紊乱等,也会影响儿童颌骨的发育。第一磨牙患龋率最高,故易早失,危害也最严重。

(6)恒牙萌出顺序紊乱:在正常情况下恒牙萌出顺序,上颌为第一磨牙、中切牙、侧切牙、第一双尖牙、第二双尖牙、尖牙、第二磨牙及第三磨牙,下颌为第一磨牙、中切牙、侧切牙、尖牙、第一双尖牙、第二双尖牙、第二磨牙及第三磨牙。一般来说,下颌牙比上颌同名牙萌出稍早。乳牙早失、乳牙滞留、乳牙根尖病变或骨性粘连、多生牙及肿瘤等各种原因,可能影响恒牙的萌出顺序,造成错𬌗畸形。如上颌第一磨牙在下颌第一磨牙之前萌出,有可能形成远中错𬌗畸形;上颌第二磨牙比双尖牙或尖牙早萌,使上颌第一磨牙向近中倾斜,缩短了上牙弓的长度,会使后萌的牙齿因间隙不足而拥挤错位。

(7)上颌中切牙间隙闭合不全:在替牙期,上颌中切牙之间常出现暂时性间隙,待侧切牙、尖牙萌出后,该间隙常自行消失,但唇系带附着过低、上颌前部存在多生牙、上颌中切牙间骨板过厚、颌骨中缝未完全闭合等会造成上颌中切牙间隙存在。

本 章 小 结

错𬌗畸形是多种因素和多种机制共同作用的结果。其病因分为遗传因素和环境因素两大类。遗传因素来源于种族演化和个体发育,环境因素是最常见的,可分为先天因素和后天因素,后天因素与口腔不良习惯、乳牙期及替牙期的局部障碍等紧密相关。

(陈娟娟 宋双荣)

在线答题

第三章 错𬌗畸形的临床表现及分类

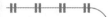

本章 PPT

**案例导入
图片**

学习目标

口腔医学专业：

1. 掌握：Angle 错𬌗分类法。

2. 熟悉：错𬌗畸形的临床表现形式；毛燮均错𬌗分类法。

口腔医学技术专业：

1. 掌握：Angle 错𬌗分类法。

2. 熟悉：错𬌗畸形的临床表现形式。

3. 了解：毛燮均错𬌗分类法。

案例导入

患者，男，13 岁，因牙不齐影响美观要求矫治。口腔检查：恒牙列，双侧第一磨牙关系为中性关系，上前牙中度拥挤，下前牙轻度拥挤，2| 扭转，3| 唇向错位，下后牙舌倾，上颌腭盖高拱，侧貌大致正常，X 线片显示＃18、＃28、＃38、＃48 均存在。

印象：①牙列拥挤；②安氏Ⅰ类错𬌗。

错𬌗畸形的临床表现多种多样，有简单的也有复杂的，其发生原因和形成机制也各不相同，为了便于临床诊断、矫治设计和科学研究，学者们提出了众多的错𬌗畸形分类法，本章介绍国内外常用的几种错𬌗畸形分类法。

第一节 错𬌗畸形的临床表现形式

一、个别牙错位

个别牙错位是指个别牙偏离正常位置，出现唇向或颊向错位、舌向或腭向错位、高位、低位、近中错位、远中错位、旋转、斜轴、易位等。临床上两种或两种以上的错位同时发生较为常见（图 3-1）。

二、牙弓形态及牙齿排列异常

1. 牙弓宽大 可伴发牙齿间散在间隙（图 3-2）。

2. 牙弓狭窄 常伴发牙齿拥挤错位，牙弓形态异常，如出现在上牙弓，可见腭盖高拱（图 3-3）。

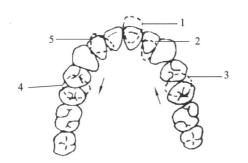
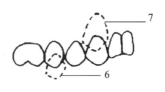

图 3-1 个别牙错位

1.唇向错位;2.腭向错位;3.近中错位;4.远中错位;5.旋转;6.高位;7.低位

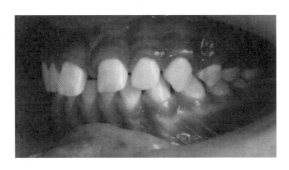

图 3-2 牙弓宽大

3.牙弓不对称 因牙弓左、右两侧不对称,常可造成上、下牙弓的相对位置关系异常(图 3-4)。

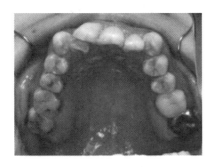

图 3-3 牙弓狭窄

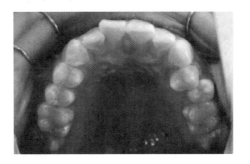

图 3-4 牙弓不对称

三、𬌗、颌、面关系异常

𬌗、颌、面关系异常表现如下。

(1)前牙反𬌗(图 3-5)。

(2)前牙反𬌗,近中错𬌗,下颌前突(图 3-6)。

(3)前牙深覆𬌗,面下 1/3 高度不足(图 3-7)。

(4)前牙开𬌗,面下 1/3 高度增大(图 3-8)。

(5)前牙深覆盖,后牙远中错𬌗(图 3-9)。

(6)上、下牙弓前突,双颌前突(图 3-10)。

(7)一侧后牙反𬌗,颜面不对称(图 3-11)。

Note

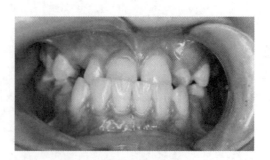

图 3-5　前牙反𬌗

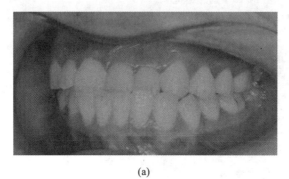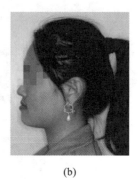

(a)　　　　　　　　　　　　　　　(b)

图 3-6　前牙反𬌗,下颌前突

（a）𬌗像；（b）侧面像

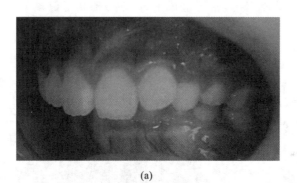

(a)　　　　　　　　　　　　　　　(b)

图 3-7　前牙深覆𬌗,面下 1/3 高度不足

（a）𬌗像；（b）侧面像

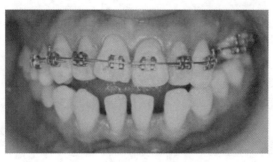

(a)　　　　　　　　　　　　　　　(b)

图 3-8　前牙开𬌗,面下 1/3 高度增大

（a）𬌗像；（b）正面像

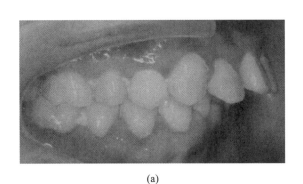

(a)   (b)

图 3-9　前牙深覆盖,后牙远中错殆

（a)殆像；(b)侧面像

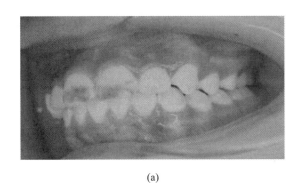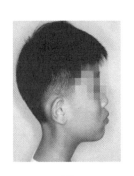

(a)   (b)

图 3-10　双颌前突

（a)殆像；(b)侧面像

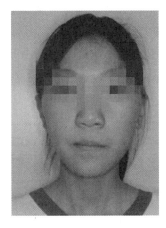

图 3-11　颜面不对称

第二节　错殆畸形的分类

一、Angle 错殆分类法

Angle 错殆分类法是由现代口腔正畸学的创始人 Edward H. Angle 医师于 1899 年提出的,该分类法是目前应用较为广泛的一种错殆畸形分类法,其基础为上、下颌牙弓矢状方向关

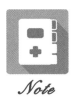

系。Angle认为上颌骨固定于头颅上,其位置相对恒定而不易错位,因此Angle称上颌第一磨牙是殆的锁钥,而错殆畸形是由下颌或下牙弓在近远中向的错位引起的。他以上颌第一磨牙为基准,将错殆畸形分为中性错殆、远中错殆与近中错殆三类。

（一）Angle第一类错殆——中性错殆（class Ⅰ,neutroclusion）

上、下颌骨及牙弓的近、远中关系正常,正中殆位时,上颌第一磨牙的近中颊尖咬合于下颌第一磨牙的近中颊沟处,即磨牙为中性关系。若全口牙齿排列整齐而无错位,则称为正常殆。若磨牙为中性关系而牙列中存在错位牙,则称为第一类错殆或中性错殆。

第一类错殆可表现为前牙拥挤、上牙弓前突、双牙弓前突、前牙反殆、前牙深覆殆及后牙颊、舌向错位等（图3-12）。

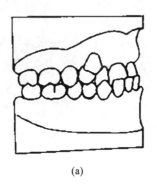 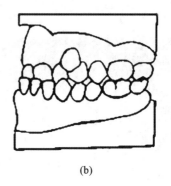

(a)　　　　　　　　(b)

图3-12　第一类错殆

(a)右侧观;(b)左侧观

（二）Angle第二类错殆——远中错殆（class Ⅱ,distoclusion）

上、下颌骨及牙弓的近、远中关系不调,下颌及下牙弓处于远中位置。若下颌后退1/4个磨牙或半个前磨牙的距离,即上、下第一磨牙的近中颊尖相对时,称为轻度远中错殆关系或开始远中错殆。若下颌再后退,以至于上颌第一磨牙的近中颊尖咬合于下颌第一磨牙与第二前磨牙之间,则称为完全远中错殆关系。

第二类第一分类:磨牙为远中错殆关系,上颌前牙唇向倾斜（图3-13）。

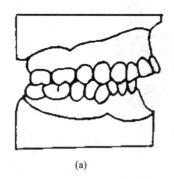 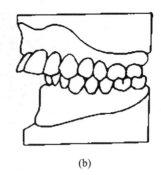

(a)　　　　　　　　(b)

图3-13　第二类第一分类

(a)右侧观;(b)左侧观

第二类第一分类亚类:一侧磨牙为远中错殆关系,另一侧磨牙为中性殆关系,且上颌前牙唇向倾斜（图3-14）。

第二类第二分类:磨牙为远中错殆关系,上颌前牙舌向倾斜（图3-15）。

第二类第二分类亚类:一侧磨牙为远中错殆关系,另一侧磨牙为中性殆关系,且上颌前牙舌向倾斜（图3-16）。

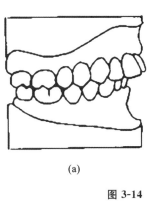 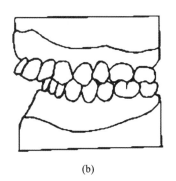

(a)　　　　　　　　　　　　　　(b)

图 3-14　第二类第一分类亚类

(a)右侧观;(b)左侧观

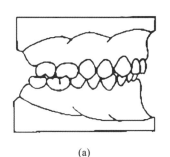 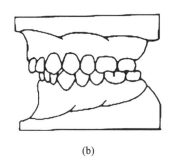

(a)　　　　　　　　　　　　　　(b)

图 3-15　第二类第二分类

(a)右侧观;(b)左侧观

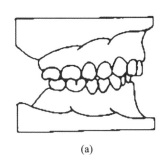 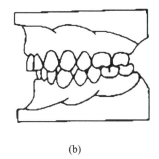

(a)　　　　　　　　　　　　　　(b)

图 3-16　第二类第二分类亚类

(a)右侧观;(b)左侧观

第二类第一分类的临床症状可能有深覆盖、深覆𬌗、上唇发育不足和开唇露齿等。第二类第二分类的临床症状可能有内倾性深覆𬌗。

(三)Angle 第三类错𬌗——近中错𬌗(class Ⅲ,mesioclusion)

上、下颌骨及牙弓的近、远中关系不调,下颌及下牙弓处于近中位置。若下颌前移 1/4 个磨牙或半个前磨牙的距离,即上颌第一磨牙的近中颊尖与下颌第一磨牙的远中颊尖相对,称为轻度近中错𬌗关系或开始近中错𬌗。若下颌或下牙弓前移 1/2 个磨牙或 1 个前磨牙的距离,以至于上颌第一磨牙的近中颊尖咬合于下颌第一磨牙和第二磨牙之间,则称为完全近中错𬌗关系(图 3-17)。

第三类错𬌗的临床症状可能有前牙对𬌗、反𬌗或开𬌗,上颌后缩或下颌前突等。

第三类亚类:一侧磨牙为近中错𬌗关系,另一侧磨牙为中性𬌗关系(图 3-18)。

对 Angle 错𬌗分类法的评价:其优点是具有一定的科学理论基础,简明扼要,便于临床应用。缺点主要有以下几点:①该分类法认为上颌第一磨牙的位置是恒定不变的,但上颌第一磨牙和其他牙齿一样,其位置并非绝对不变。②该分类法只反映了近远中向的关系,并没有包括

Note

21

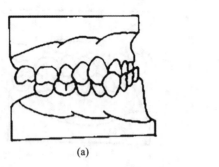
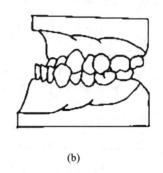

图 3-17　完全近中错验
（a）右侧观；（b）左侧观

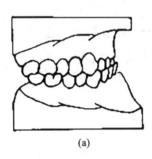
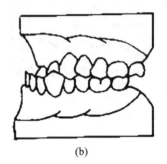

图 3-18　第三类亚类
（a）右侧观；（b）左侧观

牙、颌、面在长、宽、高三维方向上形成错验畸形的综合机制。③该分类法忽略了牙量与骨量不协调这一形成错验畸形的重要机制。

二、毛燮均错验分类法

1959 年，我国毛燮均教授提出了以错验畸形的主要机制、主要症状、矫治原则三者结合为基础的分类法。

（一）第一类——牙量、骨量不调

1. 第一分类（Ⅰ¹）（图 3-19）

（1）主要机制：牙量相对大于骨量。

（2）主要症状：牙齿拥挤错位。

（3）矫治原则：扩大牙弓，推磨牙向后，减径或减数。

2. 第二分类（Ⅰ²）（图 3-20）

（1）主要机制：牙量相对小于骨量。

（2）主要症状：有牙间隙。

（3）矫治原则：缩小牙弓或结合修复治疗。

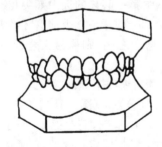
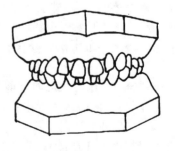

图 3-19　第一类第一分类（Ⅰ¹）　　　　　图 3-20　第一类第二分类（Ⅰ²）

(二)第二类——长度不调

1. 第一分类（Ⅱ¹）——近中错𬌗（图 3-21）

(1)主要机制：上颌或上牙弓长度较小,或下颌或下牙弓长度较大,或复合机制。

(2)主要症状：后牙为近中错𬌗,前牙为对𬌗或反𬌗,颏部可前突。

(3)矫治原则：矫治颌间关系。推下牙弓向后,或牵上牙弓向前,或两者并用。

2. 第二分类（Ⅱ²）——远中错𬌗（图 3-22）

(1)主要机制：上颌或上牙弓长度较大,或下颌或下牙弓长度较小,或复合机制。

(2)主要症状：后牙为远中错𬌗,前牙深覆盖,颏部可后缩。

(3)矫治原则：矫治颌间关系。推上牙弓向后,或牵下牙弓向前,或两者并用。

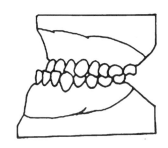

图 3-21　第二类第一分类（Ⅱ¹）

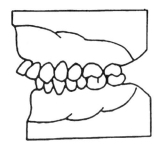

图 3-22　第二类第二分类（Ⅱ²）

3. 第三分类（Ⅱ³）（图 3-23）

(1)主要机制：上颌或上牙弓前部长度较小,或下颌或下牙弓前部长度较大,或复合机制。

(2)主要症状：后牙中性𬌗,前牙反𬌗。

(3)矫治原则：矫治前牙反𬌗。

4. 第四分类（Ⅱ⁴）（图 3-24）

(1)主要机制：上颌或上牙弓前部长度较大,或下颌或下牙弓前部长度较小,或复合机制。

(2)主要症状：后牙中性𬌗,前牙深覆盖。

(3)矫治原则：矫治前牙深覆盖。

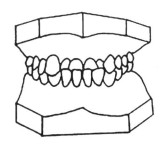

图 3-23　第二类第三分类（Ⅱ³）

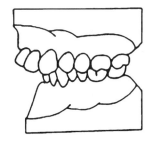

图 3-24　第二类第四分类（Ⅱ⁴）

5. 第五分类（Ⅱ⁵）（图 3-25）

(1)主要机制：上、下颌或上、下牙弓长度过大。

(2)主要症状：双颌或双牙弓前突。

(3)矫治原则：减径或减数,以减轻上、下牙弓突度,或推上、下牙弓向后。

(三)第三类——宽度不调

1. 第一分类（Ⅲ¹）（图 3-26）

(1)主要机制：上颌或上牙弓宽度较大,或下颌或下牙弓宽度较小,或复合机制。

(2)主要症状：上牙弓宽于下牙弓,后牙深覆盖或正锁𬌗。

Note

（3）矫治原则：缩小上牙弓宽度，或扩大下牙弓宽度，或两者并用。

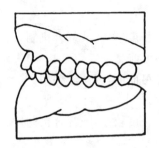

图3-25　第二类第五分类（Ⅱ⁵）

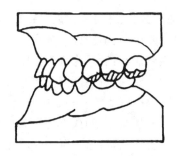

图3-26　第三类第一分类（Ⅲ¹）

2. 第二分类（Ⅲ²）（图3-27）

（1）主要机制：上颌或上牙弓宽度较小，或下颌或下牙弓宽度较大，或复合机制。

（2）主要症状：下牙弓宽于上牙弓，后牙对𬌗、反𬌗或反锁𬌗。

（3）矫治原则：扩大上牙弓宽度，或缩小下牙弓宽度，或两者并用。

3. 第三分类（Ⅲ³）（图3-28）

（1）主要机制：上、下颌或上、下牙弓宽度过小。

（2）主要症状：上、下牙弓狭窄。

（3）矫治原则：扩大上、下牙弓宽度，或用肌功能训练矫治法，并加强营养及咀嚼功能，以促进颌骨及牙弓的发育。

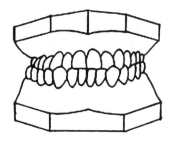

图3-27　第三类第二分类（Ⅲ²）

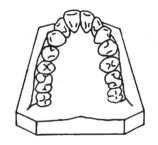

图3-28　第三类第三分类（Ⅲ³）

（四）第四类——高度不调

1. 第一分类（Ⅳ¹）（图3-29）

（1）主要机制：前牙牙槽过高，或后牙牙槽过低，或复合机制。

（2）主要症状：前牙深覆𬌗，可能表现有面下1/3过低。

（3）矫治原则：压低前牙，或升高后牙，或两者并用。

2. 第二分类（Ⅳ²）（图3-30）

（1）主要机制：前牙牙槽过低，或后牙牙槽过高，或复合机制。

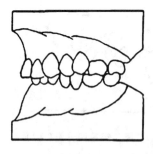

图3-29　第四类第一分类（Ⅳ¹）

（2）主要症状：前牙开𬌗，可能表现有面下1/3过高。

（3）矫治原则：升高前牙，或压低后牙，或两者并用，或需矫治颌骨畸形。

（五）第五类——个别牙齿错位（图3-31）

（1）主要机制：由局部变化所造成的个别牙齿错位，不代表𬌗、颌、面的发育情况，也没有牙量与骨量的不调。

Note

（2）主要症状：一般错位表现有唇颊向错位、舌腭向错位、近中错位、远中错位、高位、低位、旋转、斜轴、易位等情况。有时几种情况同时出现，如唇颊向错位、低位、斜轴等。

（3）矫治原则：根据具体错位情况进行矫治。

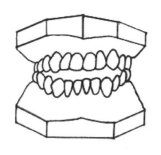
图 3-30 第四类第二分类（Ⅳ²）

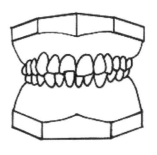
图 3-31 第五类（Ⅴ）

（六）第六类——特殊类型

凡不能归入前五类的错𬌗畸形统属于此类，可根据具体错𬌗情况进行具体的矫治。

毛燮均教授对此错𬌗分类法的临床应用做了以下补充说明。

（1）临床记录时，错𬌗畸形的类别可用符号书写，如Ⅰ¹、Ⅰ²、Ⅲ³等。

（2）复合机制可用加号表示，如Ⅰ¹＋Ⅲ²。

（3）在诊断复合类型时，按照严重程度依次排列。

（4）1个牙齿错位且由间隙不足引起，应归入Ⅰ¹类，而不算为Ⅴ类。

（5）Ⅱ类及Ⅲ类错𬌗有时是单侧的，可用符号 ⌐ 代表左侧，⌐ 代表右侧。

（6）究竟多少颗牙齿错位算个别牙错位：对于前牙或后牙段，1～2颗牙齿错位，算个别牙错位。

对毛燮均错𬌗分类法的评价：其优点是体现了牙量与骨量不调这一现代人类错𬌗畸形的重要机制，体现了人类咀嚼器官是一立体结构的思想，以长、宽、高三个方向的不调为重要分类内容，该分类法包括了错𬌗畸形的主要机制、主要症状、矫治原则三项内容，对正畸临床应用、教学和科学研究具有指导意义。缺点是条目较多，初学者不易记忆。某些重要的常见错𬌗畸形，如 Angle 第二类第二分类错𬌗、后牙开𬌗等，在该分类法的条目中未被列出。

本章小结

错𬌗畸形的临床表现形式多种多样，本章主要从个别牙错位，牙弓形态及牙齿排列异常，𬌗、颌、面关系异常三大角度进行阐述。Angle 错𬌗分类法简单易学，其将错𬌗分为中性错𬌗、远中错𬌗、近中错𬌗三大类，是临床上使用较为广泛的一种分类法。毛燮均错𬌗分类法是以错𬌗畸形的主要机制、主要症状、矫治原则三者结合为基础的分类法，体现了牙量与骨量不调这一重要机制，对临床亦有重要的指导意义。

能力检测

判断题

1.牙弓形态异常主要表现为牙弓狭窄、牙弓宽大、牙弓不对称。（　　）

2.毛燮均错𬌗分类法是以主要机制、主要症状、矫治原则三者结合为基础的分类法。

（　　）

知识拓展

Note

第四章 错𬌗畸形的检查和诊断

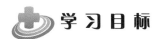

学习目标

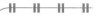

本章PPT

口腔医学专业:

1. 掌握:错𬌗畸形的一般检查方法。

2. 熟悉:正畸病历记录,模型测量及X线头影测量方法。

3. 了解:矫治计划的制订。

口腔医学技术专业:

1. 掌握:错𬌗畸形的一般检查方法。

2. 熟悉:正畸病历记录。

3. 了解:模型测量及X线头影测量方法,矫治计划的制订。

案例导入

案例导入
图片

  患者,女,11岁,地包天要求矫治。口腔检查:左侧磨牙轻度近中错𬌗关系,右侧磨牙中性𬌗关系,上中线正,下中线右偏约1.5mm,前牙反𬌗,颞下颌关节无阳性体征。模型分析:上牙弓拥挤1mm,下牙弓拥挤0mm;Bolton指数:前牙比79.1%,全牙比89.2%。曲面断层片显示替牙期,未替换乳牙牙根吸收完全,恒牙牙胚的发育和数目未见异常;X线头颅侧位片显示上颌后缩,Ⅲ类骨面型,低角型,下切牙舌倾。

第一节 病史采集与病历记录

一、病史采集

(一)患者基本情况

患者基本情况包括姓名、性别、出生年月、民族、籍贯、职业、联系方式等。

(二)问诊

1.主诉 患者就诊的主要目的。医师询问患者最关注的问题以及希望达到的治疗效果,问诊态度应和蔼,以获取患者信任。

2.病史

1)全身病史 与错位牙形成及发展有关的全身性疾病史,如某些急慢性疾病、佝偻病、内分泌功能异常、营养不良等;药物史、过敏史。

Note

2)口腔科病史

(1)牙替换情况:乳牙期与替牙期的局部障碍,如乳牙滞留、乳牙早失、恒牙早失、恒牙早萌等。

(2)口腔习惯:有无口腔不良习惯,如吮指、咬唇、吐舌习惯等。

(3)食物结构:主要指食物的粗细、软硬情况。

(4)牙齿矫治史:是否接受过正畸治疗。

3)错𬌗畸形家族史　父母及直系、旁系亲属的错𬌗畸形情况,了解可能存在的遗传因素。

3.心理及治疗动机分析　一般而言,错𬌗畸形越严重,颌面形态异常越明显,患者心理所受负面影响越大。不同的人对错𬌗畸形的治疗要求有很大不同。有些人患有严重的错𬌗畸形,但不一定有正畸的要求,而有些人错𬌗畸形程度很轻,却有强烈的正畸要求。治疗要求往往与社会文化因素、经济收入水平有关。患者的治疗动机源自两个方面:①内在动机:患者充分感觉到错𬌗畸形对自己的工作、学习、生活造成负面影响,因而萌发矫治的愿望。具有内在治疗动机的患者在临床上一般能较好地配合治疗。从儿童到成人,内在治疗动机的强度会不断增加。②外在动机:患者并未意识到错𬌗对颜面美观及口腔功能造成的影响,而是在其他人的压力下接受矫治。具有外在治疗动机的患者在矫治过程中往往合作性较差。在制订治疗计划时要充分考虑患者的配合程度,如对于预测配合程度低的患者,应尽量避免使用口外弓等对患者合作性要求较高的矫治装置。正畸医师要善于引导患者从外在治疗动机向内在治疗动机转化,以取得患者的良好配合。

二、病历记录

将检查相关资料详尽地记录下来,以便进一步分析、诊断,做出矫治设计方案。正畸病历一般采用表格式(见实训一)。

第二节　检查方法及内容

一、一般检查

(一)牙、𬌗、颌、面检查

1.牙齿

(1)𬌗的发育阶段:乳牙期、替牙期或恒牙期。

(2)牙齿的基本情况:牙齿的大小、数目、形态、釉质发育情况、有无龋坏等。

(3)牙齿萌出、替换情况:如有无乳牙滞留、乳牙早失、恒牙早萌等情况。

(4)牙齿排列及错位情况:如个别牙齿的错位、反𬌗、锁𬌗、开𬌗等。

(5)龋病、牙周病及口腔卫生情况。

可用牙列拥挤度对牙齿的拥挤程度做定量评价。

牙列拥挤度＝牙冠宽度的总和－牙弓现有弧形长度,可分为3度。

Ⅰ度拥挤:拥挤度≤4 mm。

Ⅱ度拥挤:4 mm＜拥挤度≤8 mm。

Ⅲ度拥挤:拥挤度＞8 mm。

2. 牙弓

1) 矢状向关系

(1) 磨牙关系:

①中性𬌗:正中𬌗位时,上颌第一磨牙的近中颊尖与下颌第一磨牙的近中颊沟相对,为中性𬌗。

②近中𬌗:正中𬌗位时,上颌第一磨牙的近中颊尖与下颌第一磨牙的远中颊尖相对,为开始近中𬌗(近中尖对尖);上颌第一磨牙的近中颊尖咬合于下颌第一、第二磨牙之间,为完全近中𬌗。

③远中𬌗:正中𬌗位时,上颌第一磨牙的近中颊尖与下颌第一磨牙的近中颊尖相对,为开始远中𬌗(远中尖对尖)。上颌第一磨牙的近中颊尖咬合于下颌第一磨牙与第二前磨牙之间,为完全远中𬌗。

(2) 尖牙关系:分为中性关系、近中关系和远中关系。上颌尖牙咬在下颌尖牙和下颌第一前磨牙之间为中性关系,上颌尖牙咬在下颌尖牙唇面或其近中缘为远中关系,上颌尖牙咬在下颌尖牙远中为近中关系。

(3) 前牙关系:在矢状方向上表现为上、下前牙间的覆盖关系,是指上前牙盖过下前牙的水平距离,即上切牙切缘到下切牙唇面的水平距离。

①正常覆盖:上切牙切缘到下切牙唇面的水平距离在 3 mm 以内。

②深覆盖:上、下前牙切端的前后距离在 3 mm 以上者,称为深覆盖,分为 3 度。

Ⅰ度深覆盖:3 mm<覆盖≤5 mm。

Ⅱ度深覆盖:5 mm<覆盖≤8 mm。

Ⅲ度深覆盖:覆盖>8 mm。

③反覆盖:下前牙切端位于上前牙切端的唇侧,常在严重的下颌前突、前牙反𬌗时呈现。

2) 横向关系

(1) 上、下牙弓宽度:上、下牙弓宽度是否协调,有无牙弓狭窄,后部牙弓有无对𬌗、反𬌗或锁𬌗。

(2) 上、下牙弓中线:上、下中切牙之间,上、下中切牙与颌面部的中线是否对齐、协调。

3) 垂直向关系

(1) 正常覆𬌗:上前牙盖过下前牙唇面不超过切 1/3 且下前牙切缘咬在上前牙舌面切 1/3 以内称为正常覆𬌗。

(2) 深覆𬌗:上前牙盖过下前牙唇面超过切 1/3 或下前牙切缘咬在上前牙舌面切 1/3 以上称为深覆𬌗,可分为 3 度。

①Ⅰ度深覆𬌗:上前牙覆盖下前牙唇面超过切 1/3 而不足 1/2,或下前牙切缘咬在上前牙舌面超过切 1/3 而不足 1/2。

②Ⅱ度深覆𬌗:上前牙覆盖下前牙唇面超过切 1/2 而不足 2/3,或下前牙切缘咬在上前牙舌面超过切 1/2 而不足 2/3。

③Ⅲ度深覆𬌗:上前牙覆盖下前牙唇面超过切 2/3,或下前牙切缘咬在上前牙舌面超过颈 1/3。

(3) 开𬌗:上、下前牙切端间无覆𬌗关系,垂直向呈现间隙者为前牙开𬌗。开𬌗亦分为 3 度。

①Ⅰ度开𬌗:0 mm<开𬌗≤3 mm。

②Ⅱ度开𬌗:3 mm<开𬌗≤5 mm。

③Ⅲ度开𬌗:开𬌗>5 mm。

Note

3. 口内其他软硬组织

(1)唇舌系带：唇系带是否肥大或附着过低，舌系带是否过短。

(2)牙槽骨、基骨及腭盖情况：牙槽骨的突度、腭盖的高度、基骨的丰满度，可分为丰满、欠丰满、凹陷三种。

(3)舌及口腔黏膜情况：舌体大小有无异常，黏膜有无病变。

(4)功能：吞咽、咀嚼、发音有无异常。

4. 面部检查

(1)正面观：面部对称性检查；面上、面中、面下 1/3 比例是否协调；口唇闭合是否自然，有无开唇露齿、翻卷、短缩等情况。

(2)侧面观：侧面观察面型，分为直面型、凸面型、凹面型；颏唇沟是否明显。

(3)颞下颌关节情况：开口度及开口型检查，两侧关节区是否有压痛、弹响等异常。

(二)全身情况检查

1. 发育情况　身高、体重、营养状况等。

2. 相关疾病　有无全身性疾病及鼻咽部疾病，如慢性鼻炎、扁桃体肥大、腺样体增生等。

(三)一般 X 线检查分析

1. 根尖片　从根尖片可了解牙齿的发育情况，牙根有无弯曲、吸收，根尖有无病变，有无牙齿先天缺失、牙齿异常、多生牙等。

2. 全口曲面断层片　利用全口曲面断层片可了解牙齿的发育情况，乳恒牙替换情况，上下牙列、上下颌骨与颞下颌关节之间的关系，有无病理性损害等(图 4-1)。

3. 咬合片　用于确定在中线附近的多生牙及上颌阻生尖牙的确切位置。也可用于了解上前牙及切牙牙槽突、鼻腔、腭中缝情况。

4. 颞下颌关节开闭口位片　检查髁突及关节凹情况。

5. 手腕骨 X 线片　临床上通常选择手腕骨 X 线片确定骨龄，以判断个体生长发育情况，判断生长高峰期是否已经开始或正在进行或已经完成(图 4-2)。

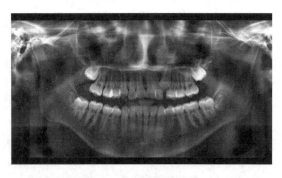

图 4-1　全口曲面断层片

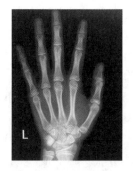

图 4-2　手腕骨 X 线片

6. CBCT　锥形束计算机断层扫描(CBCT)为口腔颌面部提供高分辨率的三维影像信息，是 21 世纪发展迅速的口腔颌面部辅助检查手段。在正畸领域，CBCT 主要用于确定牙齿位置、探测牙根形态、观察牙槽骨壁厚度、研究牙根与骨壁之间的关系、测量解剖标志点之间的距离及角度、评价软组织结构形态等。

二、特殊检查

(一)模型分析

正畸模型是患者牙、牙弓、牙槽、基骨、腭盖等形态及上、下牙𬌗关系的精确复制。口腔正畸临床上常准备两种模型:记存模型和工作模型。

1. 记存模型 记存模型是矫正前、矫正过程中某些阶段及矫正完成后患者牙𬌗关系的记录,应制作精准,长久保存。记存模型的主要用途如下:①资料的收集、保留,用于病例展示。②用作错𬌗畸形的研究分析,帮助确定治疗计划。③在治疗过程中作为对照观察。④用于矫治前、后的疗效对比。

2. 工作模型 工作模型是矫治装置制作及模型测量分析的载体。工作模型的用途如下:①用来进行模型测量分析、牙排列试验。②制作各种活动矫治器、保持器及腭杆、舌弓等固定矫治装置。

1)取模、灌模 选择大小合适的托盘,托盘应能包括牙弓内的全部牙,托盘与牙弓内、外侧间应有 3~4 mm 间隙,托盘的边缘应有足够的高度以获得基骨的正确形态。如无特殊需要,一般用咬蜡的方法记录牙尖交错𬌗咬合关系。因患者多为儿童,应注意儿童的特点,取得儿童的合作,争取一次取模成功。一般先取下颌印模再取上颌印模,以利于患者适应。一般以蜡片或蜡堤记录牙尖交错𬌗咬合关系。取得准确印模后应及时灌注石膏模型。为避免气泡产生,应尽量借助抽气式调拌器进行石膏调拌,并在振动器上灌模。要用修整器制作的模型,需灌注较大、较厚的石膏基座,以备选磨。上、下模型应能准确对合,并与患者口中𬌗关系核对,用记号笔在模型上画标志线,一般在双侧上颌第一磨牙近中颊尖垂直向下画线至下颌磨牙。

2)模型修整 记存模型要求整齐、美观并能准确反映出患者牙𬌗情况,因此记存模型需进行修整加工。记存模型修整应在模型干燥后进行,通常有模型修整机法和橡皮托底座成形法两种。

(1)模型修整机法:①修整上颌模型底面,使其与𬌗平面平行,模型座的厚度约为尖牙牙尖到前庭沟底总高度的1/2。②修整上颌模型后壁,使其与模型座的底面及牙弓的正中线垂直,距离最后一个牙远中约1/2牙冠宽度。③修整上颌模型侧壁,使其与前磨牙及磨牙的颊尖平行。④修整上颌模型前壁,使其呈尖形,其尖对准上颌模型的中线。⑤完成上颌模型座的修整,将上颌模型座的后壁与两侧所形成的夹角磨去,使其形成与原来夹角平分线垂直的夹壁。⑥将上、下颌模型按照咬合关系对好位,修整下颌模型底面与后壁。使下颌模型的后壁与上颌模型后壁在同一平面上,其底面与上颌模型的底面平行,上、下颌模型叠合的总高度约为上颌模型高度的 2 倍。⑦以上颌模型为基准,修整下颌模型座的侧壁和夹壁,使之与上颌模型一致。⑧修整下颌模型座的前壁,使其成弧形,与牙弓前部一致。⑨在修整完成的记存模型上标清中线、咬合关系,患者姓名、性别、年龄,取模日期,记存编号等。

(2)橡皮托底座成形法:①选择大小合适的橡皮托,将初步修整的模型放入橡皮托中,使模型的前庭沟与橡皮托的边缘平齐,模型基座宽度适宜。②先将上颌橡皮托置于垂直板的底部平板上,后壁紧贴垂直板的后壁,使橡皮托的中线与垂直板的中线相一致。③将调拌好的石膏倒入上颌橡皮托内,振荡,将已浸泡过的上颌模型置于托内,轻轻加压,使模型平面与橡皮托底部平行,前庭沟约与橡皮托边缘平齐,模型中线与橡皮托中线对齐。修整模型,削去多余石膏,抹平模型边缘,清除前庭沟及牙龈上附着的石膏,以免影响模型的准确性及美观性。④用同样的方法灌制下颌模型,在下颌模型石膏凝固前,将上颌模型及橡皮托按正中关系与下颌模型对合,调整下颌模型的位置,使上、下颌橡皮托中线对齐,上、下颌模型底平行,上、下颌橡皮托后壁处于同一平面。⑤石膏凝固后,去除橡皮托取出模型,修整扉边。

3. 模型测量分析 模型测量分析在错𬌗畸形的诊断和矫治方案设计中十分重要。在记存模型上可多方位地观察患者的牙、牙弓及咬合情况,特别是在分析牙弓拥挤度及错𬌗的矫治方案设计中,牙𬌗模型的分析能提供有益的参考。但模型分析只是一种诊断的手段,必须与其他检查相结合才能得到全面正确的诊断和设计。

(1)牙弓应有长度:在牙弓间隙的分析中,牙弓应有长度为两侧第一磨牙近中接触点之前所有牙齿的最大近远中径之和,即两侧双尖牙、尖牙、侧切牙、中切牙牙冠的最大近远中径之和。测量时应用游标卡尺,逐一测量牙冠宽度,其总和为牙弓应有长度(图4-3)。对未萌出的牙,如混合牙列期未萌出恒牙的测量,可在模型和X线牙片上测量同一牙冠宽度后再计算出未萌牙的真实宽度,例如测量一颗乳磨牙,应用比例关系:乳磨牙的真正宽度/牙片中乳磨牙的宽度＝未萌牙的真正宽度/牙片中未萌牙的宽度。

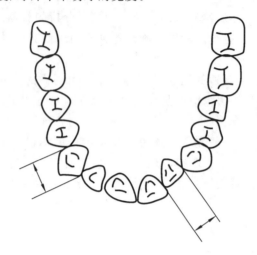

图4-3　牙冠宽度的测量

(2)牙弓现有长度:牙弓现有长度为两侧第一磨牙近中边缘嵴之前的牙弓长度。常用两种方法测量:①铜丝测量法:将直径为0.5mm的黄铜丝弯成牙弓形态,自一侧第一磨牙近中接触点经双尖牙中央窝、尖牙牙尖、切牙切缘至对侧第一磨牙近中接触点,弓形应弯成理想弧形,不应依现有牙弓拥挤错位的牙而定。测量完成后,将黄铜丝拉直,测量其长度即为牙弓现有长度(图4-4)。②分段测量牙弓长度:用分规或游标卡尺对现有牙弓进行分段测量,一般可将牙弓分为四段,即一侧的切牙与尖牙、第一前磨牙近中至第一磨牙近中接触点,两侧共四段,其总和为牙弓现有长度(图4-5)。

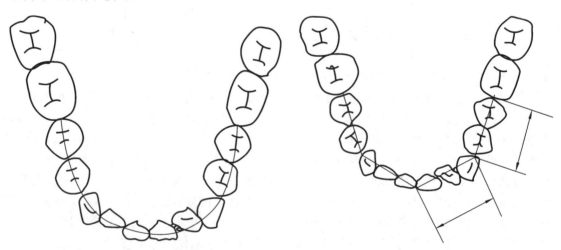

图4-4　牙弓现有长度的测量(铜丝法)　　　图4-5　牙弓现有长度的测量(分段法)

(3)牙弓拥挤度分析:牙弓拥挤度＝牙弓应有长度－牙弓现有长度。

(4)Bolton指数分析:在错𬌗畸形患者的诊断分析、矫治设计及预后评估中,除了牙弓拥挤度的分析外,对于上、下颌牙齿大小协调性的分析也十分重要。在错𬌗畸形病例中,常由于上、下牙冠宽度的不协调,而出现过大的覆盖、牙弓间隙等错误的咬合关系。Bolton指数是指上

Note

颌牙近远中宽度与下颌牙近远中宽度的比例关系,分为前牙比和全牙比。前牙比可对 6 个下前牙与 6 个上前牙的协调情况进行分析,全牙比则反映 12 个下颌牙与 12 个上颌牙的协调关系,诊断患者上、下牙弓中是否存在牙冠宽度不协调的问题。

国人正常𬌗的 Bolton 指数,前牙比为 77.08%～80.52%,全牙比为 89.99%～93.01%。根据以上比例,可以判断上、下牙弓的不协调是发生在上颌还是下颌,是前牙还是全部牙的宽度异常。

(5)Spee 曲线的曲度:将直尺放置在下切牙切端与下颌最后一个磨牙的牙尖上,测量牙齿颊尖连线的最低点至直尺的距离,分别测量左侧和右侧,所得数值相加除以 2 再加 0.5 mm 即为整平牙弓或改正𬌗曲线所需要的间隙(图 4-6)。

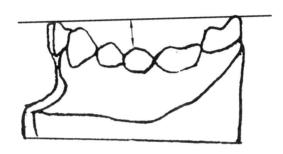

图 4-6 Spee 曲线的测量

(6)牙弓长度:牙弓长度的测量一般分为三段。牙弓前段长度为上中切牙近中接触点至两侧尖牙牙尖间连线的垂直距离;牙弓中段长度为尖牙连线至第一磨牙近中接触点连线的垂直距离;牙弓后段长度为第一磨牙近中接触点连线至第二磨牙远中接触点连线的垂直距离(图4-7)。

(7)牙弓宽度:牙弓宽度的测量一般分为三段。牙弓前段宽度为两侧尖牙牙尖之间的宽度;牙弓中段宽度为两侧第一前磨牙中央窝之间的宽度;牙弓后段宽度为两侧第一磨牙中央窝之间的宽度(图 4-8)。

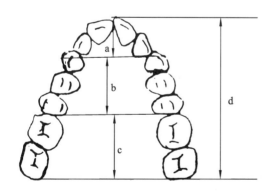

图 4-7 牙弓长度的测量

a.牙弓前段长度;b.牙弓中段长度;

c.牙弓后段长度;d.牙弓总长度

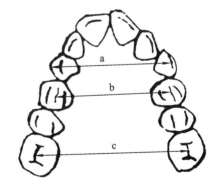

图 4-8 牙弓宽度的测量

a.牙弓前段宽度;b.牙弓中段宽度;

c.牙弓后段宽度

(8)牙弓对称性分析:包括两种常用方法。①尺测:先在模型上将中线标出,然后用分规、直尺测量牙弓两侧各对应点至参照线的距离(图 4-9)。②对称图测量法:可用对称图或透明坐标板进行测量,先将中线与腭中缝对齐,并与𬌗平面平行,然后用分规测量牙弓两侧是否对称,左、右两侧同名牙是否在同一水平线上。

(9)牙槽弓的长度及宽度:牙槽弓的长度是用特制游标卡尺测量上中切牙唇侧牙槽弓最凸点至第一磨牙远中接触点连线的垂直距离;牙槽弓的宽度即左、右侧第一双尖牙处牙槽骨最凸

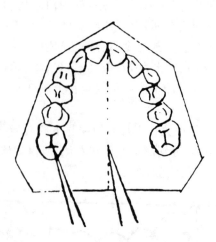

图 4-9　牙弓对称性分析

点间的距离(图 4-10)。

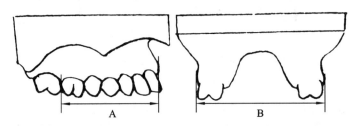

图 4-10　牙槽弓长度及宽度的测量

A. 牙槽弓长度;B. 牙槽弓宽度

(10)基骨弓的长度及宽度:基骨弓长度是用一种特制仪器,测量中切牙(一般用左侧中切牙)唇侧黏膜移行皱襞处牙槽骨的最凹点到第一磨牙远中接触点连线的垂直距离;基骨弓宽度是测量左、右第一前磨牙颊侧移行皱襞处牙槽骨最凹点间的距离(图 4-11)。

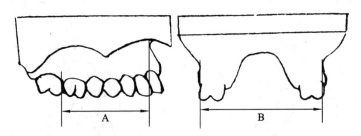

图 4-11　基骨弓长度及宽度的测量

A. 基骨弓长度;B. 基骨弓宽度

4. 诊断性牙排列试验　对于一些牙列拥挤的病例,在确定是否拔牙矫治有一定困难时,可采用牙排列试验来协助诊断,预测疗效。牙排列试验是依据某种拔牙(如第一前磨牙拔除)或非拔牙(如扩弓)方案,将牙齿在模型上重新排列,从而直观预测牙齿移动的量及方向、拔牙剩余间隙量、支抗磨牙控制等情况,为诊断及制订治疗方案提供初步依据。其操作步骤如下。

(1)在模型上用铅笔画出中线的位置,并在患者的面部正中矢状平面核对中线位置,同时画出上、下颌第一磨牙的咬合线。为较准确记录咬合关系,模型最好能转移到𬌗架上。

(2)在上颌第一磨牙前各个牙的唇面用铅笔标出相应的牙位号,并在各个牙颈缘上 2～3 mm 处定点,然后将各点连成一线。

(3)沿各牙颈缘上的连线水平向锯开石膏模型,要注意尽量不损坏牙及基骨并保留部分牙槽骨。

(4)从左、右第一磨牙近中垂直锯入,注意尽量不伤及接触点和牙冠宽度。

(5)将锯下的前段牙列每一颗牙仔细地分开,注意不伤及牙冠宽度,适当地修整各颗牙近、远中根部石膏。

(6)在模型上被锯去牙的区域放置红蜡片,按中线和下牙弓的殆关系将锯下的左、右侧中切牙、侧切牙、尖牙排列好,观察剩余间隙的大小,以决定是否需拔牙矫治。如需拔除第一前磨牙则排好左、右侧第二前磨牙,再视余留的间隙量确定磨牙应向近中移动的量,对设计支抗也有参考作用。

(7)如果下牙弓排列不整齐亦需调整时,应考虑下牙弓调整后的位置再酌情排上颌牙于正确位置上。

(二)X 线头影测量

X 线头影测量主要是指利用 X 线头颅定位照相所得的影像,对牙、颌、颅面进行描绘定点和测量分析,从而了解牙、颌、颅面软硬组织的结构,使对牙、颌、颅面的检查、诊断由表面形态深入内部的骨骼结构中去。X 线头影测量是在 1934 年由德国的 Hofrath 和美国的 Broadbent 提出的,几十年来一直是口腔正畸及口腔外科等学科进行临床诊断、治疗设计及研究的重要手段。

1. X 线头影测量的主要应用

(1)研究颅面生长发育:X 线头影测量是研究颅面生长发育的重要手段,可通过对各年龄阶段个体做 X 线头影测量分析,横向研究颅面生长发育,同时也可用于对个体不同时期的测量分析,做颅面生长发育的纵向研究。

(2)牙、颌、颅面畸形患者的诊断分析:通过 X 线头影测量对颅面畸形的个体进行分析,将得出的测量结果与正常人 X 线头影测量相应测量项目的均值进行比较分析,可了解畸形的机制、主要性质及部位,是骨性畸形还是牙性畸形。

(3)确定错殆畸形患者的矫治设计:通过 X 线头影测量分析牙、颌、颅面的结构特征,了解错殆的机制,确定颌骨及牙齿矫治的理想位置,从而制订出正确可行的矫治方案。

(4)研究矫治过程中及矫治后的牙、颌、颅面形态结构变化:X 线头影测量亦常用于评定矫治过程中牙、颌、颅面形态结构的变化,从而了解矫治器的作用机制和矫治后的稳定及复发情况。

(5)正颌外科的诊断和矫治设计:通过 X 线头影测量对需进行正颌外科治疗的严重颅面畸形患者进行颅面软、硬组织分析,明确畸形的机制,以确定手术部位、方法及所需移除或切除颌骨的量,同时应用 X 线头影图迹进行剪裁,模拟术后牙、颌、颅面关系的面型图,为正颌外科提供诊断和矫治依据。

2. X 线头颅定位照相

(1)头颅定位仪:X 线头颅定位照须在头颅定位仪的严格定位下拍摄,拍片时,使两耳塞进入左、右外耳道,然后调整头部位置,使眶点指针抵于眶下缘,此时患者左、右耳塞与眶点指针三者构成的平面与地面平行,每次拍照时头位均定于此位置不变,从而保证所拍摄的 X 线片之间的可比性。

拍侧位片时,头颅定位仪的左、右耳塞与 X 线中心线成一直线。X 线由球管射出时呈辐射状,X 线球管至胶片的距离越大,则射出的 X 线越接近平行,放大误差就越小。因此,X 线球管应与被照物之间保持较大距离,一般应不小于 150 cm。另一方面,投照物体与胶片间的距离,也是影响 X 线影像清晰度和真实性的重要因素。投照时,应尽量使投照物与胶片盒紧贴,以减小其放大误差(图4-12)。

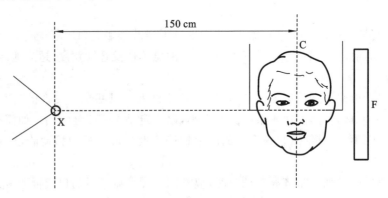

图 4-12　X线源、头位、胶片的位置

X.X线源;C.头位;F.胶片

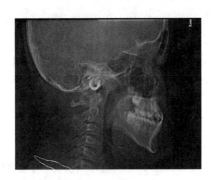

图 4-13　X线头颅侧位片

(2)头影图的描绘:X线头影测量需在描绘的头影图上进行,描绘的头影图应与头影像(图4-13)上的形态完全一致。描绘和测量时需准备硫酸描图纸、毫米尺、半圆仪及硬质铅笔等。描绘图的点线应细小精确,以减小误差。若因头颅本身厚度或个体两侧结构不对称而出现部分左、右影像不完全重合者,应按其平均中点来描绘(图4-14)。侧位片的描绘应包括软、硬组织侧貌,上、下颌骨轮廓,颅底、颅后部轮廓,筛板、蝶鞍轮廓,蝶骨斜坡、枕骨大孔前缘、眶侧缘和眶下缘、翼上颌裂轮廓,上、下中切牙及上、下第一磨牙。

3.常用X线头影测量的标志点和平面

(1)颅部标志点(图4-15):

蝶鞍点(S):蝶鞍影像的中心。

鼻根点(nasion,N):鼻额缝的最前点。这是前颅部的标志点,代表面部与颅部的结合处。

耳点(porion,P):外耳道的最上点。头影测量上常以定位仪耳塞影像的最上点为代表,称为机械耳点。

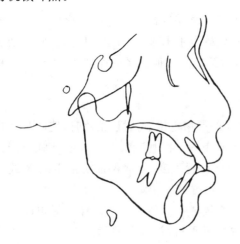

图 4-14　头影描绘图

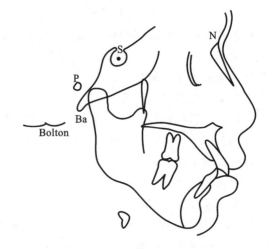

图 4-15　常用颅部标志点

颅底点(basion,Ba):枕骨大孔前缘的中点。

Bolton点:枕骨髁突后切迹的最凹点。

(2)上颌标志点(图 4-16):

眶点(orbitale,O):眶下缘的最低点。当患者两侧对称及定位完好时,左、右眶点才位于同一水平,但实际上难以达到。一般 X 线片上可显示左、右两个眶点的影像,故常选用两点之间的中点作为眶点,这样可减小其误差。

翼上颌裂点(pterygomaxillary fissure,Ptm):翼上颌裂轮廓的最下点。

前鼻棘点(anterior nasal spine,ANS):前鼻棘之尖。前鼻棘点常作为确定腭平面的两个标志点之一。

后鼻棘点(posterior nasal spine,PNS):硬腭后部骨棘之尖。

上齿槽座点(subspinale,A):前鼻棘点与上齿槽缘点之间的骨部最凹点。

上齿槽缘点(superior prosthion,Spr):上齿槽突的最前下点。

上切牙点(upper incisor,UI):上中切牙切缘的最前点。

(3)下颌标志点(图 4-17):

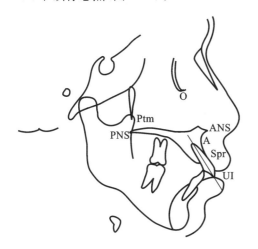

图 4-16 常用上颌标志点

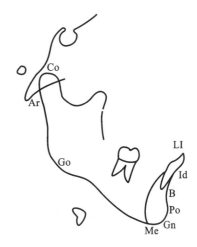

图 4-17 常用下颌标志点

髁顶点(Co):髁突的最上点。

关节点(articulare,Ar):颅底下缘与下颌髁突颈后缘的交点。关节点常在髁顶点不易确定时代替髁顶点。

下颌角点(gonion,Go):下颌角的后下点。可通过下颌升支平面和下颌平面交角的分角线与下颌角的交点来确定。

下齿槽座点(supramentale,B):下齿槽缘点与颏前点间的骨部最凹点。

下齿槽缘点(infradentale,Id):下齿槽突的最前上点。此点常在下中切牙的釉质-牙骨质界处。

下切牙点(lower incisor,LI):下中切牙切缘的最前点。

颏前点(pogonion,Po):颏部的最突点。

颏下点(menton,Me):颏部的最下点。

颏顶点(gnathion,Gn):颏前点与颏下点的中点。

D点:下颌体骨性联合部的中心点。

(4)常用软组织侧面标志点(图 4-18):

额点(G):额部的最突点。

软组织鼻根点(nasion of soft tissue,Ns):软组织侧面相应的鼻根点。

鼻下点(subnasale,Sn):鼻小柱与上唇的连接点。

上唇缘点(UL′):上唇黏膜与皮肤的连接点。

下唇缘点(LL′):下唇黏膜与皮肤的连接点。

上唇突点(UL):上唇的最突点。

下唇突点(LL):下唇的最突点。

软组织颏前点(Pos):软组织颏部的最前点。

(5)头影测量平面:

①基准平面:基准平面是头影测量中相对稳定的平面。由此平面与各测量标志点及其他测量平面间构成角度、线距、比例等8个测量项目,目前较常用的基准平面为前颅底平面、眼耳平面和Bolton平面(图4-19)。

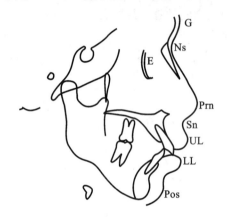

图4-18　常用软组织侧面标志点

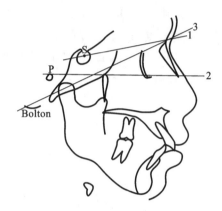

图4-19　基准平面

1.前颅底平面;2.眼耳平面;3.Bolton平面

前颅底平面(SN):由蝶鞍点与鼻根点的连线组成,常作为面部结构对颅底关系的定位平面。

眼耳平面(Frankfort horizontal plane,FH):由耳点与眶点连线组成。大部分个体在正常头位时,眼耳平面与地面平行。

Bolton平面:由Bolton点与鼻根点连接线组成。此平面多用作重叠头影图的基准平面。

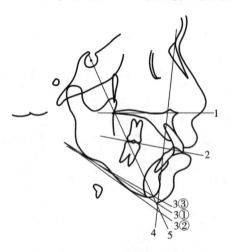

图4-20　常用测量平面

1.腭平面;2.殆平面;3①通过颏下点与下颌角下缘相切的线;3②下颌角下缘最低部的切线;3③下颌角点与颏顶点间的连线;4.面平面;5.Y轴

②测量平面(图4-20):

腭平面(ANS-PNS):后鼻棘点与前鼻棘点的连线。

殆平面(occlusal plane,OP):殆平面一般有两种确定方法。一种是第一磨牙的咬合中点与上、下中切牙间的中点的连线;另一种是自然的或称功能的殆平面,由均分后牙殆接触点而得,常使用第一磨牙及第一乳磨牙或第一前磨牙的殆接触点,这种方法形成的殆平面不使用切牙的任何标志点。

下颌平面(mandibular plane,MP):下颌平面的确定方法有以下3种。a.通过颏下点与下颌角下缘相切的线。b.下颌角下缘最低部的切线。c.下颌角点与颏顶点间的连线。

面平面(facial plane,NP):由鼻根点与颏前点的连线组成。

Y 轴(Y axis):蝶鞍点与颏顶点的连线。

4. 常用硬组织测量项目(表 4-1)

表 4-1 常用硬组织测量项目的正常值

测量项目	替牙期		恒牙期	
	均值	标准差	均值	标准差
SNA 角/(°)	82.3	3.5	82.8	4.0
SNB 角/(°)	77.6	2.9	80.1	3.9
ANB 角/(°)	4.7	1.4	2.7	2.0
U1-SN 角/(°)	104.8	5.3	105.7	6.3
U1-NA 角/(°)	22.4	5.2	22.8	5.7
U1-NA 距/mm	3.1	1.6	5.1	2.4
L1-NB 角/(°)	32.7	5.0	30.3	5.8
L1-NB 距/mm	6.0	1.5	6.7	2.1
L1-MP 角/(°)	94.7	5.1	92.6	7.0
U1-L1 角/(°)	122.0	6.0	125.4	7.9
Y 轴角/(°)	65.5	2.9	66.3	7.1
N-ANS/N-Me/(%)	44.6	1.3	44.6	2.3
NP-FH/(°)	83.1	3.0	85.4	3.7
L1-AP/mm	7.7	1.6	7.2	2.2
Ptm-S/mm	18.3	1.9	18.3	2.4
上颌长度/mm	47.2	2.2	52.1	2.8
下颌长度/mm	97.7	3.3	113.7	4.6

(1)上、下颌骨的常用测量项目(图 4-21、图 4-22):

常用的测量上、下颌骨相对颅部及其他结构位置关系的项目很多,通常所用的基准平面为前颅底平面(SN)和眼耳平面(FH)。

SNA 角:由蝶鞍点、鼻根点及上齿槽座点所构成的角。反映上颌相对于前颅底平面的前后位置关系。当此角过大时,上颌前突,面部侧貌可呈凸面型;反之,上颌后缩,面部侧貌呈凹面型。

SNB 角:蝶鞍点、鼻根点及下齿槽座点所构成的角。反映下颌相对于前颅底平面的位置关系。此角过大时,下颌相对前颅底位置前突,反之,下颌后缩。

ANB 角:上齿槽座点、鼻根点与下齿槽座点构成的角,其值为 SNA 角与 SNB 角之差。此角反映上、下颌骨对颅部的相互位置关系。当 SNA 角大于 SNB 角时 ANB 角为正值,反之,ANB 角为负值。

NP-FH(面角):面平面 NP 与眼耳平面 FH 相交的后下角。此角反映下颌的突缩程度。

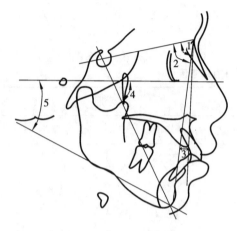

图4-21 上、下颌骨的常用测量项目(一)
1.SNA 角;2.SNB 角;3.ANB 角;
4.Y 轴角;5.颏凸角

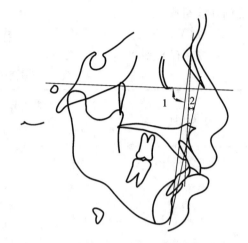

图4-22 上、下颌骨的常用测量项目(二)
1.面角;2.颏凸角

此角越大,表示下颌越前突,反之,下颌越后缩。

NA-PA(颏凸角):由鼻根点至上齿槽座点连线(NA),与颏前点至上齿槽座点连线(PA)延长线的交角,此角反映上颌相对于整个侧面的关系。当 PA 延长线在 NA 前方时,此角为正值,反之为负值。此角越大,表示上颌的相对突度越大,反之,表示上颌相对后缩。

Y 轴角:Y 轴与眼耳平面相交的下前角,此角反映颏部的突缩程度,此角越小,表示颏部越前突,反之,颏部越后缩。Y 轴同时代表面部的生长发育方向。

MP-FH(下颌平面角):下颌平面(MP)与眼耳平面(FH)的交角。此角代表下颌体的陡度,也反映面部的高度。

(2)上、下前牙的常用测量项目(图4-23):

U1-SN 角:上中切牙长轴与前颅底平面相交的下内角,反映上中切牙相对于前颅底平面的倾斜程度。此角过大表示上中切牙唇倾,反之为舌倾。

L1-MP 角:下中切牙长轴与下颌平面相交的上内角。反映下中切牙相对于下颌平面的倾斜程度。此角过大表示下中切牙唇倾,此角过小表示下中切牙舌倾。

U1-NA 角:上中切牙长轴与鼻根点(N)-上齿槽座点(A)连线的交角,代表上中切牙的倾斜度和突度。

U1-NA 距:上中切牙切缘至鼻根点(N)-上齿槽座点(A)连线的垂直距离,亦代表上中切牙的倾斜度和突度。

L1-NB 角:下中切牙长轴与鼻根点(N)-下齿槽座点(B)连线的交角,代表下中切牙的倾斜度和突度。

L1-NB 距:下中切牙切缘至鼻根点(N)-下齿槽座点(B)连线的垂直距离,亦代表下中切牙的倾斜度和突度。

上、下中切牙角(U1-L1 角):上中切牙长轴与下中切牙长轴的交角。反映上、下中切牙的突度。此角越大,上、下中切牙突度越小,反之突度就越大。

(3)面部高度的常用测量项目(图4-24):

全面高(N-Me):从鼻根点至颏下点的距离。

上面高(N-ANS):从前鼻棘点向鼻根点至颏下点的连线作垂线,垂足至鼻根点的距离。

下面高(ANS-Me):从前鼻棘点向鼻根点至颏下点连线作垂线,垂足至颏下点的距离。

上面高与全面高之比:N-ANS/N-Me×100%。

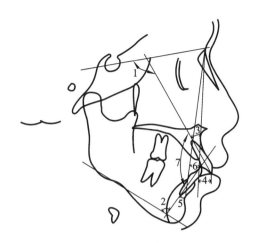

图 4-23 上、下前牙的常用测量项目
1.U1-SN 角;2.L1-MP 角;3.U1-NA 角;4.U1-NA 距;
5.L1-NB 角;6.L1-NB 距;7.U1-L1 角

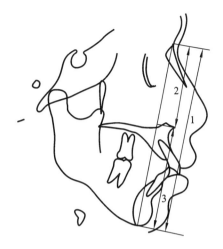

图 4-24 面部高度的常用测量项目
1.全面高;2.上面高;3.下面高

下面高与全面高之比:ANS-Me/N-Me×100%。

常用硬组织测量项目的正常值如表 4-1 所示。

5.常用 X 线头影测量分析法

1)Downs 分析法 以眼耳平面作为基准平面,共包含 10 项测量内容。

(1)骨骼间关系的测量:包括面角、颌凸角、上齿槽座角、下齿槽座角、下颌平面角及 Y 轴角等测量内容。

(2)牙𬌗与骨骼间关系的测量:包括𬌗平面角、上中切牙角、下中切牙角、下中切牙-下颌平面角、下中切牙-𬌗平面角、上中切牙突距等。

Downs 分析法的测量内容包括骨骼间关系及牙𬌗与骨骼间的关系,内容较完善,至今仍被广泛应用。

2)Tweed 分析法 Tweed 于 1945 年提出著名的"Tweed 三角分析法",该三角的三条边由眼耳平面、下颌平面和下中切牙的长轴所组成。

(1)眼耳平面-下颌平面角(FMA):眼耳平面与下颌平面的交角,以下颌下缘的切线作为下颌平面。

(2)下中切牙-眼耳平面角(FMIA):下中切牙的长轴与眼耳平面的交角。

(3)下中切牙-下颌平面角(IMPA):下中切牙的长轴与下颌平面的交角。

Tweed 分析法的特点是简单、扼要,但测量项目较少,比较局限,难以全面分析一些较复杂的错𬌗畸形。中国人正常𬌗 Tweed 分析法测量结果如表 4-2 所示。

表 4-2 中国人正常𬌗 Tweed 分析法测量结果

测量项目	均值±标准差
眼耳平面-下颌平面角(FMA)/(°)	31.3±5.0
下中切牙-下颌平面角(IMPA)/(°)	93.9±6.2
下中切牙-眼耳平面角(FMIA)/(°)	54.9±6.1

6.常用软组织测量内容

(1)常用软组织测量平面(图 4-25、图 4-26):

软组织面平面:软组织鼻根点(Ns)至软组织颏前点(Pos)的连线。

审美线(E 线):鼻顶点(Prn)至软组织颏前点(Pos)的连线。

Note

41

H 线:上唇突点(UL)至软组织颏前点(Pos)的连线。

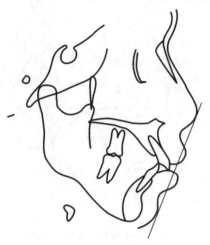

图 4-25　审美线

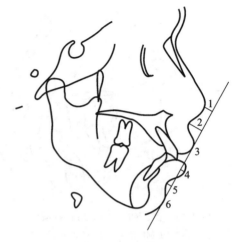

图 4-26　H 线与软组织侧面的关系

1.H 线与鼻的关系;2.H 线与鼻唇沟的关系;

3.H 线与上唇的关系;4.H 线与下唇的关系;

5.H 线与颏唇沟的关系;6.H 线与颏的关系

(2)常用软组织测量项目(图 4-27、图 4-28):

面型角(FCA):额点与鼻下点连线和鼻下点与软组织颏前点连线的后交角,代表软组织的面型突度。

鼻唇角(NLA):鼻下点与鼻小柱点连线和鼻下点与上唇突点连线的前交角,代表上唇与鼻底的位置关系。

面上部高(UFH):分别从眼点(E)、鼻下点(Sn)向 G-Sn 连线作垂线,两垂线间距。

上唇长(ULL):分别从 Sn 点和上口点向 Sn-Pos 连线作垂线,两垂线间距。

下唇长(LLL):分别从 Mes 点和下口点向 Sn-Pos 连线作垂线,两垂线间距。

上唇突度(ULP):UL 到 Sn-Pos 连线的距离。

下唇突度(LLP):LL 到 Sn-Pos 连线的距离。

通过以上各项内容的测量可以分析出软组织侧貌间的各部分关系。可将测量结果与正常的均值进行比较。中国人正常𬌗软组织测量均值及标准差如表 4-3 所示。

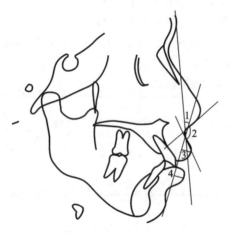

图 4-27　常用头部软组织测量项目(一)

1.面型角;2.鼻唇角;3.上唇突度;4.下唇突度

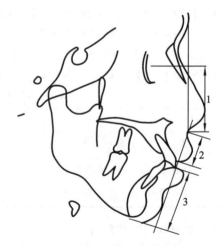

图 4-28　常用头部软组织测量项目(二)

1.面上部高;2.上唇长;3.下唇长

表 4-3　中国人正常𬌗软组织测量均值及标准差

测量项目	均值	标准差	测量项目	均值	标准差
FCA/(°)	7.3	4.4	H 角/(°)	11.0	4.13
NLA/(°)	80~100	—	鼻点-H 线/mm	1	—
UFH/(°)	40	—	鼻唇沟-H 线/mm	8	—
ULL/mm	20	—	上唇突点-H 线/mm	0	—
LLL/mm	40	—	下唇突点-H 线/mm	2	—
ULP/mm	7.2	1.92	颏唇沟-H 线/mm	—	—
LLP/mm	6.3	1.49	颏前点-H 线/mm	—	—

7. 电子计算机化的 X 线头影测量　也称为数字化的 X 线头影测量,其基本原理是将 X 线头影图上的各测量标志点转换成坐标值,由电子计算机算出各测量项目的结果并进行统计分析。计算机头影测量系统具有效率高、测量准确、信息量大、便于存储数据等优点。

（三）面部及牙𬌗照相

错𬌗畸形患者面像、口内像摄影的目的是对患者治疗前、治疗后及治疗过程中颜面、牙齿排列和咬合关系进行直观的记录,为诊断、矫治设计和矫治效果的评价提供形象化的资料。

1. 面像　拍摄正面像时患者在背景前端坐,两眼平视前方,两眼连线与地平面平行,眼耳平面与地平面平行,双唇自然放松。正面像显示面部高度,左、右面部发育是否对称、面型以及其他的面部畸形。拍摄侧面像时,患者身体转向一侧,镜头焦点位于耳屏区域,取景时注意鼻尖一侧留有 3~4 mm 的空白（图 4-29）。

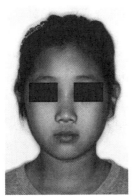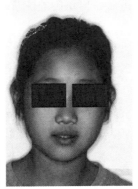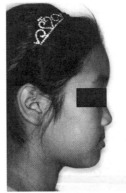

图 4-29　面像

2. 口内像　一般拍摄咬合位的正面,左、右侧面及上、下牙弓𬌗面,显示牙齿位置、牙体、牙周、牙弓形状及咬合情况（图 4-30）。

3. 定位像　为了对照治疗前、后面部的变化,可照正面及侧面定位像,拍摄时患者体位应具有可重复性。一般应用头颅定位仪,在拍摄 X 线片的同时,拍摄正面、侧面定位照片。

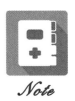

Note

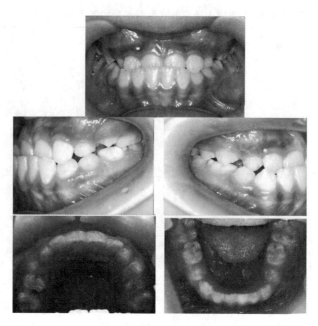

图 4-30　口内像

第三节　诊断与矫治计划

一、诊断

正畸诊断需要对患者的情况有全面的了解,在对患者进行全面的临床检查、X 线检查、模型分析、面像分析及头影测量综合分析后做出正确的诊断,制订合适的矫治计划。完整的诊断应包括以下内容。

(1)根据采集的病史资料和检查所得,分析错𬌗畸形的病因和机制。

(2)根据牙颌畸形的临床表现和 X 线头影测量分析,得出颅面结构及牙颌特征,明确错𬌗畸形的类型。

(3)通过模型测量和 X 线头影测量分析,得出建立正常𬌗关系牙列所需的间隙。

(4)评价患者的生长发育潜能。

二、矫治计划

根据诊断在制订治疗计划时应考虑下列内容。

(一)区别适应证与非适应证

有些由生长发育形成的暂时性错𬌗,往往可以自行调整,或暂行观察,确定不能调整者,则可进行治疗。

(二)矫治时机

掌握好正畸治疗的最佳时机十分重要。一般而言,牙性错𬌗的最佳矫治时机是恒牙𬌗初期。但有些错𬌗畸形需早期治疗,开始早期治疗的时机应根据错𬌗的类型而定,所以不是绝对的。

Note

乳牙期:乳牙期矫治的时机最好在乳牙全部萌出后至乳牙牙根尚未大量吸收之前,即 3～5 岁为宜。乳牙期需及时矫治的畸形如下:①前牙反骀、明显下颌前突。②后牙反骀。③严重的深覆骀、远中骀。④一切妨碍颌、面正常发育及功能的不良习惯及其所造成的错骀畸形。

替牙期:轻度错骀且与发育和功能无关者,可不必治疗,但以下情况需及时矫治。①前牙反骀。②影响恒牙建骀的个别牙齿错位。③对于下颌前突、上颌后缩的骨性畸形,最佳治疗时间为 8～10 岁;对于下颌后缩的骨性畸形,最佳治疗时间为 11 岁左右。

恒牙期:治疗的最佳时间为恒牙骀初期,即第二磨牙萌出时,约 12 周岁。

(三)正畸治疗与年龄、性别的关系

儿童期颌骨发育迅速,颌骨与牙槽骨生长潜力较大,牙周组织对矫治反应良好,因此矫治效果较好。成年患者,骨代谢减慢,颌骨生长发育停止,因此矫治效果不如儿童,疗程也将延长。

男性、女性青春期各不相同,女性比男性提前 1～2 年。因此,如矫治需利用生长发育快速期,则女性应比男性稍早一些进行矫治。

(四)健康状况和治疗的关系

口腔局部和全身的健康状况,对矫治进程及结果有一定的影响。局部和全身状态好,组织变化正常者,将取得较好的效果。而局部的炎症和全身急慢性疾病则会影响组织改建,延长治疗时间,影响矫治效果。

(五)治疗计划的制订和预后估计

(1)确定治疗目标:明确错骀畸形的主要和次要问题,应区分优先解决和可暂缓解决的问题。

(2)选择合适的矫治时机。

(3)选择合适的矫治方法和矫治器。

(4)疗程估计和预后的推断。

本章小结

本章重点阐述了错骀畸形的检查和诊断方法,主要内容包括病史采集与病历记录、一般检查、特殊检查、诊断与矫治计划。一般检查包括牙、骀、颌、面检查,全身情况检查,一般 X 线检查分析,重点介绍了牙、骀、颌、面检查;特殊检查重点介绍了模型测量分析、常用 X 线头影测量的标志点和平面、常用硬组织测量项目;诊断与矫治计划中重点介绍了矫治时机。

能力检测

简答题

1.如何在模型上进行牙弓拥挤度分析?

2.Bolton 指数分析的意义是什么?

3.请列举 X 线头影测量中主要的标志点和测量平面。

(杜林娜 陈娟娟 宋双荣)

在线答题

参考答案

Note

第五章 正畸治疗的生物机械原理

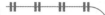

本章PPT

案例导入
答案

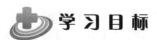 **学习目标**

口腔医学专业：

1. 掌握：矫治力与牙齿移动的种类。
2. 熟悉：矫治过程中的组织改变。
3. 了解：影响牙齿移动的因素。

口腔医学技术专业：

1. 掌握：矫治力的种类。
2. 熟悉：牙齿移动的种类。
3. 了解：矫治过程中的组织改变。

 案例导入

患者，男，13岁，主诉为上颌前牙前突。临床检查：正面观，上、下唇闭合不全，上唇向前突，开唇露齿，侧面为凸面型。磨牙为远中尖对尖关系，前牙覆𬌗6 mm，覆盖8.5 mm，上牙列拥挤4 mm，下牙列拥挤8 mm。

请思考：

1. 列出诊断。
2. 列出矫治目标。
3. 写出治疗计划(根据口腔正畸临床治疗中的生物力学原理)。

第一节 矫治力与牙齿移动

一、基本概念

在口腔正畸临床治疗中，矫治错𬌗畸形的手段主要是对牙齿及颌骨施加一定的力，引起牙周组织与颌骨的组织改建和重塑。只有适度的力通过矫治器作用于错位牙、牙弓及颌骨，才能获得理想的矫治效果。

(一)正畸组织改建

正畸组织改建主要涉及三个区域。

一是牙齿受到一定正畸力后引发的牙周组织改建。

二是颌骨受到较重的矫形力后引起颅颌面骨缝区的组织改建,如早期进行上颌骨前牵拉矫治上颌后缩畸形,就是通过上颌快速扩弓引起腭中缝的分开而实现的。

三是牵引下颌前移或后移而引起颞下颌关节区域的组织改建,如使用颏兜牵引下颌向后矫治下颌前突,使用各类功能性矫治器引导下颌向前矫治下颌后缩畸形等。

了解在正畸力和矫形力作用下,上述不同区域组织改建的特征,对全面理解正畸治疗的生物学与生物力学原理非常重要(图5-1)。

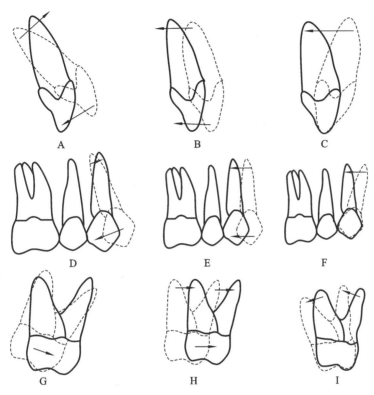

图 5-1   固定矫治器矫治时牙齿的移动类型
A、B、C、D、E、F 属于矢状方向移动;G、H、I 属于横向移动

(二)正畸生物力学基本知识

1. 正畸组织改建中生物力学的内在因素

(1)颌骨的可塑性:颌骨是人体骨骼中最活跃的部分,时刻在更新和改建,其改建包括吸收和增生,也就是矫治过程中破骨和成骨平衡的生理过程。

(2)牙骨质的抗压性:在同一正畸施力条件下,只有牙槽骨的吸收,却没有或有极少量的牙骨质吸收,这是因为牙骨质有抗压性,保护了深层的牙骨质。

(3)牙周膜内环境的稳定性:牙周膜厚度一般为 0.15~0.38 mm,它的一端侧插入根面的牙骨质,另一端插入牙槽骨比较致密的骨板,从而使两种钙化组织获得软性连接,受到外力作用时能抵抗牙齿的移位,保持稳定性。

2. 正畸组织改建中生物力学的外在因素

(1)力(force):物体之间的相互作用。力不会凭空产生,一旦有作用力即可产生反作用力,且大小相等,方向相反。

力对物体的效应取决于力的三个基本要素,即力的大小、方向和作用点。

(2)力矩和力偶:

①力矩(moment):使物体转动时力和力臂的乘积为力矩。以正负号区别转动的方向,顺

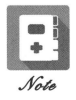

时针方向为负,逆时针方向为正。力臂是支点到力的作用线间的距离。

②力偶(couple):作用于物体上的大小相等、方向相反、不在同一直线上的平行的两个力。这样组成的力系统称为力偶。

③力偶矩(moment of couple):其中一个力与力偶臂的乘积(力偶臂为两个力作用线之间的距离)。

(3)阻抗中心:在自由空间中物体的阻抗中心就是它的质量中心;在重力场中它就是重心。当力作用于一物体时,该物体周围约束其运动的阻力中心,称为阻抗中心。

(4)旋转中心:物体在外力作用下转动时所围绕的中心称为旋转中心。

(三)牙齿的阻抗中心和旋转中心

阻抗中心和旋转中心是两个不同的概念。尽管在正畸治疗中牙齿移动的类型有多种,但从力学角度分析,只有两种最基本的方式——平移和转动(图5-2)。

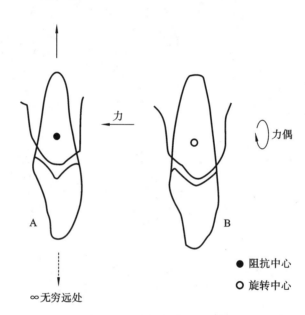

图 5-2　牙齿移动的基本方式

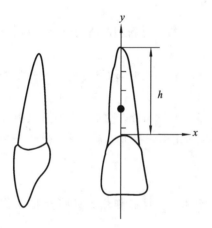

图 5-3　牙齿阻抗中心

这两种移动方式取决于阻抗中心和旋转中心的位置关系。①平移:当外力的作用线通过牙齿的阻抗中心时,产生平移,此时旋转中心位于阻抗中心无穷远处;②转动:当一力偶以阻抗中心为圆心,在对应的等距离处从相反方向作用于牙齿时,产生转动,此时旋转中心位于阻抗中心处(图5-3)。

任何一物体本身都有其质量中心。一个自由体如果没有其他阻力,其移动取决于外力的作用线与重心的关系。牙齿较为复杂,牙齿本身具有质量,还通过牙周纤维与牙槽骨相连,因此,牙齿移动时受到上述两种因素的影响。牙根表面不同部位的阻力不是均匀一致的,尤其是不同的牙齿移动类型,其支持组织的反应也不尽相同。

牙齿的阻抗中心与牙根的几何中心基本一致。单根牙阻抗中心位于牙长轴上近牙槽骨嵴端,为根长的 1/3~1/2;多根牙阻抗中心在根分叉向根尖方向 1~2 mm 处,牙齿阻抗中心的位置随牙根长度变化而变化,不受外力作用点和作用形式的影响。计算阻抗中心位置的公式:$Y=3/5\ h(h$ 为根长),即单根牙阻抗中心点 Y 的位置为距牙槽骨嵴顶 2/5、距根尖 3/5 处。牙齿的旋转中心是指在牙齿移动过程中相对不动的点,随矫治力的作用点、作用方式改变而改变(图 5-4)。

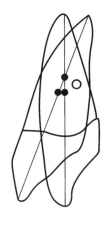
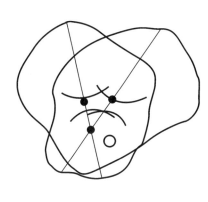

图 5-4　牙齿的转动方向

　　临床上任何类型的牙齿移动都可由单纯的平移或单纯的转动组合而成为复合类型的牙齿移动。由于单纯的平移是经过牙齿阻抗中心的力(F)产生的,单纯的转动由单纯的力偶矩(M)产生,所以经过牙齿阻抗中心的力加上单纯的力偶矩就等于复合型牙齿移动。由此可见,F 和 M 的变化会影响牙齿移动的类型。如移动中切牙向远中时,由于其阻抗中心在牙龈 2/5 和根 3/5 交界处,在牙冠上加力只能产生倾斜移动。如果需平移,则必须在牙冠再加一反向力偶矩,使中切牙整体向远中移动,力偶矩=力×力线至阻抗中心的垂直距离。M 与 F 的比值会导致旋转中心的改变,从而决定牙齿的移动方向。在临床上不能将力直接加在牙齿的阻抗中心,只能加在牙冠托槽上,图 5-5(a)表示托槽槽沟与牙齿阻抗中心的垂直距离为 8 mm,希望阻抗中心处的力为 150 g,力矩为零。图 5-5(b)表示在托槽处加 150 g 的力后,在阻抗中心处除了有 150 g 的力外,还产生相应的力矩,欲使阻抗中心的力矩等于零,则必须加上一个相反方向的力矩,这样便可产生牙齿整体移动的效果(图 5-5)。当所加的反方向力矩为 1000 gmm 时,则阻抗中心尚有 200 gmm 的力矩,此时牙齿整体移动加转动,牙冠移动大于根尖移动,旋转中心位于阻抗中心的根尖一侧(图 5-6)。反之,当力矩为 1400 gmm 时,则阻抗中心处尚有反方向的 200 gmm 力矩,根尖移动大于牙冠移动,牙产生整体移动及反向转动,旋转中心位于阻抗中心的牙冠一侧。因此,旋转中心的位置依赖于 M 与 F 的比值,通过调整该比值可控制牙齿移动的类型(图 5-7)。

二、正畸矫治力的种类

(一)正畸矫治力的来源

1.弹性金属丝　用各种富有弹性的金属丝(如不锈钢丝、钛镍丝等)制作的各种弹簧、功能曲及弓丝本身,可利用其弹力作为矫治力。

2.橡皮圈　各种不同直径、类型的橡皮圈是常用的矫治力来源。

3.永磁体　钕铁硼是一种磁性材料。利用两块磁体之间的磁场相互作用(同极相斥、异极相吸),从而达到移动牙齿的目的。

4.肌收缩力　大部分功能性矫治器利用肌收缩力或解除过度的肌收缩力而达到矫治的目的。

Note

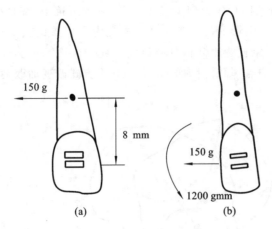

图 5-5 力与力矩合理应用

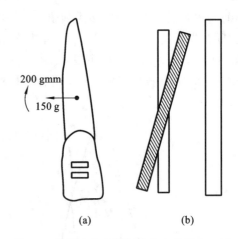

图 5-6 旋转中心位于阻抗中心的根尖一侧

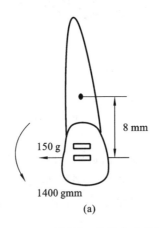

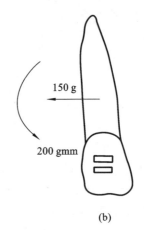

图 5-7 旋转中心位于阻抗中心的牙冠一侧

(二)矫治力的分类

1.以力的强度分类 分为轻度力(小于 60 g)、中度力(60～350 g)和重度力(大于 350 g)。

2.以力的作用时间分类 分为间歇力(指对错位牙间断产生作用的矫治力,如活动矫治器副簧加力)和持续力(指对错位牙持续产生作用的矫治力,如固定矫治器弹性弓丝加力)。

3.以力的产生方式分类 分为机械力(由弹性弓丝、橡皮圈等产生)、肌力(由翼外肌、咬肌、舌肌等产生)、磁力(由磁性材料产生)。

4.以力的部位分类

(1)颌间力:上、下颌之间的牙或牙弓相互牵引产生的作用力和反作用力,分为Ⅱ类、Ⅲ类颌间牵引和垂直颌间牵引。

(2)颌外力:以颈部和额骨、颏骨、颅骨等作为抗基,将力作用于牙、牙弓或者颌骨,使牙、牙弓与颌骨发生移位或改建。

(3)颌内力:同一牙弓内的牙齿相互牵引产生的作用力和反作用力。

5.以力的作用效果分类

(1)正畸力(orthodontic force):力值较小,作用范围小,通过牙齿在生理范围内的移动以矫治错𬌗畸形。该力主要表现为牙和牙弓的改变,以及少量基骨的改变,对颅骨、颌骨形态的改变作用不明显。活动矫治器与固定矫治器产生的矫治力多为正畸力。

(2)矫形力(orthopedic force):力值较大,作用范围大,主要作用在颅骨、颌骨上,能使整体面部形态发生改变,打开骨缝,对颜面形态改变作用大,如儿童早期使用前方牵引器、头帽、颏

Note

兜等,能对上、下颌骨的生长发育产生影响,同时也可改变面部形态。使用扩弓螺旋器快速打开腭中缝的矫治力也属矫形力。

(三)重矫形力的作用中金属丝的机械特性

1.金属丝的基本性能 临床应用的正畸合金丝应包含以下特性:①有一定的抗唾液腐蚀能力。②有一定的弹性,在一定载荷条件下,具有恢复初始形态的特性。③有足够的抗折性,防止受到一定载荷而折断。④能进行机械加工制作,弯制成具有一定形状的功能弯曲。⑤容易焊接金属材料矫治附件。

2.弹性极限 可施加于金属丝上不产生永久形变的最大应力,即最大弹性载荷。对金属丝施加一定力后,可产生一定程度的弯曲,即弓丝的应力与应变(图5-8),或金属丝的挠曲。根据材料力学原理,载荷与挠曲呈线性关系,随着力增加,挠曲也成比例增加,这一比例关系符合胡克定律,当载荷与挠曲不再成比例关系时,即达到 P_{max} 点,此后材料产生永久形变,不能再恢复原状。P_{max} 代表可施加于材料上而不发生永久形变的最高载荷,即最大弹性载荷。弹性是指当载荷卸载后物体外形恢复原状的能力。塑性形变则是指加载过程中,物体外形发生永久形变,当载荷达到极限载荷 P_{ult} 时,弹性材料将发生断裂(图5-9)。

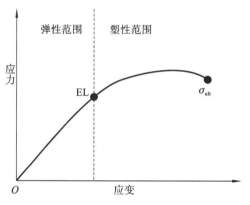

图5-8 弓丝的应力与应变

EL—弹性极限;σ_{ult}—抗张强度

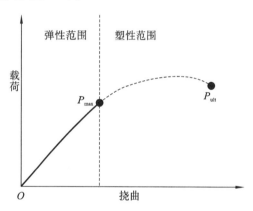

图5-9 弓丝的载荷与挠曲

P_{max}—最大弹性载荷;P_{ult}—断裂前最大载荷

弹性极限决定着构件的最大弹性载荷。对于特定的合金丝来说,有很多因素决定着其弹性极限。①金属丝的粗细:细丝相对于粗丝具有较高的弹性极限。②金属丝的截面形状:圆丝较方丝具有较高的弹性极限。③金属丝的材质:镍钛合金丝较不锈钢丝具有较高的弹性极限。一些正畸用合金,如 Elgiloy 合金、金合金可进行热处理以提高其弹性极限,而 18-8 不锈钢材料热处理并不能增加其弹性极限,但可增加其刚性。这些因素对金属丝弹性极限的影响在正畸临床应用中常会得到体现。

3.弹性模量 决定矫治器部件载荷挠曲率的机械性能是弹性模量。载荷挠曲率与弹性模量成正比。与弹性极限不同的是,弹性模量对于特定的合金是一个恒量,它不受加工硬化和热处理的影响。

镍钛合金丝和 β 钛合金(TMA)是正畸临床中具有特殊意义的两种合金材料,前者最独特的性质是它的超弹性,即它的抗永久形变的能力,其因低应力和高回弹性而被大量应用于正畸临床。它的另一特性是具有形状记忆功能,这是温度诱导下材料晶型转变的结果,即低温下受力变形,随温度逐渐升高合金丝逐步恢复初始形态,从而实现牙齿的缓慢移动。TMA 材料的弹性模量介于不锈钢与镍钛合金之间,其载荷挠曲率可达不锈钢的 2 倍而不产生永久形变。它具有良好的可塑性,并可焊接。

Note

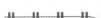

4. 矫治器及附件产生作用力的特点

(1) 正畸弓丝与弹簧:它们由不锈钢丝弯制而成,通过钢丝的弹性形变而释放或储存能量。由于弓丝直径粗细不同,其时间力值变化的曲线也有很大的不同。粗弓丝加力后初始力值很大,但力值衰减很快,后期作用力变化平缓,力值很小;细弓丝弯曲形变所用的力量小,初始释放矫治力也较轻,但持续时间较长,力值改变很小,牙齿移动的效率较高(图5-10)。

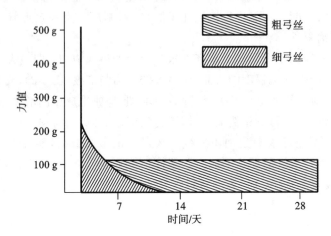

图 5-10　粗弓丝与细弓丝的力值衰减

(2) 弹性橡皮圈:它的形变范围较大,力量柔和而持续,用于颌内或颌间牵引。但由于口内环境(湿度和温度)的影响,力值衰减也很明显(橡皮圈在口内3 h的弹力衰减可达到40%),需要及时更换。

(3) 平面与斜面导板:通过增加口周肌张力而产生矫治作用。肌张力通过肌神经反射进行调节。当作用力过大时,存在于牙周膜内的压力感受器自我保护机制使肌张力降低,肌张力过低时又会使肌收缩,以增加肌张力。

(4) 永磁体磁力矫治器:它通过磁性材料产生的磁场力对错位牙产生矫治作用,利用同极相斥、异极相吸的原理,使牙齿移动。作用力大小与磁极间距离的平方成反比,所以初始矫治力较大,但是随牙齿移动力值衰减较快。

5. 颌骨矫形治疗的生物力学　对于生长发育期骨性畸形的儿童,可以用矫形治疗来促进或抑制颌骨的生长,对于上、下颌骨发育不足或发育过度的患者,可以通过施加矫形力达到矫治颌骨畸形的目的。

(1) 上颌骨的矫形治疗:上颌骨矫形治疗中矫形力的部位和方向的不同,使上颌骨在产生水平向前或向后移动的同时可产生垂直向上或向下的移动,这种移动对调整颌骨的前后关系和垂直关系非常重要。颌骨移动的方向取决于牵引力的作用线和阻抗中心的位置。当矫形力牵引线穿过骨块阻抗中心时骨发生平移,当矫形力牵引线不通过阻抗中心时骨块将发生平移和转动的复合运动。这一特征与牙齿阻抗中心和牵引线的关系相似。

(2) 上颌骨与上颌牙弓阻抗中心的位置:上颌骨阻抗中心的位置在正中矢状面,其高度在梨状孔下缘,前后位置在第二前磨牙和第一磨牙之间;上颌牙弓的阻抗中心位置也在正中矢状面,但其前后位置在第二前磨牙处,高度约在前磨牙的牙根尖。当牵引方向为与平面成向下20°～30°角时,牵引线同时经过上颌骨和上颌牙弓的两个阻抗中心。了解上颌骨和上颌牙弓阻抗中心的确切位置后,就可根据畸形形成机制施以矫形力。

(3) 上颌骨和上颌牙弓平移而无转动时,牵引线需同时经过上述两者的阻抗中心,即可达到最佳矫治效果。颌骨牵引线与上颌骨和上颌牙弓的阻抗中心位置的关系有三种,沿与平面成向下20°～30°角的方向牵引时,牵引线就可以通过两者的阻抗中心,上颌骨与上颌牙弓将沿

Note

牵引力方向平移,此时矫形力将发挥最大的牵引作用(图 5-11)。

(4)上颌骨和上颌牙弓发生同向的顺时针(或逆时针)旋转时,则牵引线需经过两者的阻抗中心的同侧;如临床上用于反𬌗伴有开𬌗倾向的患者,采用与平面成向下大于 30°角的牵引,使上颌骨顺时针旋转(图 5-12)。

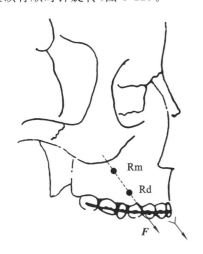

图 5-11　矫形力牵引线同时通过上颌骨
与上颌牙弓阻抗中心

Rm—上颌骨阻抗中心;
Rd—上颌牙弓阻抗中心;F—力

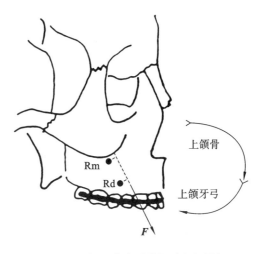

图 5-12　矫形力牵引线经过上颌骨与
上颌牙弓阻抗中心的同侧

(5)上颌牙弓和上颌骨发生相对旋转时,矫形力牵引线经过上颌骨和上颌牙弓阻抗中心之间;如临床用于上颌前牵引治疗反𬌗伴有深覆𬌗的患者,采用与𬌗平面平行的牵引,使上颌骨逆时针旋转(图 5-13)。

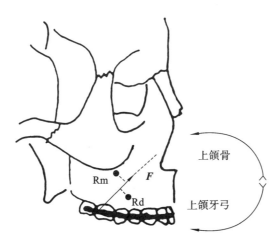

图 5-13　矫形力牵引线经过上颌骨与上颌牙弓阻抗中心之间

(6)矫形力大小与方向:

①牵引力大小:要促进或抑制骨的生长需用矫形力,一般为每侧 500～1000 g。分裂骨缝的力要比促进或抑制骨生长的力更大,如分裂中缝的力,儿童大约需要 1000 g,青年需要 2000 g。

②牵引时间:患者每天戴前方牵引面具 12～16 h,可产生良好的骨骼效应,当牵引时间短于 10 h 时,其骨矫形效应较差。

③牵引力作用部位和方向:a.上颌前方牵引(在上颌尖牙处牵引)时,对有开𬌗倾向者应采

Note

用与平面成前下 30°角的牵引力;而对前牙反覆𬌗深者,应采用与平面平行或向上的牵引力。

b.上颌后牵引(用口外弓从第一磨牙处牵引)时,对深覆𬌗或上颌骨生长方向呈顺时针方向旋转者(低角型病例),应采用与平面成向后下 30°角的牵引力(颈带低位牵引),而对有开𬌗倾向或上颌骨呈逆时针方向旋转生长者(高角型病例),应采用与平面平行或向上的牵引力(头帽高位牵引)。

(7)下颌骨的矫形治疗:下颌骨由颞下颌关节与颞骨相连,是构成颌面部的主要骨骼之一,下颌骨生长发育的异常更容易导致颌面部的畸形。安氏Ⅱ类、Ⅲ类错𬌗与偏颌畸形的形成,均与下颌骨发育异常有关。因此,下颌骨的矫形治疗也是儿童生长发育期骨性畸形矫治的主要手段之一。

(8)促进下颌骨生长:使用肌激动器使下颌持续前伸,可加速其生长,下颌主要的前伸肌为翼外肌,下颌被翼外肌主动拉向前时,可矫治安氏Ⅱ类下颌后缩畸形,因而翼外肌的作用是刺激下颌生长的关键因素。此外,还可用功能性矫治器将下颌导向前,需300~500 g 的力。矫治力分布于上、下颌牙齿上,使下前牙前移、上前牙后移,可限制上颌骨的生长。使用矫治器的功能调位作用使髁突前移,使下颌前移建立正常咬合关系,同时髁突及关节进行相应改建,以适应新的下颌位置。

(9)限制下颌骨生长:尽管有时可能需要通过使用外力限制下颌骨的生长,但临床效果常不理想,这是因为下颌骨的生长控制机制不同于上颌骨,它以颞下颌关节与其邻近骨骼相连接,完全不同于上颌骨通过骨缝与其他骨连接。作用于颏部的矫形力传递至颞下颌关节内是向后和向上的,关节内的复杂结构使其受力复杂化。

此外,髁突表面是软骨结构,其应力骨改建能力远不如一般骨组织,所以,头帽牵引只改变了下颌骨的生长方向,对于下颌骨呈逆时针方向生长的反𬌗患者(低角型病例),其矫治效果较好,而对于下颌骨呈顺时针方向生长的反𬌗患者(高角型病例),头帽牵引会进一步加重下颌的顺时针旋转,使高角面型更加严重。

6.正畸治疗的生物学基础 对于错𬌗畸形的矫治,无论采取哪一种矫治方法,都必须对错位的牙、牙弓或颌骨施加一定的矫治力,以引起牙周组织、颌骨在生理限度内的组织改建,产生牙齿移动,引导颌骨正常生长,使牙颌系统获得正常的外形,发挥正常的功能,达到矫治牙颌畸形的目的。颌骨的可塑性、牙骨质的抗压性及牙周膜内环境的稳定性是正畸牙周组织改建与牙齿移动的基本的生物学基础。

(1)骨组织是人体内可塑性大、适应性强的组织,其随着人体的运动、生长发育等的需要而不断生长与改建。骨骼的改建与更新将伴随人的一生。颌骨中牙槽骨是人体骨骼中变化最活跃的部分。颌骨的改建包括增生与吸收两个过程,并不断调整,发生质和量的变化,以达到新的平衡。这一重要的骨生理特征是正畸治疗的生物学基础。正畸治疗过程中颌骨与牙槽骨的变化主要表现为破骨与成骨动态平衡的生理过程,这种骨改建过程是在牙齿与颌骨受到机械力作用后发生骨重塑与改建的生物学变化过程。

(2)牙骨质随着年龄的增长而不断地在牙根表面缓慢沉积。在适度正畸加力条件下往往只有牙槽骨的吸收,而没有或只有少量的牙骨质吸收。这是由于牙根表面总是覆盖着一薄层尚未钙化的类牙骨质,其较牙骨质对压力有更强的抵抗力,对深层牙骨质起到保护作用,这是进行正畸牙齿移动的可靠保证。

(3)牙齿通过牙周膜与邻近的牙槽骨相连接,形成具有正常形态与功能的结构单元。正常牙周膜厚度约为 0.5 mm,绝大多数的牙周膜间隙被胶原纤维占据,它的一端插入根面的牙骨质,另一端插入牙槽骨比较致密的骨板(硬板),从而使牙齿与牙槽骨之间获得软性连接。在牙齿行使功能时能抵抗巨大的咬合力,维持牙齿的位置及牙齿与牙周组织的健康。对牙齿施加正畸力后,机械力传递至牙周组织,引起牙周膜结构改变、牙槽骨的吸收与新骨生成,牙齿发生位移。当外力去除后,牙周组织可以在新的位置上通过改建重新恢复正常结构、形态与功能。

正畸矫治完成后经过保持,牙周膜的宽度、牙周膜与牙槽骨及牙骨质的连接都能恢复正常,牙周组织维持这种内环境的稳定性是正畸治疗的必要条件。

三、牙齿移动的种类

施加矫治力的方式不同,会引起不同类型的牙齿移动。

(一)倾斜移动

倾斜移动是指牙齿以支点为中心,牙冠和牙根朝相反方向移动。如为单根牙,则其牙周变化呈现 2 个压力区和 2 个张力区;双根牙的根周组织出现 4 个压力区和 4 个张力区。近牙冠区与对侧根尖区的牙周组织承受相同的矫治力(压力或张力),产生相同的组织变化(图 5-14)。

如自唇侧对前牙加力,牙冠向舌侧倾斜,此时唇侧牙周组织的变化上、下不同,支点以上(冠方)的牙周纤维受到牵拉,牙周膜间隙增宽,新骨形成。支点以下(根方)的牙周纤维被压缩,牙周膜间隙减小,骨吸收;舌侧的变化与之相反,支点以上为吸收区变化,支点以下为增生区变化。相应部位还出现代偿性骨吸收与增生,即在牙槽窝内表面发生改建的同时,牙槽骨外侧也会发生补偿性改建,以保持牙槽骨原有的厚度。一般认为支点的位置位于牙根中 1/3 与根尖 1/3 交界处。倾斜移动的最大压力与张力区在牙根尖和牙颈部(图 5-15)。

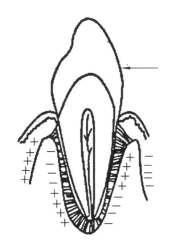

图 5-14　牙齿倾斜移动的组织改建
＋表示张力,－表示压力

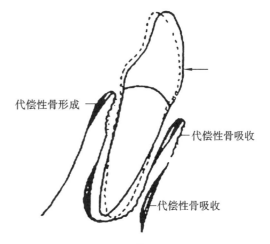

图 5-15　牙齿倾斜移动牙槽骨代偿性骨吸收与增生

代偿性骨形成
代偿性骨吸收
代偿性骨吸收

(二)整体移动

整体移动是指牙冠、牙根同时向相同方向等距离移动。此时外力所在的一侧为张力侧,外力所向的另一侧为压力侧,分别发生骨增生与骨吸收改变。只有使用特定的矫治器才能使牙齿整体移动。整体移动的压力与张力被均匀地分布在牙根两侧的牙周组织。整体移动牙齿所需的力值大于牙齿倾斜移动所需力值的 2 倍(图 5-16)。

(三)伸长或压低移动

伸长或压低移动是指将牙齿向外拉出伸长或向下压入移动。牙齿伸长移动时,牙槽窝底部与周边的牙周纤维均受到牵拉,牙槽窝底可形成与牙长轴平行并朝向根尖的骨小梁,牙槽骨向冠方增生,牙齿逐渐向冠方移动。矫治力应较轻柔,否则容易造成牙髓坏死及牙齿脱位。牙齿压低移动时,根尖区牙周纤维受到压力,牙槽窝表面出现较为广泛的骨吸收活动,直至根尖区牙槽骨也被吸收,牙齿才得以向窝底压入,受牙槽窝解剖结构的影响,牙齿不易向牙槽窝底压入。当压力过大时,根尖区血管受压,容易造成血液循环障碍而引起牙髓坏死,故牙齿压低移动时更应使用轻力(图 5-17)。

Note

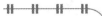

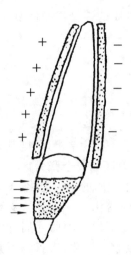

图 5-16 牙齿整体移动时的组织改建

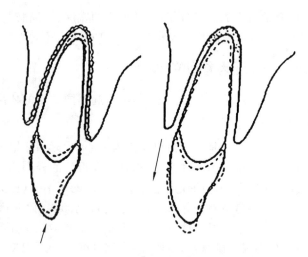

图 5-17 牙齿伸长或压低移动时的组织改建

(四)旋转(rotation)移动

旋转移动是指牙齿沿长轴进行旋转。旋转移动时牙周纤维基本被牵拉扭绞,牙周纤维之间的毛细血管被严重挤压,血液循环受阻,牙槽骨的增生和吸收均较缓慢,牙齿移动缓慢。旋转移动较其他形式的牙齿移动更为困难且容易复发,受到牵拉的牙周纤维需要经过较长时间的重新恢复和排列后,才能使牙齿移动并固定在新的位置上。圆形单根牙的扭转较扁形牙根和多根牙更容易。扁形牙根的扭转一般会产生 2 个压力区和 2 个张力区,扭正后保持时间较长,可用牙龈纤维切断的办法提高疗效及减少复发。牙齿旋转可通过使用力偶实现,也可在牙冠侧施加一定的力,在另一侧不需移动的部位设计阻挡点,以扭正牙齿(图 5-18)。

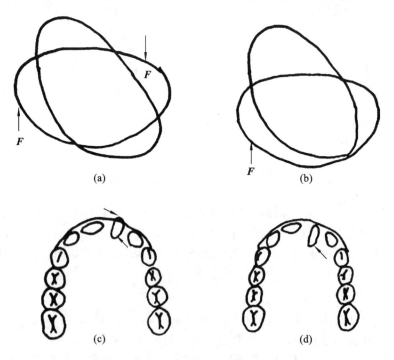

图 5-18 牙齿旋转移动

(a)力偶作用使牙齿旋转;(b)一侧设计阻挡,另一侧加力使牙齿旋转;(c)(d)牙齿旋转移动在临床中的具体应用

(五)转矩(torque)移动

转矩移动是指使牙齿的一部分移动,限制另一部分移动。这里的转矩通常指"根转矩",即

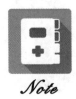

Note

牙根移动而牙冠很少移动。要实现这种转矩移动,需要在牙冠上使用力偶,即在牙齿两侧施加相反方向的力偶,限制牙冠的移动。如图 5-19 所示,在转矩力作用下根尖区的压力最大,根尖移动较牙齿其他部位更多。牙齿转矩移动时容易发生牙根吸收和牙髓坏死,应特别注意观察。

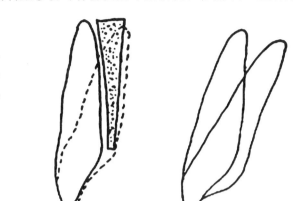

图 5-19　牙齿转矩移动(控根转移)

第二节　矫治过程中的组织改变

正畸治疗中口腔颌面部的组织结构一定会发生变化。当矫治器产生的力作用于牙、颌骨和肌肉时,将会引发一系列的组织反应,从而达到牙齿移动与颌骨矫形的效果。

一、牙及牙周组织的反应

(一)牙周膜的变化

温和而持续的矫治力作用于牙齿后,牙周膜一侧受牵拉,另一侧受压迫,牙周膜形态发生改变。在压力侧,牙周膜受挤压而紧缩,牙周膜间隙变窄,血管受压,血流量减少,胶原纤维和基质降解吸收,并分化出破骨细胞,这些变化在加力 48~72 h 即可出现。在张力侧,牙周纤维拉伸变长,牙周膜间隙增宽,胶原纤维和基质增生,成纤维细胞增殖,并向成骨细胞分化,牙周膜方向也发生一定的变化。当外力去除后,牙周纤维经过一段时间可重新排列与重新附着,将牙齿支持在新的位置上,并恢复正常牙周膜的宽度。若矫治力过大,牙周膜中的微血管可因过度受压而使局部缺血,或血管受挤压引起局部出血导致血栓形成及无细胞区的玻璃样变,当牙周膜内细胞发生坏死后,局部的成骨细胞和骨细胞的分化也就终止,会导致牙齿移动减慢和牙齿松动。

(二)牙根的变化

1. 乳牙牙根吸收　切牙、尖牙牙胚位于乳前牙牙根的舌侧,前磨牙牙胚则位于乳磨牙牙根分叉处。因为两类牙的位置十分接近,所以在正畸移动乳牙时,可能会影响恒牙牙胚。在乳牙牙根尚未吸收的情况下进行矫治时,恒牙牙胚可随乳牙向同一方向移动。恒牙牙胚移动时受压区的陷窝骨上出现破骨细胞引起骨吸收,相应的张力区有新骨形成。在对乳牙进行矫治的同时,间接收到矫治恒牙的效果,但当矫治力过大引起乳牙斜向移动时,恒牙联动可能会被乳牙牙根推向相反的方向。

2. 牙根吸收　正畸治疗中有时会发生牙根吸收(可累及牙骨质及深层的牙本质),表现为

Note

57

牙根长度变短。其中一种是进行性吸收，多发生在牙根尖，使牙根变得短而钝。另一种是特发性吸收，可能是由个体自身骨代谢异常所致。这类患者采用正畸治疗会诱发或加重牙根吸收。

3. 牙根吸收的风险因素　正畸治疗常常伴随牙根吸收的风险，牙根吸收的风险因素主要包括两个方面：①正畸治疗本身的因素，如矫治力的大小、持续时间，牙齿移动方式、移动速度等，但是，迄今为止尚没有循证医学资料证实在正畸治疗中某个单一因素或多个因素能直接引起牙根吸收。②患者个体易感性是正畸治疗中牙根吸收的重要潜在因素，该观点更为人们所认同。此外，重而持久的矫治力比轻而间断的矫治力更容易引起牙根吸收。研究表明，牙齿压低移动与转矩移动时，容易引起牙根吸收。

4. 牙根吸收的易感个体　与患者有关的牙根吸收因素包括基因易感性、年龄、性别、牙活力、牙根形态和牙槽骨的结构等。基于大量双胞胎样本基因与牙根吸收的相关性研究证实，牙根吸收的确存在明显的个体基因差异性。

正畸牙根吸收最常见的部位是根尖，也可发生在牙根的近远侧、颊舌侧表面。常见的发生牙根吸收的牙齿依次为上颌中切牙、侧切牙、上颌尖牙、下颌中切牙、下颌第一磨牙、下颌第二磨牙、上颌第一磨牙、上颌第二磨牙。

5. 减少牙根吸收的措施　尽可能减小牙齿移动的距离，特别是成年患者，使用轻而间断的力有利于预防和减少牙根吸收。有些患者牙根细而长，牙根形态异常，存在吮指习惯和吐舌习惯、牙齿外伤史等，这些情况提示可能存在牙根吸收的发生风险。这些患者在正畸治疗前及治疗中均应进行X线片检查，发现有牙根吸收的征兆时应引起高度重视。即使是没有确切牙根吸收危险因素的患者，在正畸治疗期间也应定期拍摄X线牙片进行监测。

（三）牙髓组织的变化

当牙齿受到一定的矫治力作用时，牙根尖部血管受轻压，牙髓组织可发生轻度充血，对温度的变化敏感，有时可出现牙髓活力下降。上述情况一般可在矫治完成后恢复。如矫治力过大则可能引发牙髓炎，成牙本质细胞层剥离，牙髓变性甚至坏死。正畸治疗中应随时询问患者牙齿疼痛情况，并仔细观察移动牙齿的颜色，一旦发现有牙齿变色迹象应立即停止加力，同时检查牙髓活力，防止发生牙髓变性坏死。死髓牙如没有根尖周炎，经根管治疗后同样可以进行正畸移动。

（四）牙龈变化

随着牙齿移动，牙龈也同时出现一定的改变。压力侧牙龈受挤压而轻微隆起，而相应的张力侧牙龈受牵拉，牙龈上皮组织和固有层结缔组织出现一定的增生与改建。有研究表明，牙龈组织的改建速度慢于牙槽骨，这对于正畸治疗后的复发与保持具有重要意义。此外，牙齿移动过快时，容易引起移动牙齿前方牙龈增生堆积，导致患者不适，也容易导致复发，有时根据需要可以实施牙龈环切术以减少复发。

（五）牙骨质的变化

正畸力作用于牙齿后，牙周膜与牙槽骨出现应力反应，牙骨质也会受到一定的影响。由于牙骨质具有抗压性，其反应不如牙槽骨活跃敏感，适度的正畸力可引起牙槽骨吸收而不导致牙骨质吸收。但实际上牙骨质有时也会出现破牙骨质细胞，引起少量吸收，只是因为牙骨质抗压能力较强，所以与牙槽骨相比，其吸收范围小，程度轻（X线片上难以被发现），并能较快地由新生牙骨质及时修复。形成牙骨质的是成牙骨质细胞，它与破牙骨质细胞都来自牙周膜中未分化的间充质细胞。

二、牙槽骨的反应

（一）牙槽骨的变化

牙槽骨的反应主要是牙槽骨的改建。在张力侧牙槽骨的内侧面，成骨细胞功能活跃，有新骨沉积,镜下可见固有牙槽骨表面覆盖薄层类骨质,紧靠类骨质边缘的牙周膜中排列一层成骨细胞,新生牙槽骨内有穿通纤维埋入称为束骨。在压力侧牙槽骨的内侧面即有牙槽骨被吸收,表面出现蚕食状吸收陷窝,其陷窝区的牙周膜中常见多核破骨细胞。骨组织的改建可涉及牙槽骨内、外骨板,发生相应的增生与吸收,以维持原有牙槽骨的结构。在松质骨内形成新的骨小梁,其排列与矫治力方向相同,称过渡性骨。矫治力去除以后,这些新生骨将逐渐钙化形成正常骨结构,骨小梁也恢复正常。过渡性骨恢复为正常骨结构大约需要半年时间。在这段时间必须戴用保持器,以防止牙齿位移复发。

在适宜的矫治力作用下,压力侧牙槽骨的吸收是在内侧面直接发生的,也称为直接骨吸收。当矫治力过大时,牙槽骨的吸收不在其内侧面直接发生,而在其深部稍远处发生,这种骨吸收形式称为间接骨吸收,吸收的方式呈"潜掘式",可使牙齿移动速度减慢,并出现牙齿过度松动和疼痛,应尽量避免。

(二)腭中缝的变化

在青春期之前,腭中缝未形成完全的骨性联合,其间通过结缔组织相连接。在猴的组织切片中发现,其腭中缝并非一条规则的分界线,而是两侧骨突交错向对侧延伸,形成相互嵌合的不规则线,是一条潜在的裂隙,由结缔组织所填充。在快速扩弓中发现,随着扩弓的进行,腭中缝处裂缝逐渐扩大,骨质的增生发生在两侧骨的顶端部分,大量的成骨细胞在此区集聚分布,在原来骨突边缘与新生骨组织交界处形成一条明显的分界线,这是由于新生骨组织还未完成钙化。同时在腭中缝处可见结缔组织的血管数目增多,血供更为丰富,纤维细胞的数目增多。扩弓疗效的实现取决于腭中缝快速打开的程度以及后牙颊向移动的结果,前者的效应更为重要。在青春期以后,腭中缝结缔组织逐渐钙化,至成年后腭中缝完全骨化。此时快速扩弓治疗的效果主要是后牙颊向移动的结果。

三、有关牙齿移动机制的论点

(一)相关分子生物学理论

正畸加力后,牙周膜中的成纤维细胞首先感受正畸力,并引发牙周组织一系列生物学改变与牙槽骨改建,导致牙齿移动。这是一个复杂的机械力-生物信号的传递与转化过程,大量的生物分子参与其中。目前已被测出介导这一过程的生物信号分子包括前列腺素类、神经递质、细胞因子、白介素等。研究表明,前列腺素类(PGs)能显著增加局部破骨细胞的数量,促进牙周组织改建与牙齿移动,而PGs的对抗剂消炎痛(吲哚美辛)具有抑制正畸牙周组织改建的作用。另外,牙周膜含有丰富的神经末梢,在正畸力的作用下这些神经末梢变形,并释放神经递质。

牙周组织中分泌的神经肽有P物质(SP)、降钙素相关基因肽(CGRP)、血管活性肽(VIP)等,具有调节破骨与成骨的作用。机械力可激活牙周组织细胞,产生和分泌细胞因子,并作用于靶细胞而发挥作用。相关的细胞因子包括干扰素、肿瘤坏死因子、转化生长因子、集落刺激因子等。研究表明,正畸加力可引起牙周组织炎症反应,产生和释放炎症因子,引起牙周组织改建,与正畸牙齿移动相关的多种信号分子的跨膜信息传递,不是单一信号分子与受体的简单作用,而是激素、炎症因子、神经递质、细胞因子等多种生物信号分子及细胞膜表面多种离子通道综合作用的结果。

(二)相关论点

骨弹性学说是正畸牙齿移动最早的理论学说,Kingsley等认为正畸牙齿移动是由骨弹性所致。

1. 骨压迫学说　1904年Sandstedt认为牙齿在缓和持续力的作用下,牙槽窝的压力侧由于骨小梁具有可压缩性、弹性和柔性而发生骨吸收,而张力侧有新骨形成。当有持续强力作用时,压力侧牙槽骨会发生骨内吸收,称骨转化学说。该学说由 Oppenheim 在 1930 年提出,他观察到狒牙受力时,张力侧发生牙齿移动,其牙槽骨处的致密骨板层均消失,代之以海绵状骨,出现横行排列的新生骨小梁。压力侧靠近牙周膜的牙槽骨有破骨细胞与骨吸收,在张力侧相应部位有成骨细胞与新骨形成。施力停止后牙齿可在新的位置上保持,过渡性骨又逐渐变为致密牙槽骨。

2. 骨压电效应学说 有学者提出,牙槽骨受力后弯曲变形引起骨表面的压电效应而使细胞产生相应的变化,进一步解释了为什么远离牙周膜的牙槽骨表面也同时发生改建。Deanglis 提出应力骨改建的传递因素有存在于骨内的胶原与晶体物质,包括羟基磷灰石、胶原纤维和其他纤维蛋白。当骨受力产生扭曲变形时,骨内胶原成分的晶体能激活电荷产生压电效应而改变电环境,引起骨原始细胞的变化。Zengo 等观察发现,压力侧牙槽骨内壁形成凸面带正电,破骨细胞活跃;张力侧牙槽骨内壁形成凹面带负电,成骨细胞活跃;牙槽骨外板也有类似的特点。

3. 骨机械化学学说 1970 年 Justus 提出骨组织的压力变化能改变羟基磷灰石晶体的溶解度,并引起相应的生物化学变化,牙齿受力时牙周膜血管受压,局部牙周组织血氧张力发生改变,血氧张力上升时有利于成骨细胞分化,血氧张力下降时可引起破骨细胞分化。

第三节 影响牙齿移动的因素

一、施力的强度和时间

(一)矫治力的强度和时间

不同强度的矫治力,对组织可产生不同程度的影响,矫治力过小时,牙周组织不发生反应。过大的矫治力会造成牙周组织损伤,导致牙齿松动,延缓牙齿移动。只有当矫治力大小适宜时,牙周组织才能够处于积极活跃状态,产生类似于生理性移动的效果。过大力值可引起牙周膜出现透明性变,牙骨质及牙根吸收,牙槽骨出现"潜行性"骨吸收,使牙齿移动速度减慢,重而持续的矫治力有可能导致牙周组织损伤与牙根吸收等不可逆变化,临床上应注意避免。在正畸治疗中采用间断加力的方式是非常有必要的,因为受力牙齿的牙周组织需要修复,加力越频繁,修复过程就越短,产生牙齿与牙周组织损伤的机会就会增加,保证一定的复诊间隔时间,可以预防和减少牙齿与牙周组织损伤的发生。临床上固定矫治器加力间隔时间为 4~6 周,活动矫治器加力间隔时间为 2~3 周。

(二)临床判断矫治力大小

矫治力大小是否适当,应该通过患者的临床症状和局部检查等做出判断,并适时、适当地分析和调整矫治力。矫治力大小适当的具体指标如下:①无明显自觉疼痛,仅仅有发胀感觉。②叩诊无明显疼痛。③牙齿松动度不大。④牙齿移动效果明显。⑤X线片显示牙根及牙周无异常。CBCT 或头颅测量也有一定价值(图 5-20)。

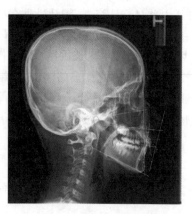

图 5-20 CBCT 头影测量

二、机体条件

(一)年龄与生长发育

乳牙期儿童生长发育速度快、潜力大,颌骨可塑性强,正畸治疗顺应其生长发育规律,只需施以较轻的矫治力即可在短时间内引起明显的组织改变。在乳牙牙根已开始吸收、恒牙牙根尚未完全形成时,施力应多加注意,否则会加速乳牙牙根吸收,造成乳牙过早脱落。替牙期及恒牙初期儿童生长发育潜力仍然很大,组织对外力刺激的反应极为活跃,正畸与颌骨矫形效果均非常明显,是正畸治疗的最佳时期。青春期后期,即第二磨牙完全萌出至第三磨牙萌出期间,牙颌系统生长发育明显减慢,组织反应能力减弱,成年以后生长发育停止,组织反应能力较弱,骨形成能力降低,所以成年期矫治速度不宜过快,否则容易引起牙周组织损伤与牙齿松动。因此,与儿童矫治相比,成人正畸疗程相对较长,对矫治力控制要求更高。

(二)机体骨代谢与骨改建

骨的生长与代谢直接或间接地影响骨与牙槽骨改建,也影响正畸治疗的效果,骨代谢受机体多种激素和维生素等的控制与调节。机体不同时期体内激素代谢水平有所区别。妊娠期女性,体内雌激素与孕激素水平发生变化,使骨代谢加快,血液中钙离子水平升高,骨骼中钙丢失增加,所以妊娠期女性一般不宜进行正畸治疗。

对于骨质疏松患者,由于骨转换加快,骨质密度降低,正畸治疗更容易引起牙周组织反应加剧,导致牙齿松动,所以临床加力应采取轻力和间断加力原则,保持牙齿与牙周组织健康。少数有骨钙化异常的患者,骨密度增加,骨改建减弱,正畸治疗中可能出现牙齿移动缓慢或不移动。

(三)局部牙周组织异常

个别牙齿由于炎症等原因,可出现牙根与牙槽骨粘连。牙周膜间隙消失,失去了正常的牙齿牙周膜-牙槽骨结构,正畸加力时牙周组织无法进行正常改建,牙齿不能移动。临床发现正畸加力后牙齿不移动时,应及时拍摄 X 线牙片或 CBCT 检查分析,仔细检查牙周膜间隙的形态,发现有根骨融合现象时应立即停止加力。对于牙周病患者,应仔细检查牙槽骨吸收、牙龈退缩,以及牙周炎症情况,牙槽骨吸收过度或处于牙周炎急性期时,正畸加力容易加重牙周组织损伤,甚至导致牙齿脱落。因此,需要在牙周炎症控制以后再开始正畸治疗或者终止正畸治疗。

本章小结

在口腔正畸临床治疗中,矫治错𬌗畸形的手段主要是对牙齿及颌骨施加一定的力,引起牙周组织与颌骨的组织改建和重塑。只有适度的力通过矫治器作用于错位牙、牙弓及颌骨,才能获得理想的矫治效果。本章主要内容包括矫治力与牙齿移动的基本概念,正畸矫治力的种类,牙齿移动的种类。

牙齿移动的基础:①颌骨的可塑性。②牙骨质的抗压性。③牙周膜内环境的稳定性。

在正畸力作用下牙槽骨吸收、牙根不吸收。

机械力引起的牙槽骨改建不会降低牙槽嵴高度。随正畸力的消失,牙槽骨的改建逐渐停止,不同于牙周炎所导致的进行性骨吸收。

影响牙齿移动的因素:矫治力强度和时间,年龄与生长发育,机体骨代谢与骨改建,局部牙周组织异常。

知识拓展

Note

·口腔正畸学·

 能力检测

一、填空题

1.矫治力以力的来源分,可分为_____、_____、_____。

2.以力的强度分,可分为_____,强度大于 350 g;_____,强度小于 60 g;_____,强度为 60～350 g。

3.以力的作用时间分,分为_____、_____。

4.以矫治力产生的方式分,可分为 _____、_____、
_____。

5.以力的作用效果分,可分为_____、_____。

二、简答题

1.何谓旋转中心?

2.什么是间接性骨吸收?

3.简述矫治过程中影响牙周组织改建的因素。

(邓芳成　陈娟娟)

在线答题

参考答案

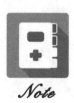 Note

62

第六章　矫治器及其制作技术

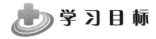

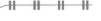

本章PPT

口腔医学专业：

1.掌握：矫治器的分类；支抗的概念、意义及增加支抗的方法；常用活动矫治器、功能性矫治器的结构和应用；固定矫治器的原理和基本矫治步骤；正常𬌗的六项标准。

2.熟悉：活动矫治器和固定矫治器的组成、作用原理及适应证；方丝弓矫治器弓丝弯制的基本要求、方法及临床应用。

3.了解：正畸临床常用器械及矫治器的发展史；无托槽隐形矫治技术；舌侧矫治技术。

口腔医学技术专业：

1.掌握：矫治器的分类；支抗的概念、意义及增加支抗的方法；常用活动矫治器、功能性矫治器的结构和制作；方丝弓矫治器的组成和特点；正常𬌗的六项标准；临床常用的辅助矫治装置的制作。

2.熟悉：活动矫治器和固定矫治器的组成、作用原理及适应证；方丝弓矫治器弓丝弯制的基本要求和方法。

3.了解：正畸临床常用器械及矫治器的发展史；无托槽隐形矫治技术；舌侧矫治技术；临床常用的辅助矫治装置。

案例导入

　　患者，男，28岁，因牙前突不齐影响美观要求矫治。口腔检查：双侧第一磨牙关系为远中尖对尖关系，上、下前牙散隙，前牙深覆𬌗Ⅲ度，深覆盖Ⅱ度，下切牙咬在上牙腭侧龈组织，面中1/3轻度前突，面下1/3较短，低角型。

　　请思考：

　　1.该患者在矫治过程中可使用何种辅助矫治装置矫治前牙深覆𬌗？

　　2.其作用原理是什么？

案例导入
答案

第一节　概　　述

　　矫治器（appliance）是一种矫治错𬌗畸形的装置，或称正畸矫治器。它可产生作用力，或是咀嚼肌、口周肌产生的功能作用力，通过矫治器使畸形的颌骨、错位的牙齿及牙周支持组织发生改建，以利于牙颌面的正常生长发育。

Note

63

错𬌗畸形主要是通过矫治器所产生的作用效果进行矫治,对于较严重的骨性错𬌗,必要时需配合外科手术才能达到理想的治疗效果。

一、矫治器应具备的基本性能

矫治器通常是一种富有弹性的金属丝或塑料制品,或两者结合的机械性装置,对患者来说是一种异物,因此戴在口内或颌面部,不得妨碍或少妨碍牙、颌、面的正常生长发育及生理功能,要求具备下列性能。

1.无毒无害 矫治器对口腔软硬组织及颌面部无损害,不与唾液起化学反应,符合生理要求,不影响牙、颌、面的正常生长发育和功能。

2.高效简便 结构简单,牢固,弹力好,矫治力的大小和方向便于调节和控制;应具有稳固的支抗,材料应有足够的强度,效果可靠。

3.舒适美观 矫治器的体积应尽量小巧,戴用舒适,显露部分尽量少,对美观影响小,便于患者接受。

4.卫生健康 容易洗刷,便于清洁,不影响口腔卫生。

实际上,临床应用的矫治器很难完全符合上述要求,但应力求完善,选择最适合患者的矫治器,使矫治效果更好。

二、矫治器的类型

(一)根据矫治器的固位方式分类

1.活动矫治器 医师和患者都可随意摘戴的矫治装置,经医师调整加力后戴入口内,通过卡环、唇弓或基托的摩擦力等固位。功能性矫治器也是一种活动矫治器,在口内没有严格的固位,只通过口面肌的力量维持其在口腔中的位置,矫治正在形成的错𬌗。

2.固定矫治器 用粘接剂黏固或结扎丝结扎固定在牙齿上,患者不能自行摘戴,只有医师使用器械才能取下。

(二)根据矫治力的来源分类

1.机械性矫治器 此类矫治器的矫治力来源于各种金属丝变形后的回弹力,或弹性材料(如镍钛拉簧)拉长后的回缩力。这种由人工施加的机械力间接或直接作用于牙颌器官,达到调整颌间关系和移动错位牙的目的。

2.功能性矫治器 此类矫治器本身并不产生任何矫治力,而是利用咀嚼肌或口周肌的功能作用力,通过戴用的矫治器传递至被矫治的部位,改变错位的牙颌器官,诱导其向正常方向生长发育。

3.磁力性矫治器 利用永磁材料同极相斥、异极相吸的作用力矫治错𬌗畸形。近年来开发的超小型的高磁能永磁体,如钕铁硼等,可用黏合剂直接粘贴在牙面上,或附加于矫治器上以达到治疗的目的。

(三)根据矫治器的作用目的分类

1.矫治性矫治器 通过主动施加作用力,可为机械力,也可为口周肌功能力,对牙、颌、面畸形进行主动矫治。

2.预防性矫治器 通过戴用矫治器预防可能发生的错𬌗,如间隙保持器或预防性舌弓,以保持牙弓长度,该装置可以是固定的也可以是活动的。

3.保持性矫治器 专供正畸治疗完成后被移动牙齿的保持,使之固定在新的位置上并完成生长改建而不至于复发或尽可能减少复发。

三、固定矫治器和活动矫治器的优缺点

（一）活动矫治器

1. 优点 制作及摘戴简便，不影响美观，易于清洁，使用安全。

2. 缺点 固位相对较差，支抗不足；作用力单一，牙多为倾斜移动，整体移动较难；影响发音；初戴不适，异物感较明显；可随意摘戴，需要患者依从性高。

（二）固定矫治器

1. 优点 固位良好，支抗充足；能控制矫治牙的移动方向，能实现牙齿的整体移动、转矩和扭转等多种形式的移动；能矫治较复杂的错𬌗畸形；体积小，较舒适，不影响发音；复诊加力间隔时间较长；患者不能自行摘戴，矫治力作用可以持续发挥。

2. 缺点 口腔卫生较难保持，易引起牙龈炎、龋病；固定矫治技术相对复杂，对医师专业技术要求高；因不能自行摘戴，如矫治力过大，易引起牙体、牙周、黏膜组织的意外损害，造成不良后果。

四、制作矫治器的常用器械

在正畸临床上常用的器械分为制作固定矫治器的常用器械和制作活动矫治器的器械，部分器械具有共用性，介绍如下。

1. 末端切断钳（图 6-1） 用于切断口内主弓丝末端过长的部分，由于刃口有特殊的结构，可使切下的弓丝残端留于钳口，不会造成意外损伤。要求使用的弓丝直径不超过 0.6 mm。

2. 细丝成形钳（图 6-2） 用于弯制各种复杂的矫正曲，有的在钳嘴的底部有一能切断直径在 0.6 mm 以内弓丝的切剪。

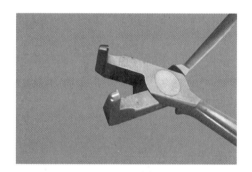

图 6-1　末端切断钳

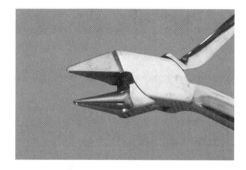

图 6-2　细丝成形钳

3. 游离牵引钩固定钳（图 6-3） 用于将游离牵引钩固定于主弓丝上，便于进行弹力牵引。

4. 托槽去除钳（图 6-4） 用于去除用黏合剂粘贴于牙面的前后牙托槽。

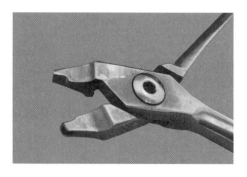

图 6-3　游离牵引钩固定钳

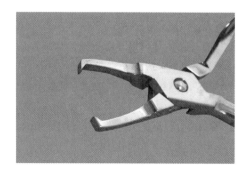

图 6-4　托槽去除钳

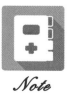

Note

5. 后牙带环去除钳(图 6-5) 用于取下后牙带环。

6. 磨牙带环推子(图 6-6) 用于协助磨牙带环就位。

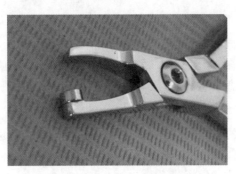
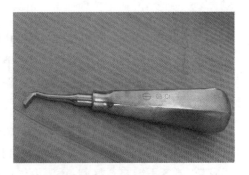

图 6-5 后牙带环去除钳   图 6-6 磨牙带环推子

7. 持针器(图 6-7) 用于使用结扎丝将弓丝固定在托槽上。

8. 托槽定位器(图 6-8) 主要用于托槽粘接时的精确定位。

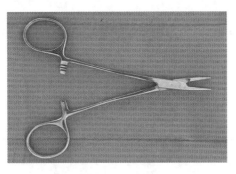
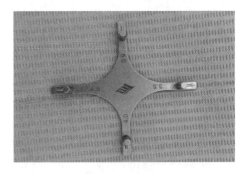

图 6-7 持针器   图 6-8 托槽定位器

9. 鹰嘴钳(图 6-9) 用于形成带环的中部,使其形成带环颊舌向突出的弧度。

10. 转矩成形钳(图 6-10) 用于方丝上转矩的弯制,弯制时常需两把钳子同时使用。

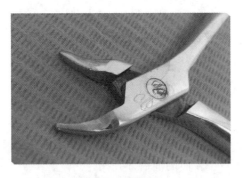
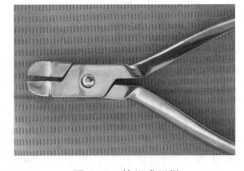

图 6-9 鹰嘴钳   图 6-10 转矩成形钳

11. 三臂钳(图 6-11) 又称三齿钳,用于弯制弓丝或卡环上的弧度。弯制钢丝的直径应不超过 1.0 mm。

12. 梯形钳(图 6-12) 用于唇弓、圈簧及各类固定直径小圈型曲的弯制。

13. 日月钳(图 6-13) 用于弯制单臂卡环或唇弓的双曲部分,也可用于弯制矫治弓丝的矫正曲。弯制钢丝的直径应不超过 0.8 mm。

14. 弓丝切断钳(图 6-14) 用于切断不同直径的钢丝,如口外弓、唇弓、主弓丝等。

15. 弓丝成形器(图 6-15) 用于将方形弓丝弯制成初具牙弓形态。弓丝成形器上有不同尺寸的方形槽沟,可根据需要弯制各种尺寸的方丝弓。

Note

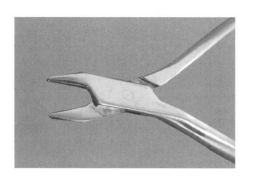

图 6-11 三臂钳

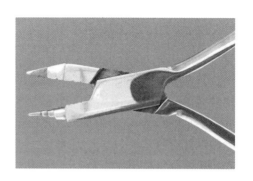

图 6-12 梯形钳

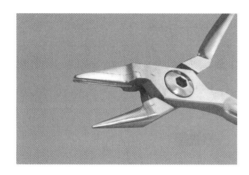

图 6-13 日月钳

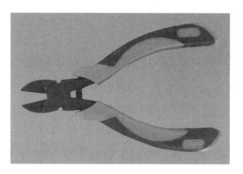

图 6-14 弓丝切断钳

16. 弓丝末端回弯钳(图 6-16) 用于主弓丝末端的回弯,避免弓丝末端扎伤颊黏膜。

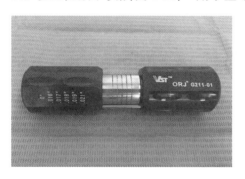

图 6-15 弓丝成形器

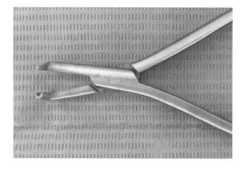

图 6-16 弓丝末端回弯钳

17. 其他 常用的有蜡刀、蜡匙、正畸多功能点焊机、印模托盘、剪刀等,通常与口腔修复工具相同。

第二节 支 抗

一、支抗的概念

在正畸矫治过程中,任何矫治器作用于牙、牙弓或颌骨产生使其移动的力,必然同时产生一个方向相反、大小相等的力,能抵抗矫治力反作用力的结构称为"支抗"。在正畸治疗中,常利用一部分牙、牙弓和颌骨或头的顶、枕、颈部作为支抗,以移动其他牙、牙弓或颌骨,这些被用作支抗的部分称为抗基。

Note

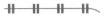

二、支抗在正畸治疗中的意义

支抗是产生牙齿矫治移动的基础,没有支抗力的作用,则无法产生需要的牙齿移动。通过支抗的抗基部分提供矫治力用以移动需要矫治的牙齿,同时,抗基将受到与矫治力相反方向的力即支抗力的作用。

通过支抗的抗基,矫治力得以发挥出来。矫治牙能否按设计要求的方向及程度移动,与支抗部分的设计有着重要关系。

在正畸治疗中常用牙作为支抗,希望矫治牙按需要的方向及距离移动,而作为支抗部分的支抗牙则尽量不移动或仅少量移动,以达到良好的殆关系,否则将导致矫治失败。

三、支抗的种类

支抗通常分为三种:颌内支抗(图6-17)、颌间支抗(图6-18)、颌外支抗(图6-19)。

1. 颌内支抗　支抗牙与矫治牙在同一牙弓内,利用一些牙作为支抗而使其他一些矫治牙齿移动。这种支抗一般来自牙周膜面积较大的后牙,即可利用后牙作为支抗,矫治错位的前牙。

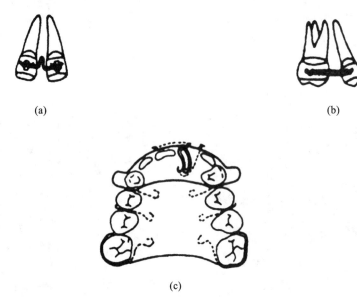

图 6-17　颌内支抗

(a)颌内交互支抗;(b)颌内简单支抗,以一个支抗较大的牙作为抗基,矫治一个支抗较小的牙;
(c)利用颌内支抗的活动矫治器,用前磨牙和磨牙作为抗基,矫治扭转的中切牙

2. 颌间支抗　以上颌(上牙弓)或下颌(下牙弓)作为支抗来矫治对颌牙,或者以上、下颌间的交互支抗来调整颌位关系,如上、下颌间的Ⅱ类或Ⅲ类牵引。

3. 颌外支抗　支抗部位在口外,如以枕部、颈部、头顶部等作为支抗部位,这样可以抵抗较大矫治力的反作用力。口外唇弓、颏兜等矫治器利用的都是颌外支抗。

四、加强支抗的方法

(一)固定矫治器加强支抗的方法

(1)使用支抗磨牙舌侧装置,包括横腭杆、Nance弓、舌弓等(图6-20)。

(2)增加支抗牙齿的数目,如将第二磨牙纳入矫治计划。

(3)加用头帽、口外弓等颌外支抗(图6-21)。

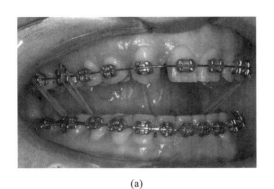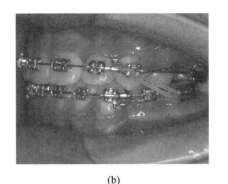

(a)　　　　　　　　　　　　　(b)

图 6-18　颌间支抗
(a)颌间交互支抗,互相矫治;(b)Ⅱ类颌间牵引矫治远中错𬌗

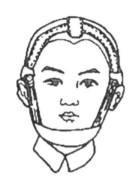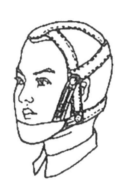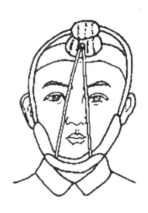

图 6-19　颌外支抗

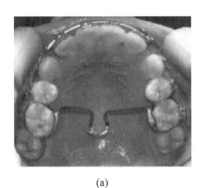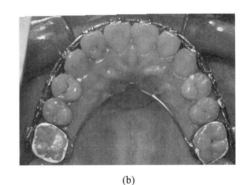

(a)　　　　　　　　　　　　　(b)

图 6-20　支抗磨牙舌侧装置
(a)横腭杆;(b)Nance 弓

(4)弓丝上应用停止曲和后倾曲。

(5)将支抗牙连成一个整体而增强支抗作用。一般在使用固定矫治器时,通过带环或托槽将几颗牙结扎固定而连成一个整体。

(6)颌骨内种植体支抗(图 6-22)。

(二)活动矫治器加强支抗的方法

(1)在活动矫治器上增加卡环或邻间钩等固位装置(图 6-23)。

(2)增大活动矫治器的基托面积,并保持与组织面的密贴。

(3)将支抗牙连成一个整体而增强支抗作用。

(4)在应用颌内、颌间支抗的同时,加用口外唇弓、颌外支抗增强支抗。

Note

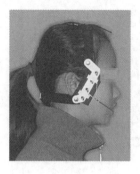

图 6-21　口外弓支抗

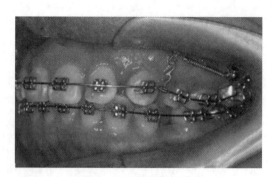

图 6-22　种植体支抗

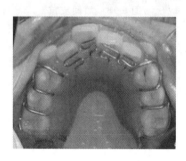

图 6-23　活动矫治器邻间钩增强支抗

第三节　机械性活动矫治器

机械性活动矫治器是一种矫治错𬌗畸形的装置,可由医师和患者自行摘戴,依靠卡环和黏膜的吸附作用进行固位,可根据矫治需要在矫治器上加弹簧等附件以产生矫治力,从而达到治疗错𬌗畸形的目的。

一、机械性活动矫治器的基本结构、功能及制作要点

机械性活动矫治器必须有作用部分和固位部分,而这两个部分必须通过连接部分相连才能发挥作用,即机械性活动矫治器由加力部分、固位部分和连接部分组成。

（一）加力部分

机械性活动矫治器的作用部分,即矫治器对错位牙施加矫治力的部分,称加力部分。临床常用的功能装置有各类弹簧、唇弓、螺旋器和橡皮弹力圈等。

1. 双曲唇弓（图 6-24）

（1）功能:主要用于关闭前牙散在间隙,或减小前牙覆盖、矫治唇向错位的前牙;也用于保持和稳定矫治完成后的效果;还可在唇弓上焊接弹簧或牵引钩等附件,以矫治各种错位的牙。

（2）制作要点:

①常用直径为 0.8 mm 的不锈钢丝弯制。

②唇弓的 U 形双曲一般与牙体长轴方向一致,其宽度一般为尖牙唇面近远中宽度的 1/2～2/3,U 形双曲的顶端在距两侧尖牙龈缘 4～5 mm 处。制作 U 形双曲时应平行、对称、圆滑,不应出现锐角。

③唇弓的水平部分一般位于切牙唇面颈 1/3 与中 1/3 交界处,必须弯成适合牙弓大小的

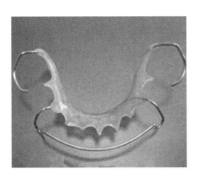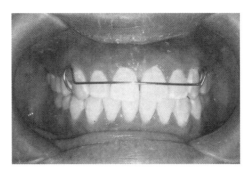

图 6-24 双曲唇弓

弧形,并使弓丝弧度与前牙弓弧度一致。

④一般唇弓的末端在尖牙与第一前磨牙之间,越过𬌗外展隙进入舌侧形成连接体。有时也可设计成从一侧最后磨牙舌侧向颊侧沿牙弓弧形至前牙唇侧,延伸至另一侧最后磨牙远中弯入舌侧埋入基托,称为长唇弓。

⑤为了防止长唇弓弓丝过长而变形,可在中切牙区加固位丝,也可在弓丝上焊各种弹簧等附件。

2. 双曲舌簧(图 6-25)

(1)功能:常用于矫治舌(腭)向错位的牙。打开弹簧的双曲,可推动错位牙向唇颊侧移动。双曲舌簧用于需唇、颊向移动的牙,此弹簧的游离臂应置于被移动牙的舌侧龈缘处,弹簧的双曲平面应与牙长轴垂直,以减小牙齿移动的倾斜度。

(2)制作要点:

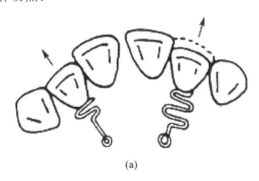

图 6-25 双曲舌簧

(a)𬌗面观;(b)侧面观

①常用直径为 0.4～0.5 mm 的不锈钢丝弯制。

②弹簧的双曲应形成平行的平面,此平面应与被矫治牙的长轴垂直,并置于被矫治牙的舌侧牙颈部。

③在石膏模型上需要唇向移动的牙颈缘处刻一长为 0.5～1.0 mm 的沟,用于放置双曲舌簧的第一曲。

④取一段长约 5 cm 的不锈钢丝,用细丝钳先弯制第一曲,注意弧度与颈缘线一致,长度与牙的近远中宽度基本相同或稍短;再用细丝钳于远中舌侧边缘 3/4 处回转形成第二曲。应注意双曲的转折处一定要圆钝,不能形成锐角。

⑤平行的双曲弹簧平面形成后,用梯形钳在弹簧平面中央处夹住双曲平面,用手将钢丝向下弯成圆滑的直角后形成连接体。

⑥注意连接体的末端弯成小圈,其弧度与黏膜一致,并离开黏膜约 0.5 mm,只将其后 2/3 埋入基托。

Note

3. 单(双)曲纵簧(图 6-26、图 6-27)

(1)功能:主要利用调节 U 形曲所产生的矫治力,使错位牙向近、远中移动。常用于矫治近中唇向错位的尖牙,使其向远中移位,进入已拔除的第一前磨牙的位置。双曲或多曲纵簧功能相同,只不过曲越多力量越轻柔。

(2)制作要点:

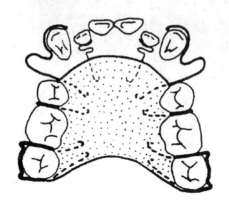
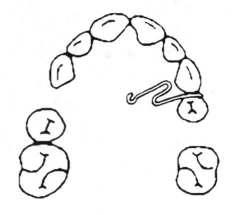

图 6-26　单曲纵簧(尖牙上)　　　　　　　　图 6-27　双曲纵簧

①常用直径为 0.5~0.6 mm 的不锈钢丝弯制。

②注意单曲应圆滑,避免形成锐角。

③先将石膏模型上尖牙近中邻间隙、近牙颈部石膏刻去 1.0 mm,然后用梯形钳将钢丝尖端弯成一个小圈,使小圈与尖牙近中邻面颈部贴合,再将钢丝顺尖牙唇侧龈缘的弧度弯至尖牙远中部,再形成一较宽的纵向曲,高度为 8~10 mm,曲面平行并离开牙龈黏膜 0.5 mm。

④双曲或多曲纵簧的弯制方法与单曲纵簧相似,形成两个或多个纵向曲。

⑤钢丝末端沿第二前磨牙近中邻面转至腭侧形成连接体。

4. 圈簧　又称环圈簧、眼圈簧、别针簧、指簧。凡由弹簧臂、圈及连接体三个部分构成的均列为圈簧(图 6-28)。

(1)功能:圈簧的作用灵活,打开簧圈使弹簧臂产生弹力,可使错位牙向近远中、唇颊侧、舌侧伸长与压低移动等(图 6-29)。可将连接体部焊接在唇弓上或矫治器其他钢丝部件上,也可包埋在基托内。

(2)制作要点:

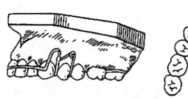
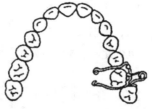
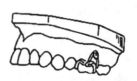

图 6-28　圈簧焊接在矫治器部件上

①常用直径为 0.5~0.6 mm 的不锈钢丝弯制。

②取一段钢丝用尖头钳先形成小圈,圈的直径为 2~3 mm,根据需要也可弯制两个小圈,而后将一游离端根据放置的位置弯制成一定形态的弹簧臂,另一端弯至舌(腭)侧形成连接体,埋入基托内或焊于唇弓上。

5. 爪簧　多用于活动矫治器,有简单爪簧、单曲爪簧、双曲爪簧(图 6-30)。

(1)功能:将其焊接在唇弓上,用于唇弓定位或压低前牙,实现垂直向移动牙齿。

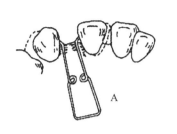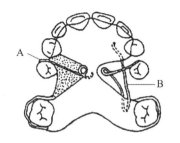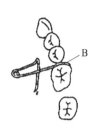

图 6-29　基托内圈簧推牙向近中或远中

A. 推牙向近远中的基托内圈簧；B. 加有挡丝的基托内圈簧

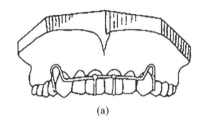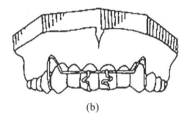

(a)　　　　　　　　　　(b)

图 6-30　爪簧

(a)简单爪簧；(b)单曲或双曲爪簧

(2)制作要点：

①常用直径为 0.4～0.5 mm 的不锈钢丝弯制。

②取一段钢丝，用尖头钳将其一端先弯成小钩，钩住前牙切缘，再按需要位置将弓丝弯制单曲或双曲，并将另一端弯成小钩，钩或焊在唇弓上。

6. U 形簧　因形状如英文字母"U"而得名，可用于固定矫治器，也可用于活动矫治器，附在基托组织面或焊在唇弓上(图 6-31)。

(1)功能：可推牙向近中或远中移动，如推牙向远中移动则整个簧应位于移动牙的近中；如推牙向近中移动，则簧的位置应放在移动牙的远中。

(2)制作要点：

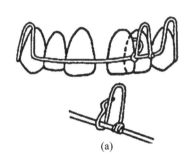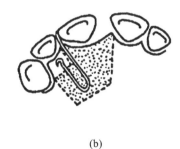

(a)　　　　　　　　　　(b)

图 6-31　U 形簧

(a)唇弓上附 U 形簧；(b)基托内附 U 形簧

①常用直径为 0.5～0.6 mm 的不锈钢丝弯制。

②将钢丝的游离端从牙的唇、颊侧近中或远中轴面角处，顺着近中或远中面弯至舌侧牙槽黏膜上，再弯制两根钢丝之间距离为 3～5 mm 的 U 形弯曲，并在距离邻牙的舌侧牙龈约3 mm处弯成圆形小圈，小圈约离开组织面 0.5 mm，以便固定在基托内。

③弯制完成后用蜡固定，应用自凝树脂涂塑，或者弯制形成曲后，一端焊于唇弓上，另一端用作加力臂。

7.分裂簧 又称扩弓簧(图 6-32)。

(1)功能:通过打开不锈钢丝簧曲,扩大上牙弓或推磨牙向后;也可用于扩大下牙弓;置于牙弓局部时则对局部进行扩大。

(2)制作要点:

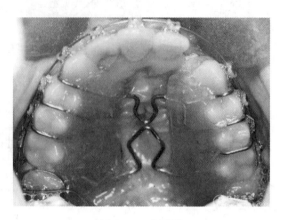

图 6-32 分裂簧

①上颌常用直径为 0.9～1.0 mm 的不锈钢丝弯制,而下颌用直径为 0.8 mm 的不锈钢丝弯制。

②可弯成单菱形、双菱形或 U 形等,其大小根据所安放的位置和作用而不同。

③弯制时先用日月钳或梯形钳形成菱形的尖端,然后依设计于钢丝两端对称处将钢丝两端弯向内,形成菱形,再于两侧钢丝交叉处各向外弯曲,形成菱形开口,钢丝的末端再向外弯成波浪形,形成小连接体。

④分裂簧各部分应离开黏膜 1 mm 左右,以免加力时压迫黏膜;同时分裂簧应充分暴露于基托外,离开基托 3～4 mm,便于调节加力。分裂簧的开口位置,根据作用不同可有多种情况。

⑤用分裂簧扩大牙弓,一般每 1～2 周调节加力 1 次,每次使裂缝加宽 1～1.5 mm;3～4个月,可达到扩大牙弓的目的。

8.螺旋扩弓器 又称螺旋器(图 6-33),临床上常用市售成品螺旋器。

(1)功能:

①扩大双侧牙弓,螺旋器常置于牙弓中线。

②扩大单侧牙弓,螺旋器常置于需扩大牙弓侧。

③前牙及前牙弓唇向开展,螺旋器与牙弓前部垂直,基托前后分裂。

④推磨牙向远中,螺旋器与牙弓后部平行,基托局部分裂。

(2)应用及制作要点:

①先将螺旋器根据不同需要置于石膏模型上不同的位置,离开组织面 2～5 mm。

②用蜡片暂时固定于模型上。

③弯制固位装置、邻间钩或单臂卡环等。

④基托树脂涂塑:应注意避免树脂进入螺旋器中央的调节部分,同时包埋好连接杆和螺帽部分。

⑤螺旋器的调节:加力时,每次旋转 1/4 圈,扩开 0.25 mm。慢速扩弓每周加力 1～2 次,快速扩弓每天加力 2 次。

(二)固位部分

固位部分是位于支抗基牙上防止矫治器脱位的装置,是矫治器发挥矫治力的必要保证。

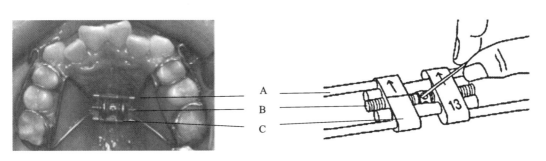

图 6-33　螺旋扩弓器

A.连接杆;B.导栓;C.导栓架

现将临床上常用的固位装置介绍如下。

1. 单臂卡环　只有 1 个卡臂,是一种临床常用的形状如弧形的卡环。

(1)功能:多用于磨牙、前磨牙,有时也用于前牙。其卡环臂位于牙颊面靠颈缘处,卡臂尖端伸入邻间隙的倒凹区内约 0.5 mm,起固位作用。

(2)制作要点:

①常用直径为 0.8～1.0 mm 的不锈钢丝弯制。

②取一段长约 5 cm 的不锈钢丝将末端磨圆钝,弯制时最好先用雕刻刀在石膏模型上沿颈缘线刻去 0.5 mm。用尖头钳先将钢丝末端弯入邻间隙内 0.5 mm,再形成与基牙颊面外形高点下、倒凹区密贴的卡臂,然后沿𬌗外展隙转至舌侧,形成连接体埋入基托。

③钢丝伸入舌侧后应离开黏膜 0.5～1.0 mm,以便于包埋入基托。

2. 邻间钩　也称钩状卡环,是固位力较强的装置之一(图 6-34)。

(1)功能:用于邻接关系良好的后牙及前牙。利用卡环的钩状末端,在两牙的楔状隙处钩住邻接点下方。其弹性小,因此能发挥较强的固位作用。

(2)制作要点:

①常用直径为 0.7～0.9 mm 的不锈钢丝弯制。

②先在石膏模型颊侧两牙的邻接点下方龈乳头处用雕刻刀刻去 0.5～1.0 mm。

③取一段钢丝,将钢丝末端磨圆钝后,用梯形钳或尖头钳将钢丝末端弯曲成小于 90°角的弯钩,也可在钢丝末端加焊一小球状焊金,然后将钩状末端卡入邻间隙内接触点的龈方,再沿颊外展隙折向𬌗外展隙至舌腭侧形成连接体埋入基托内。

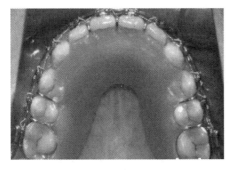
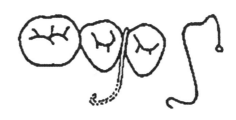

图 6-34　邻间钩

3. 箭头卡环　又称亚当斯(Adams)卡环(图 6-35)。

(1)功能:多用于磨牙,也可用于前磨牙、尖牙及切牙。主要是利用卡环的箭头部分卡抱在基牙颊侧近远中倒凹区起固位作用。此卡环的两箭头间的桥部可焊接圆管、拉钩等附件,以便插入唇弓、唇挡或挂橡皮牵引圈等。

(2)制作要点:

Note

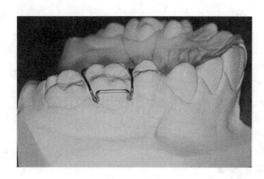
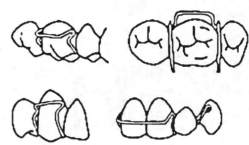

图 6-35　箭头卡环

①常用直径为 0.7～0.9 mm 的不锈钢丝弯制。乳牙、前牙用细丝,后牙用粗丝。

②用雕刻刀刻去石膏模型上基牙颊面近远中邻间缝,相当于牙龈乳头顶处的石膏,深约 0.5 mm。

③取一根长约 8 cm 的不锈钢丝,按基牙颊面近远中宽度,用铅笔在钢丝上做记号,然后用梯形钳沿记号将钢丝两端弯向同一方向,使之形成两个略小于 90°角的卡环桥部。

④在距两内角顶 2～3 mm 处,用尖头钳将钢丝向反方向弯曲 180°角,形成两箭头,再用钳喙夹住箭头平面做与基牙长轴成 45°角、与卡环桥部亦成 45°角的弯曲,使箭头平面紧贴楔状隙的牙面上。

⑤应注意使卡环桥部稍离开基牙的颊面,最后将两游离端沿接触点颊侧,越过𬌗外展隙至舌腭侧,离开模型 0.5 mm 形成连接体埋入基托内。

4.连续卡环　主要用于后牙,是包括两个或两个以上基牙的卡环,又称长臂卡环(图6-36)。

(1)功能:主要作用是增加固位,防止后牙颊向倾斜。其外形与单臂卡环相似。临床常用的有两种形式。①末端游离式连续卡环:常包括 2 颗磨牙,类似单臂卡环的卡环臂是游离的,可将其游离末端弯成拉钩,用于牵引;或将末端与前牙区双曲唇弓焊接成一体,以增强固位。②闭合式连续卡环:可包括 2～4 颗后牙,无游离端,其长臂的近远中均弯成连接体埋于基托内,也可在其卡环体处弯曲成牵引圈或焊接拉钩用于牵引。这两种形式的连续卡环可与邻间钩并用以增强固位。

(2)制作要点:

①常用直径为 0.8～0.9 mm 的不锈钢丝弯制。

②末端游离式连续卡环的弯制:先修整石膏模型的第一、二磨牙颈缘区,并将第一磨牙近

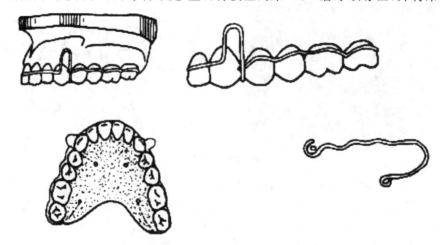

图 6-36　连续卡环(近中游离端嵌入唇弓下)

中邻间隙处石膏刻去 0.5 mm；取一段钢丝将末端磨圆钝，用梯形钳将末端弯入第一磨牙的近中邻间隙内，然后按第一磨牙及第二磨牙牙冠颈缘外形弯制卡环臂，再沿第二磨牙远中面转向舌侧，弯成连接体。有时可将这种卡环的卡臂延长到前磨牙，将卡臂末端弯成小的半圆形钩，钩在双曲唇弓上。

③闭合式连续卡环的弯制方法基本同游离式连续卡环，只是将卡臂的两端都转向舌侧，形成两个连接体埋入基托内。

5. 单曲舌卡（图 6-37）

（1）功能：多用于矫治深覆𬌗的上颌平面导板矫治器，利用其末端卡在基牙舌面颈部的倒凹区内固位。其优点是不影响后牙的伸长及咬合功能。常与邻间钩并用，以增加固位作用。

（2）制作要点：

①常用直径为 0.7～0.8 mm 的不锈钢丝弯制。

②使用日月钳或尖头钳，先形成与基牙舌面颈部外形高点线下的弧形一致的单曲，曲的长度取决于基牙舌面的近远中宽度，使单曲平面与基牙长轴垂直，钢丝末端部分形成连接体。

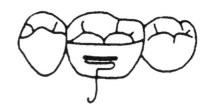

图 6-37　单曲舌卡

③若基牙舌面牙颈部无倒凹，可在基牙或带环的舌面颈 1/3 处焊一横丝，以加强单曲舌卡的固位作用。

（三）连接部分

活动矫治器依靠连接装置，将各个部分连接成一个整体而发挥作用。常用的连接装置有基托、环托、腭杆、舌杆或舌弓等。

1. 基托或环托　基托通常是由复合树脂涂塑而成的邻接牙齿舌腭面和覆盖在黏膜上的树脂块；环托是基托范围扩大的一种基托，它是环绕牙弓内外，覆盖于唇颊舌腭侧黏膜上的环形基托（图 6-38）。

（1）功能：基托是由复合树脂制成的可摘矫治器的基础部分，它将功能部分的各种弹簧、附件及唇弓和固位部分的各种装置连成一体，以便发挥矫治器的作用，并有支持和固位作用。

（2）制作要点：

①采用室温固化型树脂或加热固化型树脂。

②基托厚薄应均匀，一般厚 1.5～2.0 mm，表面光滑，与黏膜组织应紧贴并无气泡或结节。

③基托边缘伸展范围根据需要而定，舌侧边缘一般应伸展到牙冠外形高点线处，并与牙齿舌侧密合；上颌基托后界可达第二磨牙远中连线处；下颌基托后界可至第二磨牙远中；包埋功能性部件处，基托边缘应做缓冲。由于可摘矫治器在口内戴用的时间短、支架多，为了操作简便常用室温固化型树脂涂塑法制作。

2. 唇弓和舌腭杆（图 6-39）　为了舒适和发音方便，可用舌腭杆代替部分基托，唇弓代替部分环托。尤其是下颌前牙区舌侧倒凹大，常用舌杆代替前部基托；上颌腭部中央则可用腭杆代替。注意舌腭杆不能进入倒凹区，应离开黏膜 1 mm。同时，凡需要在其上焊接辅簧者，均可以将其看作连接体部分。其制作方法与可摘局部义齿相同。

二、常用机械性活动矫治器的制作与应用

（一）𬌗垫式活动矫治器

利用𬌗垫式活动矫治器，可解除反𬌗等不利锁结关系及其造成的损害，同时还可以形成正常的进食条件；平面式𬌗垫还可解除上、下牙相对运动时的锁结，有利于上、下颌骨位置的协调。

Note

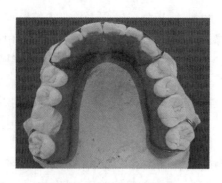

图6-38 基托、唇弓连接体

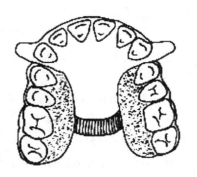

图6-39 舌腭杆

1. 适应证

(1)上颌双侧后牙殆垫式活动矫治器:常用于矫治前牙反殆、下颌前突等畸形。

(2)上颌单侧后牙殆垫式活动矫治器:主要适用于单侧后牙反殆、锁殆,其健侧有殆垫而患侧无殆垫。

(3)上、下颌平面式殆垫牵引钩矫治器:常用于颌间牵引,矫治上颌或下颌前突及发育不足,解除上、下颌之间的不利限制。

2. 设计制作(图6-40、图6-41)

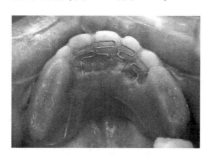

图6-40 殆垫舌簧矫治器

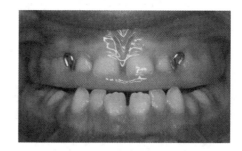

图6-41 带牵引钩的殆垫矫治器

(1)固位装置常用邻间钩、箭头卡环或单臂卡环。

(2)殆垫根据矫治需要设计成双侧后牙殆垫或单侧后牙殆垫;殆面形态可根据矫治需要设计成解剖式形态、半解剖式形态或平面式形态。

(3)在反殆的上前牙舌侧,一侧后牙反殆的后牙舌侧放置双曲舌簧等作用部件,用树脂基托将各部分连接成为一个整体,对于上、下颌需要牵引的可在基托的适当位置安放牵引钩。

3. 临床应用

(1)矫治器殆垫的高度以解除前牙锁结为宜,殆垫过高可造成患者的不适及颞下颌关节的损害。

(2)固位应良好,加力应适宜。

(3)每1～2周加力一次,随着覆殆、覆盖关系的逐渐正常,可分次磨低殆垫,每次磨低约0.5 mm,直至殆垫全部被磨除。

(二)带翼扩弓活动矫治器

带翼扩弓活动矫治器能同时、同步扩大上、下颌牙弓而不需要做上、下颌两个扩弓矫治器。扩弓加力部分仅设计在上颌,通过矫治器向下延伸的翼板,在扩大上颌牙弓的同时扩大下颌牙弓。该矫治器具有省时、省力、省料、高效的优点。

1. 适应证

(1)上颌及下颌牙弓的宽度均狭窄、后牙殆关系为中性殆关系、临床牙冠高度足够者。

（2）前牙轻度拥挤或上前牙排列整齐伴唇向位,同时有下前牙轻度拥挤者。

（3）年龄较小的患者。

2. 设计制作（图6-42）

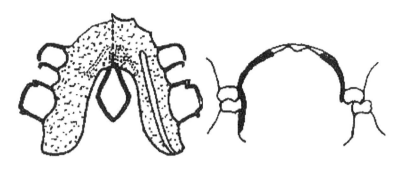

图6-42 带翼扩弓活动矫治器

（1）对好上、下颌工作模型的咬合关系,在前牙及两侧后牙上做咬合记号。

（2）在上颌腭中缝相当于前磨牙和磨牙处各制作一个扩弓簧,前者设计成单菱形,后者可设计为倒 W 形或单菱形或双菱形,如果前、后者均为单菱形则其底部应相对。

（3）固位部分设计:左、右上颌第一前磨牙及第一磨牙制作邻间钩、单臂卡环或箭头卡环,左、右上颌侧切牙及尖牙制作眉式唇弓(适用于上前牙唇向位并排列整齐者)或双曲眉式唇弓(适用于前牙轻度拥挤者)。

（4）伴有前牙反𬌗时,矫治器应附加后牙𬌗垫,使反𬌗牙脱离锁结。

（5）在上颌腭侧设计基托,在两侧后牙腭侧设计翼板,翼板垂直向下延伸至下颌后牙舌侧,前缘至下颌尖牙舌侧面远中,后缘至第二磨牙舌侧面远中轴面角处。

（6）按照设计制作好支架后,可用自凝树脂涂塑完成基托,亦可制作蜡型,经装盒、充胶等过程,热凝树脂完成制作,打磨抛光。

3. 临床应用

（1）试戴合适后,于腭中缝处分裂上颌基托。

（2）制作支架时,扩弓簧不要与组织面离得太近,应有 2～3 mm 的间隙,以免加力后扩弓簧压迫硬腭黏膜。

（3）加力后复诊时,如有腭黏膜压痛或压迹,千万不要缓冲基托组织面,可将基托的凸面压迫,使基托腭弓部分变平。

（4）扩弓过程中,应观察下颌后牙的横𬌗曲线,其较平直时即停止扩弓。

（三）导弓式活动矫治器

导弓式活动矫治器是𬌗垫式活动矫治器的一种变形,其区别在于𬌗垫式活动矫治器在解除锁结后主要推上前牙唇向解除反𬌗,而导弓式活动矫治器在解除锁结后则借助诱导弓的弹力和激发肌肉活动所产生的力,关闭下前牙散隙,诱导下颌向后,使下颌进行生理性调位,是一种机械-功能混合性活动矫治器。

1. 适应证 常用于矫治乳牙期或替牙期伴下前牙散隙的前牙反𬌗。

2. 设计制作（图6-43）

（1）确定下颌后退位并上𬌗架。上颌后牙放置固位卡环,𬌗面设计为平面𬌗垫,上前牙区放置双曲舌簧,将双曲唇弓延伸至下前牙区形成诱导弓。

（2）通过上颌舌簧及诱导弓的适当加力而解

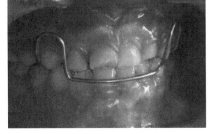

图6-43 导弓式活动矫治器

Note

除前牙反𬌗,纠正上、下颌的咬合关系。

3.临床应用

(1)固位要求高,下前牙诱导弓加力应适宜。

(2)𬌗垫应为平面式,应以不对下颌产生不利诱导为原则。

(3)反𬌗解除后,分次磨减𬌗垫,形成正常覆𬌗后仍应继续戴用一段时间以巩固疗效,否则易复发。

(四)口腔不良习惯矫治器

该矫治器通常是在一般活动矫治器上设置辅件如腭舌刺、栅栏、唇挡丝等,以阻止不良唇舌习惯及吮指习惯等,同时矫治因不良习惯所致的错𬌗畸形。

1.适应证　不良舌习惯、不良唇习惯、吮指习惯等及其所致的错𬌗畸形。

2.结构与制作(图6-44、图6-45)

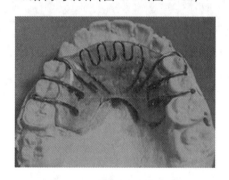

图6-44　不良舌习惯矫治器

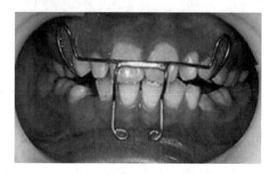

图6-45　咬唇习惯矫治器

(1)不良舌习惯矫治器:①固位部分:卡环、邻间钩等。②连接部分:基托等。③加力部分:腭舌刺、腭珠、栅栏、唇挡丝及加力簧等。可依据患者的情况选取。

(2)腭舌刺用直径为0.7~1.0 mm的不锈钢丝弯制,置于口腔的前腭部,仅在进食和口腔清洁时取下矫治器。

(3)栅栏、唇挡丝要采用直径为0.9~1.0 m的不锈钢丝弯制,腭珠是设置在基托后部腭顶的可转动的小轮子,直径约为5 mm。

(4)唇弓或双曲舌簧根据不良习惯所致的错𬌗情况,用于矫治散隙或舌向错位牙等。

3.临床应用

(1)要求固位良好,否则容易造成软组织损伤。

(2)切忌告诉患者戴口腔不良习惯矫治器是靠惩罚而起作用。

(3)矫治完成后,应分次拆除腭舌刺、唇挡丝等,并强调口腔不良习惯矫治器应继续戴用半年以上。

(4)强调患者按医嘱戴用矫治器,患者的配合是成功的关键。

(五)环托式活动矫治器

环托式活动矫治器是1973年由毛燮均教授设计研制的,将活动矫治器中的基托环绕牙弓内外而形成环托(图6-46)。在当时的时代背景下,由于固定矫治技术在国内较少开展,环托式活动矫治器发挥了较大的作用。由于该矫治器结构复杂,其优势逐渐被现代固定矫治器的强大功能所替代,在此不做详述。

(六)金属支架式活动矫治器

美国牙科医师Crozat于1919年发明一种无基托型的可摘式唇舌弓弹簧矫治器,该矫治装置用锻制的金属丝制成。其体积小,矫治器外露少,更容易被成人所接受,且其无大面积的

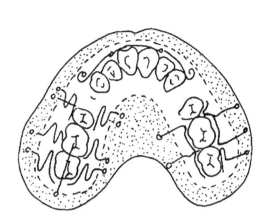

图 6-46　环托式活动矫治器各组成部件

基托覆盖,又可随时取下清洁,故更有利于口腔卫生。但该矫治器结构复杂,制作难度大,其优势逐渐被现代固定矫治器的强大功能所替代,在此不做详述(图 6-47)。

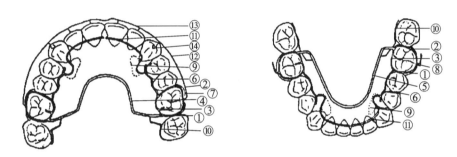

图 6-47　金属支架式活动矫治器

①Jackson 卡环;②月牙卡;③𬌗支托;④腭弓;⑤舌弓;⑥腭舌侧臂簧;⑦颊舌臂;⑧颌间牵引钩(下);⑨尖牙弹簧;⑩第二磨牙弹簧;⑪前牙辅助弹簧;⑫唇弓;⑬各种唇弓辅件;⑭颌间牵引钩(上)

第四节　功能性矫治器

一、功能性矫治器的类型及作用机制

功能性矫治器是一种本身并不产生任何机械力,在口内的固位一般也不严格,通过定向传递咀嚼肌和口周肌的收缩力,促进𬌗发育和颅面生长,从而达到矫治错𬌗畸形目的的矫治器。功能性矫治器多为可以自行摘戴的矫治器,如肌激动器、功能调节器、生物调节器等。此外还有功能性固定矫治器,如 Herbst 矫治器、Forsus 矫治器等,多为成品或半成品。在此仅介绍功能性活动矫治器。

(一)功能性矫治器的类型

功能性矫治器经过近百年的发展,其设计不断变化,种类繁多。除少数为功能性固定矫治器外,大部分为可摘矫治器。临床上常将功能性可摘矫治器归纳为三大类,即简单功能矫治器、肌激动器类和功能调节器。

1. 简单功能矫治器　此类矫治器直接将肌力传递至牙,包括上颌平(斜)面导板、口腔前庭盾、唇挡等。

2.肌激动器类 这一类功能性矫治器主要改变下颌的位置(一般是向前、向下),刺激附着于下颌的咀嚼肌兴奋,由此产生的力传递至牙、颌骨,起到功能性颌骨矫形作用,所以一般又称为颌骨功能矫形器。

3.功能调节器 这种类型的功能性矫治器虽然也改变下颌的位置,但其主要起作用的部位在牙弓之外的口腔前庭,矫治器通过颊屏和唇挡改变口周肌的动力平衡,从而影响牙弓、颌骨的发育。

(二)功能性矫治器的作用机制

功能性矫治器主要用于生长发育期儿童由口面肌功能异常所导致的功能性错𬌗畸形,也可矫治部分早期骨性错𬌗畸形、某些不良习惯,有时也用于矫治后的功能保持。

功能性矫治器的作用机制涉及口颌系统的各个方面,对牙槽、颌骨和肌肉起不同的作用。功能性矫治器可选择性地控制牙齿的垂直高度。通过促进或抑制前、后牙的垂直萌出及其生长量,在矫治开𬌗或深覆𬌗的同时,还可以引导其在近远中方向、颊舌向做少量的移动,从而达到协调上、下颌骨关系的目的。除了骨性和牙性效应外,功能性矫治器还对口周软组织产生作用,即戴用功能性矫治器所产生的肌肉静止张力或激起肌肉活动所产生的力,可改变口面肌肉对牙齿和颌骨所施力的大小、方向和作用时间,使口颌系统的神经、肌肉环境有利于𬌗发育和颅面生长。

二、常用功能性矫治器的制作及应用

1.上颌平(斜)面导板

(1)作用原理:

①抑制下前牙垂直萌出或压低下前牙。

②促进上、下后牙垂直萌出。

③斜面导板有引导下颌向前,刺激下颌骨矢状向生长的作用。

(2)适应证:

①平面导板适用于严重深覆𬌗、上前牙唇向位并有小间隙及上颌前牙内倾型的深覆𬌗。

②斜面导板适用于由不良习惯等所致的远中错𬌗或下颌骨发育不足所致的远中错𬌗。

(3)主要结构和制作要点:主要结构由卡环或邻间钩、基托、平(斜)面导板组成(图6-48)。

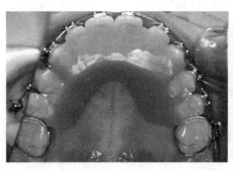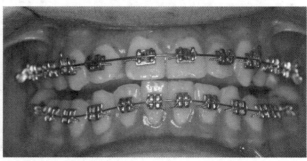

图6-48 上颌平(斜)面导板

①卡环或邻间钩:卡环应有良好的固位且不妨碍后牙的萌出。常用的固位装置有邻间钩、单臂卡环或后牙连续卡环等。

②基托:基托远中游离端应伸展到上颌最后一颗磨牙的腭侧,以防止因颌间距离升高、颊肌收缩压力加大而使后牙向舌侧移动。

③平(斜)面导板:上前牙腭侧基托的前缘加厚,形成一半月形与𬌗平面平行的平面板称为

平面导板;如形成一与𬌗平面约成45°角的斜面板则称为斜面导板(图6-49)。导板的厚度要求是,当下前牙咬在导板上时,上、下颌后牙𬌗面分开1.5～2 mm,导板的左右径应达到两侧尖牙的远中,导板的前后径为7～8 mm。如需要内收上前牙,则舌侧基托贴近牙面的部分应缓冲。

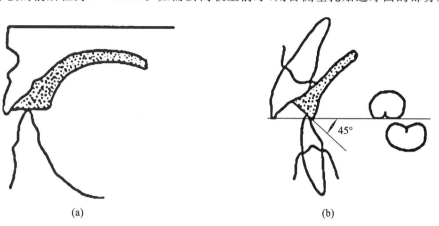

(a) (b)

图6-49 下颌切牙与上颌平(斜)面导板之间的关系

(a)平面导板;(b)斜面导板

④唇弓:对于需要内收上前牙或对抗上前牙的唇倾,或需增加固位者,可加唇弓,唇弓的粗细和位置根据矫治需要不同而异。如需内收上前牙,可用直径为0.7 mm的较细不锈钢丝弯制,其位置处于前牙牙冠的近切1/2;如需用作矫治后的保持,则用直径为0.9 mm的较粗不锈钢丝弯制,置于前牙牙冠的中1/3和颈1/3交界处。

(4)临床应用:

①初戴上颌平(斜)面导板时,如有个别下颌切牙过高,应进行适当磨改,使更多的下前牙咬于上颌平(斜)面导板上。

②随着下前牙被压低,有时需加高上颌平(斜)面导板,以保证上、下颌后牙面分开1.5～2 mm的间隙。

③如果需同时内收上颌前牙,加力前可将上颌平(斜)面导板前缘区的组织面适量磨除或缓冲,形成空隙以容纳前牙内收时移位的黏膜组织,以免引起炎症。

④复诊检查:每3～4周复诊一次,检查上颌平(斜)面导板上有无下前牙咬合形成的痕迹、是否影响下颌的侧方运动、颞颌关节及下前牙有无不适或疼痛。每次复诊应检查治疗效果,深覆𬌗、深覆盖有无改善,若无则进一步分析原因。

2.下前牙树脂联冠斜面导板

(1)作用原理:

①利用下前牙区树脂导板斜面解除反𬌗锁结及诱导反𬌗牙的前移。

②解除咀嚼肌张力过大所致的下颌骨的逆时针旋转生长,反覆𬌗深时所致的后牙萌出不足。

③刺激后牙槽的生长及牙齿的萌出。

(2)适应证:主要用于矫治前牙反𬌗。适用于乳牙期多数前牙反𬌗及部分或个别早期萌出的恒切牙反𬌗者,尤其适合于反覆𬌗较深、反覆盖不大的前牙反𬌗。

(3)制作方法:制作时应在下颌后退的位置上进行,可制作成活动式套在下前牙上,也可用黏固剂粘接在下前牙上。可用自凝树脂直接在口内完成,也可在石膏模型上完成。斜面与上前牙腭侧接触,斜面与上前牙纵轴交角应小于45°,否则上前牙容易被压低(图6-50)。

(4)临床应用:

①下前牙树脂联冠斜面导板粘接就位于下前牙后,检查上、下前牙的咬合情况,如个别牙

Note

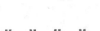

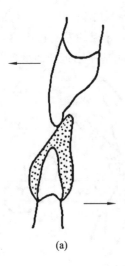
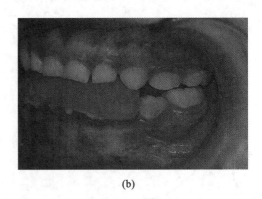

(a)   (b)

图 6-50 下前牙树脂联冠斜面导板

齿有早接触,应进行调磨,并指导患者正确掌握下前牙树脂联冠斜面导板的使用方法。

②戴用下前牙树脂联冠斜面导板1～2天后,如无不适反应,即可练习用上前牙与导板进行咀嚼。

③如上前牙已有唇向移动,而斜面导板只与上前牙的舌侧龈组织接触,应根据反殆的程度及牙齿的反应,调磨斜面导板或增大导板斜度继续矫治。

④矫治混合牙列及恒牙列早期的严重前牙反殆,戴用斜面导板2～3个月后,如仍无效果,应改用其他方法进行矫治。

3. 下前牙唇弓斜面导板

(1)作用原理:

①斜面导板诱导上前牙唇向。

②双曲唇弓内收下前牙间隙。

(2)适应证:

①主要用于矫治前牙反殆。

②固位良好,适用范围较广,除可用于下前牙树脂联冠斜面导板矫治器的适应证外,还可用于不适宜用下前牙联冠斜面导板矫治的患者。

③适用于混合牙列期有乳牙早失的患者,同时可用作乳牙间隙保持器。

④用于下前牙唇向错位时关闭间隙、缩小下牙弓的患者。

(3)制作方法(图 6-51):上殆架,在下颌机械性可摘矫治器的下前牙舌侧基托上,向上后加

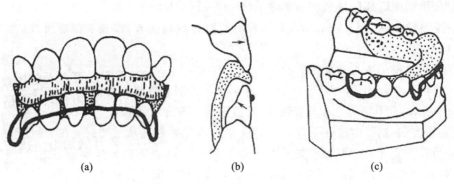

(a)   (b)   (c)

图 6-51 下前牙唇弓斜面导板

(a)前面观;(b)侧面观;(c)殆面观

高、加厚形成下前牙区斜面导板,其唇侧只覆盖下前牙牙冠唇面的切 1/3 到中 1/3 处,如需关闭下前牙间隙并缩小下牙弓,则斜面导板可完全不覆盖到下前牙唇侧,但需缓冲舌侧基托的组织面,使其既可调节唇弓加力,又能内收下前牙关闭间隙。上前牙区与斜面导板的咬合关系要求同下前牙树脂联冠斜面导板。

(4)临床应用:

①初戴时的注意事项基本与下前牙树脂联冠斜面导板相同,但不进行黏固,同时还应注意下颌舌侧基托的伸展及唇弓的就位。

②复诊时,应注意检查调磨下前牙舌侧基托,并调节唇弓加力。

③反𬌗矫治完成后,下前牙唇弓斜面导板可作为保持间隙或缩小下牙弓后的保持器,并将斜面磨除继续戴用。

4. 唇挡(lip bumper)

(1)作用原理:

①唇挡可用在上颌或下颌,以解除唇肌、颏肌的异常压力,使收缩过度的唇肌、颏肌恢复正常张力或使不足的唇肌张力增大。

②上、下牙弓获得内、外肌力平衡而正常生长发育。

(2)适应证:

①纠正咬下唇习惯。

②向远中移动磨牙。

③加强下颌磨牙支抗。

(3)唇挡的类型:

①用钢丝弯制唇挡并套上树脂管。弯制唇挡钢丝的直径不得小于 1.1 mm;这种唇挡比较适合牙弓的形状,制作也方便。

②预成式唇挡。市场上可以买到,但因个体口腔前庭差异大,临床应用受限制。

③技工室制作唇挡。这类唇挡的制作比较方便,适合于多数牙弓。

各类唇挡在应用时,可以将唇挡插入第一磨牙带环的颊侧管内,或插入可摘矫治器上的颊侧管内。假如恒磨牙未完全萌出,也可将唇挡插入粘接在第二乳磨牙上的颊侧管内。

(4)唇挡的制作方法:制作唇挡较简单的方法是直接用直径不小于 1.1 mm 的不锈钢丝,弯制适合牙弓的形状并套上树脂管即可。下面介绍较常用的技工室制作唇挡的方法(图6-52)。

①取一段直径为 1.0～1.1 mm、长约 20 cm 的不锈钢丝,在同一平面上严格按图 6-52 所示弯制。

②用日月钳给钢丝支架加曲度,从中间开始,向两侧进行,形成与牙弓相适应的弧形。

③在唇挡相应部位的模型上铺蜡,用自凝树脂涂布唇垫,制成宽 15 mm、长 10 mm、下边缘圆钝加厚的唇垫。

(5)临床应用:

①初戴唇挡时,检查有无软、硬组织的压痛,患者戴用唇挡适应后可全天戴用。

②用于矫治不良习惯时,只告诉患者戴上矫治器就可治疗不良习惯,而不是作为惩罚措施。

③用于推磨牙向后或增强支抗时,复诊应检查唇弓是否需要开展加力。达到治疗目标后,仍应继续戴用一段时间以巩固疗效。

5. 前庭盾 前庭盾是一种用树脂制作的形似盾牌的功能性活动矫治器。主要安放在口腔前庭,其内侧面只与前牙区接触,用以调节唇颊肌的压力及封闭口腔前庭。

(1)作用原理:

①口腔前庭盾发挥作用的部位在口腔前庭部位,用于消除唇颊肌对牙弓及颌骨的不正常

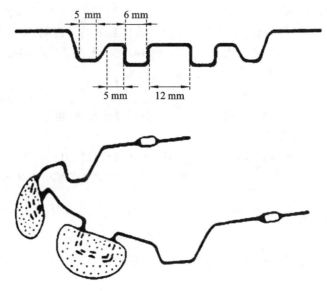

图 6-52　唇挡的弯制

压力,使牙弓内、外处于平衡状态。

②前庭盾还可以对上、下牙弓及颌骨的矢状向、垂直向、横向三维方向进行调整。

(2)适应证:

①适用于口呼吸、咬物、咬指习惯的矫治。

②用于唇功能训练。

③用于上颌前突、牙弓狭窄及替牙早期下切牙舌倾的矫治。

④不适用于恒牙期,鼻呼吸功能障碍者应禁用。

(3)前庭盾的制作(图 6-53):

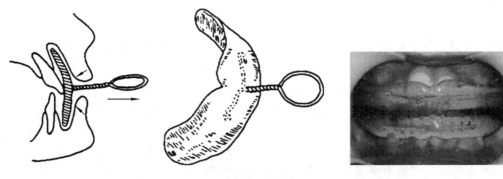

图 6-53　前庭盾

①首先要求取得精确的印模,使之接近全口义齿印模的伸展范围。

②取得切对切的蜡咬合关系,将模型与蜡殆对好后上好殆架,并用铅笔在模型的黏膜转折处画出前庭盾的边缘伸展范围,后缘应伸展至最后磨牙的远中邻面。

③在标记范围内铺 2～3 mm 厚的基托蜡。如果需内收前牙,则前牙区牙冠部分不铺蜡。

④用自凝树脂涂布 2～2.5 mm 厚的形似盾牌的矫治器,其外形大小与患者的口腔前庭及牙弓的唇颊面类似。

⑤需要进行唇肌功能训练时,可在前庭盾前牙区增加一个或两个牵引环。

(4)临床应用:

①口腔前庭盾应尽量多戴用,戴用时上、下唇应尽量闭合,并反复训练。使用该方法时,要求患者紧闭双唇,这样即使未进行舌的功能训练,也进行了唇肌训练。

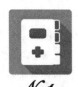

②初戴时患者多有不适感,前庭沟及唇系带处可能会出现压痛,应注意调磨压痛点部位的树脂。

③对有口呼吸习惯的儿童,为了避免其因夜间口呼吸习惯而发生窒息,可在前庭盾前部相当于闭合线的中份预备几个通气孔。

④每3~4周复诊一次,可在保持前庭盾厚度约2.5 mm的情况下,通过在局部应用自凝树脂垫底或缓冲的方法,调节牙弓承受的矫治力。

6. 阻鼾器 阻鼾器主要用于治疗阻塞性睡眠呼吸暂停综合征(OSAS),故亦称阻塞性睡眠呼吸暂停矫治器。

(1)作用原理:主要是将上气道的周围组织向外牵引(特别是软腭和舌体部位),从而使气道扩张,避免呼吸受到影响。

(2)适应证:适用于阻塞性睡眠呼吸暂停综合征患者,还可用于治疗功能性下颌后缩。

(3)分型:矫治器根据其作用原理分为三个类型。①软腭作用器。直接作用于软腭,且通常需要对患者进行软腭训练,患者才能耐受。②舌作用器。直接将舌进行前方牵引而起到扩宽舌后、软腭后气道的作用。舒适程度及固位情况较下颌前移器要差一些。③下颌前移器。这是矫治器中的一个大类,亦是通过下颌前移牵引舌体前伸,达到扩开咽部及气道的效果。

(4)制作方法:以下颌前移器为例介绍如下(图6-54)。

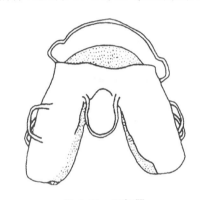

图6-54 阻鼾器

①先嘱患者尽量张口并前伸下颌,然后放松并缓慢收回,直至获得一个既舒适又有最大前伸位的下颌位置。再以烤软的蜡获取咬合重建记录以改变下颌位置。

②根据蜡咬合记录上𬌗架固定石膏模型。

③用直径为0.7~0.9 mm的不锈钢丝弯制上颌双曲唇弓,再用直径为1.2 mm的不锈钢丝弯制小腭弓,并根据需要弯制上、下颌后牙区箭头卡环以增加固位。

④涂布树脂时,要求其所有后牙𬌗面、下前牙切缘均应被树脂覆盖。

⑤为防止患者因鼻腔阻塞而引起呼吸困难,应在上、下牙列间留置通气孔以维持正常呼吸。

⑥可用真空负压铸塑技术制作该矫治器。

(5)临床应用:

①选用矫治器治疗阻塞性睡眠呼吸暂停综合征时,应对阻塞性睡眠呼吸暂停综合征的病因、发病机制、严重程度有一定的了解,并取得呼吸科等的协作。

②临床上取蜡𬌗时,下颌前伸距离一般为最大前伸距离的70%,切牙间垂直距离约为2.0 mm。

③告知患者可能出现的不良反应,如口干、颞下颌关节不适,戴矫治器睡觉时唾液分泌增加等。

④为了避免发生夜间呼吸困难,矫治器上、下牙列间应设置通气孔。

7. 牙齿正位器

1)作用原理 ①利用弹性树脂或软橡胶的弹性对错位牙进行调位。②在关闭间隙、调整前牙倾斜度的同时,建立正常的覆盖关系。③生长发育高峰期的安氏Ⅱ类错𬌗病例,正位器可协调上、下牙弓颌骨的相互关系,刺激髁突改建。

Note

2)适应证

(1)主要用于排齐牙列形成理想的牙弓形态。

(2)牙弓存在散在间隙。

(3)用于固定矫治器,特别是 Begg 矫治器矫治后牙位及牙弓形态的精细调整和保持。

(4)调整切牙轴倾度和根转矩。

(5)进行𬌗平面及前牙覆𬌗和覆盖的调整。

3)正位器的结构

(1)弹性材料体:正位器几乎全部由弹性材料体构成,它覆盖上、下牙弓全部牙齿的唇、颊、舌面后,在𬌗面相连,形成一个整体。其还在𬌗间间隔部分设计有直径 2.0 mm 的通气孔 3~5个,以利呼吸。

(2)辅助部件:①球形末端邻间钩。置于第二前磨牙与第一磨牙邻间隙内,协助固位并有引导矫治器戴入的作用。②牙窝辅助推丝。需要纠正扭转、倾斜的牙齿时,在有关牙窝的颊舌向或近远中向埋入直径 0.7 mm 的不锈钢丝弯制的辅助推丝,形成较硬的接触面而增强对牙的作用。③口外牵引附件。如需要口外弓,可在第一磨牙𬌗间隙处,包埋焊有颊面管的 U 形钢丝。

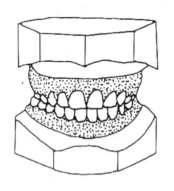

图 6-55 正位器制作的排牙

4)正位器的制作

(1)按全口义齿制作时的要求,制取印模,灌制模型。

(2)取正中关系蜡𬌗记录,将工作模型固定在𬌗架上。转移蜡𬌗关系上𬌗架。

(3)完成工作模型的制作(图 6-55):①排牙。锯下需要移动的牙齿,根据𬌗关系排牙,以获得理想的牙尖交错𬌗关系并使侧方、前伸运动都没有𬌗干扰。一般下颌尖牙不做移动。②修整。用蜡恢复模型上牙槽区的缺损,使之与口腔实际情况一致。③根据需要弯制钢丝辅助部件,如球形末端邻间钩、牙窝辅助推丝等。

(4)复制完成工作模型和咬合打开路径:①在𬌗架上,使排牙后的上、下牙弓分开,如无特殊目的,磨牙区分开 2.5~3.0 mm。②用蜡记录𬌗架上咬合打开时的𬌗关系。③用取印模的方法复制完成工作模型。④复制好的工作模型应根据𬌗间蜡记录上𬌗架。⑤将辅助部件在复制牙模上固定。

(5)正位器的完成(图 6-56):使用真空热压塑造机,在复制完成的工作模型上用弹性树脂

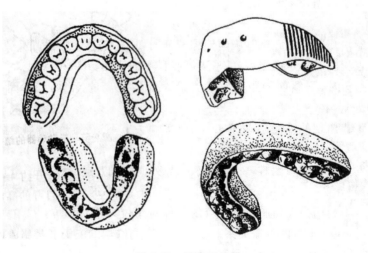

图 6-56 牙齿正位器

或橡胶分别压制正位器的上、下牙列部分,再用条状热塑材料按咬合打开的高度加厚上、下𬌗平面,修整平滑后再次压塑,使矫治器成为一体。

5)临床应用

(1)准确的印模和蜡𬌗关系是正位器发挥作用的保证。

(2)初戴矫治器时,应检查有无局部牙齿受力过大造成的压痛点及软组织压痛点,并进行调磨。

(3)嘱患者经常训练下颌前伸至正常位置,待患者适应一段时间后可全天戴用。

(4)临床上也可将其作为保持器使用。

8. 肌激动器 肌激动器是 1908 年由 Andresen 设计发明的,故又称 Andresen 矫治器,也称为促动器。早期的肌激动器结构比较简单,经过长期临床应用过程中不断的改良和完善,该矫治器得到了发展。

1)作用原理 肌激动器的矫治力来源于咀嚼肌、口周肌,其在口内的松散固位也主要依靠咀嚼肌。由于肌激动器的作用,下颌被引导着向前、向下,在新的位置上,咀嚼肌群的平衡被打破后,上、下颌骨受到相互的作用力,产生如下颌骨生长效应。

(1)刺激下颌骨矢状向生长。

(2)刺激下颌骨垂直向生长。

(3)抑制上颌骨矢状向生长。

2)适应证

(1)肌激动器主要用于矫治青春发育高峰期安氏Ⅱ类 1 分类错𬌗畸形,其通过下颌前移以及控制牙的垂直向萌出,使颌骨的矢状关系、垂直关系得以改善。

(2)用于矫治早期安氏Ⅲ类错𬌗、安氏Ⅱ类 2 分类错𬌗和开𬌗畸形。

3)基本结构和制作 该矫治器结构简单,主要由一整块树脂基托组成,其次是不锈钢丝形成的诱导丝,无特定的固位装置,也没有产生机械力的加力装置(图 6-57)。

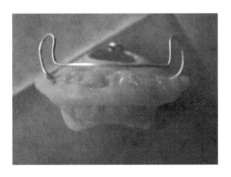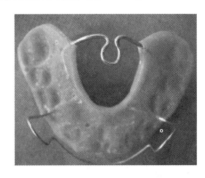

图 6-57 肌激动器的结构

(1)印模和模型:与一般机械性可摘矫治器的制作要求相同。

(2)咬合重建记录:这是矫治器制作过程中最重要的步骤,目的是记录下颌拟改变后的位置,以便使完成后的矫治器戴入口中,下颌处于正常位置,而且能产生一定的矫治力。咬合重建的具体方法根据不同错𬌗情况确定:①安氏Ⅱ类 1 分类错𬌗在下颌前移时重建咬合。前移的量应使Ⅱ类磨牙关系改变为Ⅰ类磨牙关系,若需前移较多,可分次前移,即每次前移 3～4 mm,否则患者不易忍受。咬合打开一般以磨牙区分开约 4 mm 为宜。②安氏Ⅲ类错𬌗在下颌后退时重建咬合。即下颌应尽可能后退,垂直打开的高度一般以上、下前牙间打开 1～2 mm 为宜。

(3)诱导丝的要求及弯制:用直径为 0.9～1.0 mm 的不锈钢丝弯制,可弯制成普通的双曲唇弓,也可弯制成曲向远中的水平曲唇弓(图 6-58)。其位置可因适应证不同而改变。用于矫治安氏Ⅱ类错殆的上颌诱导丝与一般可摘矫治器的双曲唇弓相同,位于上颌前牙唇面,从上颌尖牙远中越过殆面,并且不能影响上、下牙齿的殆向萌出(图6-59)。因矫治器是下颌前伸至正常颌位时形成的,故戴入矫治器后,下颌虽有后退恢复至原有咬合关系的趋势,但由于基托将上、下颌连在一起,下颌向后退的力量必然被上颌诱导丝及基托所阻挡。因此,下颌后退肌群便产生了向后牵引上颌的功能性矫治力,此力通过上颌唇侧诱导丝,可使上颌向后或上前牙向舌侧移动。

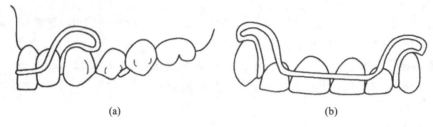

图 6-58　水平曲唇弓

(a)侧面观;(b)前面观

　　下颌诱导丝主要用于矫治安氏Ⅲ类错殆,位于下前牙唇面(图6-60)。因矫治器的基托是在下颌后退位置上形成的,故戴入矫治器后,下颌虽然仍有向前移动恢复其原有近中颌位的趋势,但此种前伸下颌肌肉收缩产生的力,必然被下颌诱导丝及基托所限制,使下颌不能再向前移动,而使上颌前牙逐渐向唇侧移动。弯制时应上殆架,以便取得正确的上、下颌间关系。诱导丝弯好后,用蜡将其不需要包埋于基托中的部分固定于模型上。当上颌前牙逐渐向唇侧移动后,上颌前牙舌侧逐渐增加自凝树脂,才能不断地使基托将矫治力传递至上颌前牙舌侧,使上颌前牙不断向唇侧移动。

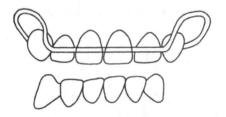
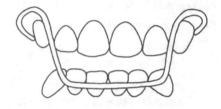

图 6-59　安氏Ⅱ类错殆的上颌诱导丝　　　　　　图 6-60　安氏Ⅲ类错殆的下颌诱导丝

　　(4)基托的要求和制作:首先应根据设计要求在模型上用铅笔画出基托的范围,包括上、下颌及全部牙的殆面部分。上、下颌基托又可分为牙与牙槽黏膜两个部分,均在舌侧而不进入颊侧。上颌覆盖牙槽黏膜部分基托高度为8~12 mm,后缘呈马蹄形,露出腭顶。下颌覆盖牙槽黏膜部分基托高度为5~12 mm,向后至磨牙区可增大到10~15 mm。按标画的范围涂布树脂形成上、下颌基托,然后用自凝树脂将上、下颌基托连成一整体。

　　(5)诱导面的形式和作用:根据临床错殆的类型严格按设计要求制作后牙的诱导面及前牙区的树脂基托,以利上、下前牙及后牙向希望的方向移动(图6-61、图6-62)。

　　(6)矫治器的完成:在殆架上,检查颌位关系是否正确,确认无误后将弯制好的钢丝固定在模型上,不需要用自凝树脂包埋的部分用蜡覆盖,用自凝树脂分别涂布形成上、下颌基托,在上、下颌基托之间用自凝树脂形成殆间部分,上、下颌连成整体。待树脂硬化后,取下打磨抛光,完成矫治器的制作。按照诱导面的要求,检查与牙有接触的基托需要缓冲部分,并在临床试戴时进行调整。

　　4)临床应用

　　(1)初戴矫治器时,嘱安氏Ⅱ类错殆患者反复进行主动前伸下颌训练,使其逐渐适应前伸

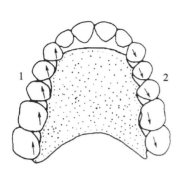

图 6-61　肌激动器后牙诱导面

1.有利于后牙向近中移动；

2.有利于后牙向远中移动

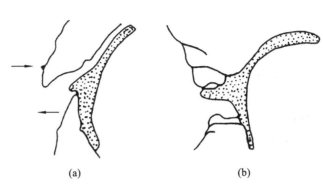

图 6-62　肌激动器的𬌗间诱导面

(a)有利于上切牙的腭向和下切牙的唇向移动；

(b)控制上磨牙伸长和刺激下磨牙伸长

位,安氏Ⅲ类错𬌗患者训练其下颌尽量向后。初期阶段每天戴矫治器 3～4 h,嘱家长观察患儿入睡后矫治器在口内的情况,是否会不自觉脱出口腔,当逐渐习惯后应延长戴矫治器的时间,至少应在晚饭刷牙后戴上矫治器至次日早晨。

(2)矫治器戴入后 1～2 周复诊,检查口腔软硬组织及颞下颌关节区有无不适或压痛。患者适应后,可按前述方法形成正确的诱导面,4～6 周复诊一次。

(3)复诊检查诱导面与牙齿接触部分是否形成发亮区,牙齿排列情况有无改善,牙弓的长度、宽度有无变化,前牙覆盖、覆𬌗是否减小,后牙𬌗关系以及咬合有无改善等。

(4)肌激动器由于体积较大,戴入后影响发音和咀嚼,一般在夜间及休息时戴用,每天确保戴用至少 14 h。告诉患儿及其家长戴用时间越长,疗效越佳,使其积极配合。安氏Ⅱ类 1 分类错𬌗一般在戴用 10～12 个月后,后牙可达到中性𬌗关系,前牙覆𬌗、覆盖关系正常。

9.头帽口外弓肌激动器　头帽口外弓肌激动器是在肌激动器上附加口外牵引装置的一种新型矫治器。

1)作用原理　①对于安氏Ⅱ类 1 分类错𬌗,肌激动器虽可明显促进下颌骨向前生长,但对上颌骨向前发育的抑制作用较弱,而头帽口外弓肌激动器则对有上颌前突趋势的安氏Ⅱ类患者疗效显著。②对于垂直方向控制,肌激动器鼓励下后牙的萌出以矫正前牙的深覆𬌗,下后牙的萌出可造成𬌗平面和下颌平面的顺时针旋转、面高增加,对安氏Ⅱ类低角型病例的面型改善有利,但对安氏Ⅱ类高角型病例却十分不利。头帽口外弓肌激动器通过高位口外牵引则可抑制安氏Ⅱ类高角型病例的这种不利改变。

2)适应证

(1)替牙期安氏Ⅱ类 1 分类错𬌗。

(2)较严重的骨性Ⅱ类错𬌗,上颌前突,下颌后缩。

(3)较严重的骨性Ⅱ类错𬌗,高角型病例,下颌骨有后下旋转生长趋势,可达到有效垂直控制。

(4)不适于下颌平面角较低、颏点位置前移的病例。

3)结构与制作　头帽口外弓肌激动器分为肌激动器和头帽口外弓两个部分(图 6-63)。

(1)肌激动器部分:以 Andresen 肌激动器为基础加以改进。①基托:上颌基托与所有牙齿的𬌗面及切缘贴合,以保证上牙弓的支抗。切牙和尖牙处,基托向唇侧延伸盖过牙冠唇面 2 mm,舌侧约 3.5 mm,以支持切牙牙冠;前磨牙及磨牙处,基托向两侧伸展至颊尖外缘;为减小矫治器体积,腭部基托中央部分可用 1.2 mm 不锈钢丝弯制的腭杆代替,以提供舌的空间。下颌基托类似于全口义齿,应尽可能向口底伸展,因为支抗主要来源于下颌舌侧骨皮质,下颌牙齿的舌侧和𬌗面均与基托贴合,𬌗面基托延伸至颊尖,前牙盖过唇面并向龈方伸展 2～

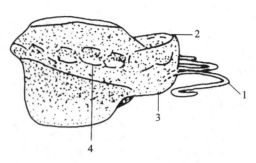

图 6-63 头帽口外弓肌激动器
1.口外弓部分;2.上前牙区基托部分;3.下前牙区基托部分;4.上后牙基托殆面部分

3 mm。②上前牙控根簧(如果上前牙需要舌向控根可加用):用直径为 0.5～0.6 mm 的不锈钢丝弯制而成(图 6-64)。其水平固位部分包埋于基托内,垂直部分离开基托 6～8 mm 以保持一定的弹性。该簧可对上切牙进行根舌向、冠唇向控根。控根簧必须与高位口外唇弓合用,否则会加重伸长。③口外弓管:置于前磨牙区,垂直方向上距上颌牙约 1 mm。

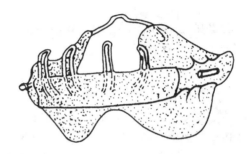

图 6-64 上前牙控根簧

(2)头帽口外弓部分:口外弓是联合矫治的重要部分,常用直径为 1.5 mm 的不锈钢丝制作。口外弓可插入肌激动器上的口外弓管内或直接埋入肌激动器两侧尖牙与侧切牙之间的树脂基托中,口外部分与高位牵引头帽相连接。

4)临床应用

(1)初戴时应上、下颌分别戴入,检查是否贴合,再检查完全戴入时的情况。如下颌戴入困难,通常是由于未做倒凹缓冲或缓冲不够。矫治器口内部分调整完成后,再调整口外力的大小和方向,检查力与阻力中心的大概位置关系。一般混合牙列期每侧加力 200～300 g,恒牙列期每侧加力 400～500 g。

(2)第一次复诊应在戴用后 1～2 周,主要检查患者戴用时间及有无不适,并开始辅助装置的加力;若患者合作良好,可 6～8 周复诊一次,不需要密切观察,在磨牙 I 类关系达到后尚需保持数月。

(3)矫治器对上牙弓有良好的控制,同时通过调磨下磨牙殆面树脂可以控制下磨牙的高度,从而平整下颌 Spee 曲线。

10. 双殆垫矫治器(Twin-Block 矫治器) 双殆垫矫治器是由 Clark 发明的一种可全天戴用的功能性活动矫治器。它由上、下颌两个带殆垫的机械性活动矫治器所组成。

1)作用原理 通过上、下殆垫接触面间殆垫斜面,改变自然牙列中承受殆力的殆斜面的方向,并通过功能性前移下颌,刺激下颌骨生长,从而产生矫形效果。

2)适应证 用于替牙期、恒牙早期安氏 II 类错殆,尤其对安氏 II 类 1 分类错殆疗效显著;如用于安氏 II 类 2 分类错殆,先将安氏 II 类 2 分类错殆矫治为安氏 II 类 1 分类错殆再使用,或于上前牙腭侧基托内加双曲舌簧。用于安氏 III 类错殆时,矫治器殆垫斜面正好与治疗安氏 II

类错殆的殆垫斜面相反。

3)结构和制作 该矫治器由上、下颌两个机械性可摘斜面殆垫矫治器组成(图 6-65、图 6-66)。

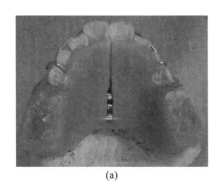 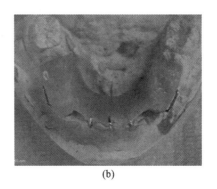

(a)　　　　　　　　　　　　　(b)

图 6-65　双殆垫矫治器殆面观

(a)上颌;(b)下颌

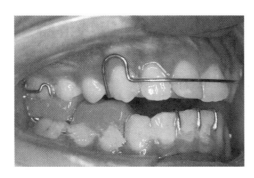

图 6-66　双殆垫矫治器侧面观

(1)上颌部分:①可有上颌殆垫、螺旋扩大器、卡环和唇弓等。②在上颌第一前磨牙和第一磨牙上做箭头卡环,如需要口外力,则在第一前磨牙上做单臂卡环,在第一磨牙的箭头卡环的桥部焊接圆管,以放置口外弓。③在基托的中线相当于上颌前磨牙之间处放置螺旋扩大器,便于扩大上颌牙弓宽度,有利于下颌的前移,否则会形成后牙对刃殆。④需内收上前牙时可做常规唇弓。⑤殆垫覆盖上颌磨牙及第二前磨牙殆面,在上颌第二前磨牙的近中边缘开始形成向远中的斜面,斜面延伸至相当于上颌第一磨牙近中面处,角度一般与殆平面成 45°角,殆垫向后逐渐变薄形成楔形(图 6-65(a)、图 6-66)。

(2)下颌部分:①由殆垫和卡环组成。②殆垫覆盖在下颌前磨牙的殆面上,从第二前磨牙的远中边缘处开始向近中形成斜面,角度为 45°,殆垫向近中逐渐变薄。上、下殆垫在第二前磨牙区形成 45°斜面,使上、下颌相互锁结,引导并保持下颌于前伸位置。③在下颌第一前磨牙上做箭头卡环,两侧尖牙做单臂卡环,下颌两中切牙做联合箭头卡环,以便加强固位(图 6-65(b)、图 6-66)。

(3)殆记录:在制作上、下颌矫治器之前必须制取下颌前伸位时的蜡殆记录,一般下颌需前伸 5～10 mm,此时切牙能呈切对切关系。如果下颌需前伸 10 mm 以上,应分 2～3 次前移下颌,每次治疗后数月再前伸下颌做殆记录,以达到切牙呈切对切的位置关系。在垂直方向上,磨牙区远中分开 1～2 mm,前磨牙区离开 5～6 mm,尖牙区离开 3～5 mm,切牙区离开 2 mm。如有下颌偏斜者,取殆记录时,尽量恢复正确的中线关系。

(4)涂布树脂、打磨、抛光:根据蜡殆记录上殆架,固定好卡环、唇弓、邻间钩或螺旋扩弓器,按设计的范围填充树脂,并形成 45°的殆垫斜面,硬固后拆下打磨抛光。

Note

4)临床应用

(1)矫治时机最好开始于生长发育期,并在生长发育期进行治疗。初戴时应先适应一周,吃饭时暂不戴,适应后应 24 h 戴用。

(2)试戴口内矫治器,观察矫治器的固位情况,检查有无压痛及黏膜刺痛,并进行调磨。教会患者当上、下颌矫治器咬合在一起时,下颌顺着导斜面前伸进行咬合,并让患者明白,只有戴着矫治器吃饭,才能增大矫治力,增强疗效。

(3)戴用矫治器 4~6 周后即可开始分次磨低上颌𬌗垫,以利下后牙向上萌出,减少深覆𬌗。每次调磨𬌗垫 1~2 mm,而保留上颌导斜面的高度,一般 2~5 个月牙弓矢状关系可得到矫正。但此时前磨牙区的咬合关系仍未完全建立,可使用上颌斜面导板,直至前磨牙区建𬌗后一年左右为止,以巩固疗效。

(霍美玲　宋双荣)

第五节　固定矫治器

固定矫治器是正畸矫治器中的一个应用较为广泛的类型。这类矫治器是通过黏着或结扎技术,将相应矫治器部件固定在牙齿表面。固定矫治器具有固位好、支抗充分、能精确有效地控制多牙齿各方向的移动、可施加各种类型的矫治力等特点。口腔正畸所使用的固定矫治器种类很多,目前临床上广泛应用的固定矫治器是方丝弓矫治器和直丝弓矫治器。

固定矫治器一般由托槽、带环(颊面管)、矫治弓丝及其他附件组成。

矫治弓丝是固定矫治器的主要施力部分,大多由不锈钢丝、合金钢丝组成。

带环由不锈钢片制成,紧密地粘在牙上,而颊面管、托槽、拉钩等附件,主要通过焊接在带环上而固定在牙齿表面。由于粘接技术的发展,自 20 世纪 70 年代初开始,应用直接粘接技术,将托槽和颊面管等正畸附件直接粘接在牙齿表面。

一、方丝弓矫治器

方丝弓矫治器于 1928 年由 Angle 首先提出,主要利用方形矫治弓丝与托槽方形槽沟间的紧密接触而施力。方形矫治弓丝是这类矫治器的一个重要部件,因而将它称为方丝弓矫治器。从 20 世纪 50 年代中期开始,方丝弓矫治器作为固定矫治器普遍应用于临床。之后,方丝弓矫治器的组成材料、附件形式、矫治步骤等均有所发展和变化,但最终矫治效果的实现均没有离开方丝弓矫治器的基本原理。在临床应用上,方丝弓矫治器具有较高的矫治效能,结构较为复杂,矫治力大,主要适用于恒牙列的矫治,对于乳牙列和混牙列的病例除"2×4"矫治技术之外,应用较少。

(一)方丝弓矫治器的主要组成部分

方丝弓矫治器主要由带环、托槽、矫治弓丝、颊面管及其他附件组成。

1.带环　早期方丝弓矫治器要求在支抗磨牙上粘带环,其主要由不锈钢片或合金金属片制成(图 6-67),要求紧密地粘在牙上,具有良好的固位作用,并且不妨碍咬合,对牙龈无刺激。可以通过技工操作而对各个牙所用带环进行个性化制作,也可预制成多种不同型号的预成带环而直接选用。

2.托槽　托槽是方丝弓矫治器的重要组成部分,弓丝通过托槽而对牙施以各种类型的矫

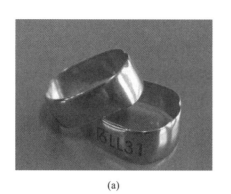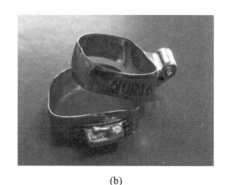

图 6-67 带环

(a)光面带环;(b)含颊面管带环

治力。托槽主要由不锈钢、生物陶瓷或复合树脂等制成,在中部有容纳弓丝的水平槽沟,托槽的两端有用于固定弓丝的结扎丝沟(图 6-68)。托槽按其形态可分为单翼托槽和双翼托槽,目前临床上常用的为双翼托槽,与弓丝有较大的接触面积,并且易于对扭转牙进行矫治。

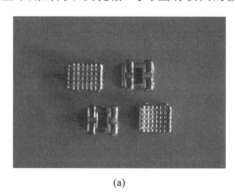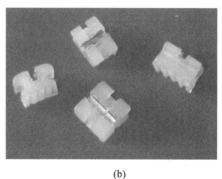

图 6-68 托槽

(a)金属方丝弓托槽;(b)复合树脂方丝弓托槽

随着正畸矫治材料的发展和患者对美观要求的逐步增加,为避免托槽粘接于牙齿唇面外露,而产生了舌侧矫治托槽(图 6-69)和隐形矫治器(图 6-70);为达到低摩擦力、轻力矫治而出现不需结扎丝结扎弓丝的自锁托槽(由镍钛弹簧片或关闭小板构成)(图 6-71)。

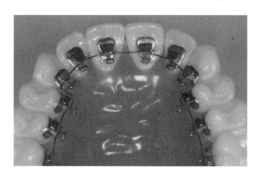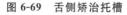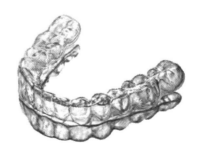

图 6-69 舌侧矫治托槽　　　　　图 6-70 隐形矫治器

早期托槽主要通过焊接在带环上而黏着于牙的唇、颊面。20 世纪 80 年代起,托槽用粘接剂直接黏着在牙面,这类托槽具有金属网格的背板,以使粘接剂一侧与牙面黏着,另一侧进入网格而与托槽相连,使托槽牢固地粘接于牙面(图 6-72)。而托槽的粘接位置是影响矫治效果的关键因素之一。由于牙齿的形态及轴倾程度等不同,以及不同的矫治原则,如拔牙矫治与不

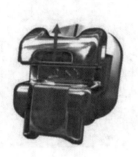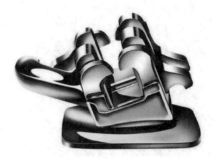

图 6-71　自锁托槽

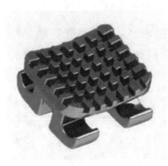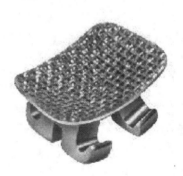

图 6-72　不同类型的金属网格背板

拔牙矫治,对托槽的位置也有不同的要求。其中包括托槽位置的高度,指由牙尖或切缘至托槽沟的𬌗向底面间的距离;近远中位置,托槽的中心与牙冠的唇、颊面中心一致;轴倾度,正常的牙齿排列中,牙齿的长轴有一定的倾斜度,因而托槽的位置亦需要考虑有一定的轴倾度。

3.矫治弓丝　一般由不锈钢丝、镍钛合金丝、含铜镍钛丝(有更好的弹性)和含钼镍钛丝(具有可以弯曲的功能)等制成,要求具有良好的弹性。在方丝弓矫治器的矫治过程中,第一阶段排齐牙齿的步骤中一般需使用圆形弓丝,而第二、第三阶段则多使用方形弓丝。所使用的弓丝的规格,一方面取决于使用托槽的槽沟规格,另一方面取决于矫治需达到的目的。

4.颊面管　初期多焊接在带环上,使矫治弓丝末端插入管内。随着粘接技术的发展,若受力不大,也可采用直接粘接在磨牙上的颊面管。颊面管有用于插入颌外唇弓的圆形颊面管,以及用于插入方形弓丝的方形颊面管。

5.其他　附件拉钩、舌侧牵引钩等。

(二)方丝弓矫治器的特点和基本原理

1.主要特点

(1)有效地控制被矫治牙各方向的移动:正畸治疗主要是通过施力于矫治牙而使其移至需要的位置而建立正常的𬌗关系。在牙齿的移动过程中有效地控制被矫治牙各方向的移动,则必然会缩短治疗时间,并有矫治目标,同时可减少或消除牙周组织的损害。方丝弓矫治器能使牙齿做近远中、唇颊舌向等各方向的移动,并且在牙齿移动时能做到控根移动,即牙冠相对固定而只移动牙根或根尖相对固定而只移动牙冠。其作用的原理在于方丝弓嵌入槽沟后基本与之吻合。

(2)有较大的支抗力:牙弓由弓丝连成一个整体,有较大的支抗力,能够减少支抗牙的移位,在上、下牙弓分别成整体的情况下进行颌间牵引,有利于改善牙弓及颌骨的位置关系。

2.基本原理

(1)矫治弓丝在弹性形变范围内有回复形变的趋势:具有良好弹性的矫治弓丝,其初始位置与理想的牙齿移动位置一致时,若被弯曲成各种形态及弯制成各种弹簧加力单位,将其结扎在被矫治牙上,则弓丝有回复到初始位置的作用,对被矫治牙产生矫治力,使其发生所需要的移动。

(2)应用保持性弓丝作为固定和引导:保持性弓丝是指本身不具有变形能力,而与矫治目标牙弓形态相一致的弓丝。这类弓丝结扎在支抗牙或需矫治的牙上时,对牙齿的移动能起到引导和控制作用,当其借助橡皮弹力牵引圈或螺旋弹簧所施加的外力时,可以使矫治牙齿移动或改善颌间关系。

(三)方丝弓矫治器矫治弓丝弯制的基本要求和方法

方丝弓矫治器的矫治弓丝在矫治过程中通常需要做 3 个常规序列弯曲的弯制,这 3 个序列弯曲是按照矫治目的,被矫治牙需要移动的方向而设计的。

在矫治弓丝弯制前,首先按照牙弓形态取牙弓形态弓丝(若取材于非预成的牙弓形态弓丝,则需要使用弓丝弧度形成器,确定弓丝的中点,然后调整弓丝弧度使与经统计分析大量牙弓形态而制成的预成图上的弧度完全一致);其次,按照矫治不同阶段的不同目标,在牙弓的不同位置弯制 3 个序列弯曲。

1.第一序列弯曲 矫治弓丝上水平向的弯曲,有两种基本类型。

(1)内收弯:所成弯曲的弧度向内凹。具体弯制方法是用小尖头技工钳夹紧需做内收弯的部位,在钳子的近中侧将弓丝向舌侧弯,远中侧则向唇、颊侧弯,该部位即呈内收弯。临床应用较少,通常在上颌侧切牙处使用。

(2)外展弯:所成弯曲的弧度向外凸。具体弯制方法是在钳子的近中侧将弓丝向唇、颊侧弯,而远中侧向舌侧弯。外展弯常见于上、下颌两侧侧切牙与尖牙之间、上颌第二前磨牙与第一磨牙之间、下颌第一前磨牙近中后移 0.5 mm 处及下颌第二前磨牙与第一磨牙邻接部位后 1 mm 处。

第一序列弯曲中上颌侧切牙区的内收弯及尖牙第一磨牙近中的外展弯均使矫治完成后牙齿的排列具有正常牙弓的生理形态。下颌的尖牙、前磨牙及磨牙的外展弯的作用亦同,弯制后的弓丝应完全保持水平。

经第一序列弯曲完成后的上、下颌弓丝代表正常牙弓形态的自然弧度,矫治弓丝可以利用其弹力对轻度舌、唇、颊向错位及扭转的牙进行矫治,对于较严重错位牙的矫治则需在此弓丝的基础上另外添加各种矫治弹簧曲后才能完成。而弓丝的末端舌向弯曲,可以防止矫治过程中支抗磨牙的近中舌向扭转。

2.第二序列弯曲 矫治弓丝在垂直向的弯曲,这类弯曲可使牙升高或压低,亦可使牙前倾或后倾,其主要类型包括后倾弯、末端后倾弯、前倾弯及前牙轴倾弯。

(1)弯制方法:后倾弯的弯制方法是用小尖头技工钳夹住需做后倾弯的部位,在钳子远中部将弓丝向龈向弯曲一定角度,而在钳子近中部则将弓丝向𬌗向弯相同角度;前倾弯的弯制方法是在钳子远中部向𬌗向弯而近中部向龈向弯;末端后倾弯则在弓丝插入颊面管的部位做龈向的弯曲;轴倾弯的弯制方法是以小尖头技工钳夹于上颌矫治弓丝的中点(上中切牙中缝),在钳子的近、远中部均做𬌗向弯曲,然后钳子移至弓丝的中切牙与侧切牙之间的部位,在钳子近中部向龈向弯曲,远中部向𬌗向弯,因正常侧切牙的轴倾度大于中切牙的轴倾度,所以𬌗向的弯度应大于龈向的弯度,下切牙一般不做轴倾弯。

(2)临床应用:在临床矫治过程中要依据不同的矫治目的来选用第二序列弯曲中的弯曲类型。

后倾弯可以使后牙升高、前牙压低,同时有防止支抗牙前倾的作用力,因而在前牙深覆𬌗,或要移动前部牙齿向后的一些病例中选用,通常放置在第一前磨牙、第二前磨牙及第一磨牙的部位。

Note

前倾弯的应用与后倾弯相反,可有压低后牙、升高前牙的作用,故常用在前牙开𬌗的病例中。

末端后倾弯几乎是除前牙开𬌗外其他错𬌗矫治的常规弯曲,能够压低前牙,增强磨牙的支抗,可防止磨牙矫治过程中的前移或前倾。在需要加速打开咬合和覆𬌗减小的病例中,在第二序列弯曲的前磨牙区要做后倾弯,使弓丝在弯有末端后倾弯时,前磨牙区的弓丝位置在托槽𬌗向,这样当弓丝位于前磨牙托槽槽沟中时,前磨牙有𬌗向抬高作用,与前牙压低结合就能加速咬合的打开和覆𬌗的减小。

轴倾弯只在上中切牙和侧切牙部位弯制,使矫治过程中切牙保持正常𬌗时的轴倾度,以维持切牙的良好外观。

在方丝弓矫治器的矫治过程中,第一、第二序列弯曲在圆形矫治弓丝或方形矫治弓丝上均可弯制。

3.第三序列弯曲 方丝弓矫治器的一个重要特征,只能在方形弓丝上完成,是对牙齿进行控根移动的关键步骤。转矩力的应用主要为对被矫治牙做控根移动,使牙根做唇(颊)、舌向的移动,同时,可在拔牙矫治病例中使牙齿保持平行移动。

转矩可分为根舌向转矩及根唇(颊)向转矩。由于转矩力本身存在一对力偶,故根舌向转矩亦为冠唇向转矩,而根唇(颊)向转矩亦为冠舌向转矩。对牙齿施以根舌向转矩力时可使牙根舌向移动或牙冠唇向移动;而对牙施以根唇(颊)向转矩力时,可使牙根唇(颊)向移动或牙冠舌向移动。

在矫治弓丝上做转矩弯曲时,需要同时使用两把专用的转矩钳。以上前牙根舌向转矩为例,将两把转矩钳以钳头相对的方向夹住方丝上需进行转矩弯曲的部位,左手持钳位于远中侧,钳头方向应向唇侧,右手持钳位于近中侧,钳头方向应向舌侧。两把钳子的头部平行贴靠,以左手钳子夹紧不动,右手钳子夹紧弓丝做龈向旋转,产生转矩,转矩的大小与所做旋转的程度有关。相反,左手钳子夹紧固定不动,右手钳子𬌗向旋转,则产生的转矩为根唇向转矩。

转矩弯曲可在弓丝的任何部位进行,其方向要根据被矫治牙需要移动的方向而定。在具体的临床操作中,以控制上切牙的根向舌侧移动为例,在矫治弓丝上做根舌向转矩弯曲后,要将弓丝稍旋转后才能插入槽沟。此时,弹性弓丝要回复其原始位置,则必然对托槽产生压力,使被矫治牙的牙根向舌侧移动,而牙冠做唇向移动。若同时在牙冠上施以使牙冠舌向、牙根向唇向的倾斜移动矫治力,如内收上前牙,则与上述转矩力共同作用在牙齿上,使牙冠部可能不会做唇向移动,而使牙根做舌向移动,达到控根移动的目的。因此转矩弯曲为了实现控根移动,往往要在被矫治牙上施予另一个矫治力,其共同作用才能达到牙根移动而牙冠不动的目的。

(四)方丝弓矫治器的基本矫治步骤

由于错𬌗畸形的临床表现多种多样,方丝弓矫治器的矫治方法是灵活多变的,并没有固定的模式,根据不同的矫治目标而采用不同材料、附件、弯曲的组合形式,但在矫治的步骤上其有着一些共同的基本内容。所有的矫治病例大体可分为拔牙矫治与不拔牙矫治两类,下面以拔除第一双尖牙矫治远中错𬌗来说明方丝弓矫治技术的基本矫治步骤,一般分为四个步骤。

1.排齐和整平 这是第一阶段的矫治,主要目的是使上、下牙弓错位的牙齿排列整齐和𬌗曲线整平。在这一阶段,不解决牙弓间错位关系,多采用弹性良好的圆形镍钛丝作为矫治弓丝。在牙齿轻度错位时,可以把不带弹簧曲的做第一或第二序列弯曲的弓丝,结扎在所有托槽中,利用其弹性形变的回弹力矫治牙齿的错位。

2.关闭拔牙间隙及矫治𬌗关系 这一阶段可使用硬圆丝或者方形弓丝,将弯制成具有第一或第二序列弯曲的方形弓丝插入颊面管,嵌入所有托槽并结扎固定。矫治内容包括拉尖牙

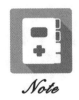

向远中,关闭拔牙间隙,矫治前牙深覆盖及上、下牙弓间关系等,需要设计合理的支抗并使用转矩力对前牙做控根移动。

(1)拉尖牙向远中:在支抗磨牙与尖牙之间置链状橡皮圈或螺旋弹簧附加外力来完成。在这一矫治过程中应注意防止支抗丧失及尖牙的倾斜移动。可以通过连续结扎,使用口外弓、横腭杆、Nance 弓等装置以增强支抗。

(2)内收切牙,矫治深覆盖:使用硬方丝引导切牙整体后移,施以适当根舌向转矩力控制切牙牙根移动方式,矫治前牙深覆盖。同时,可以根据磨牙错𬌗的类型及覆𬌗、覆盖的程度,适时开始用橡皮弹力圈做Ⅱ类颌间牵引,以使在关闭间隙的同时矫治牙弓间的𬌗关系。

3.牙位及𬌗接触关系的精细调整 当牙齿排列整齐、拔牙间隙关闭,并且磨牙关系得到矫治后,对个别牙存在的牙轴、牙位及𬌗接触轻度障碍需进行进一步的精细调整,以使上、下牙弓的形态及功能达到较为完善、匹配的程度。这一阶段使用具有良好的牙弓形态及各个牙近远中轴倾度的理想形态的理想型方形弓丝,使每颗牙齿到达应有的位置。

4.保持 达到矫治目标后,可先去除上、下弓丝,以结扎丝分别将上、下牙弓所有托槽及颊面管进行连续"8"字交叉结扎固定 3～4 周,检查牙齿及𬌗关系稳定无变化,拆除其余固定装置,改用保持器保持。

二、直丝弓矫治器

20 世纪 60 年代,Andrews 研究了 120 名未经正畸治疗的恒牙期正常𬌗,提出了正常𬌗的六项标准。在此基础上于 20 世纪 70 年代初设计出直丝弓矫治器。直丝弓矫治器源于方丝弓矫治器。矫治过程中,一根有基本弓形的平直弓丝插入托槽,就可以完成牙齿三维方向的移动;治疗结束时,弓丝也完全平直,所以称为直丝弓矫治器,又称预置矫治器。其优点是托槽定位牙齿,减少了弯制弓丝步骤,简化了临床操作流程,缩短了椅旁操作时间,也避免因弓丝弯制误差造成的牙齿往返移动,缩短了疗程。直丝弓矫治器自问世后便很快得到应用和推广,其后经过 Roth、Bennet、McLaughlin 等改进,矫治技术日趋成熟,形成轻力作用下的组牙滑动技术等,已被 80% 的正畸医师所采用。

(一)直丝弓矫治器的理论基础——正常𬌗的六项标准

直丝弓矫治器的理论基础是正常𬌗的六项标准。Andrews 直丝弓矫治器的理念和托槽所包含的数据都源于这六项标准。

1.磨牙关系 上颌第一磨牙的近中颊尖咬合于下颌第一磨牙颊沟上;上颌第一磨牙的远中颊尖咬合于下颌第二磨牙近中颊尖的近中斜面上;上颌尖牙咬合于下颌尖牙和第一前磨牙之间。

2.牙齿近、远中倾斜(冠角、轴倾角) 牙齿临床冠长轴与𬌗平面垂线所组成的角为冠角或轴倾角,代表牙齿的近、远中倾斜程度。临床冠长轴的龈端向远中倾斜时冠角为正值,向近中倾斜时冠角为负值。正常𬌗的冠角大多为正值。

3.牙齿唇(颊)-舌向倾斜(冠倾斜、冠转矩) 牙齿临床冠长轴的唇(颊)-舌向倾斜度称为冠倾斜或冠转矩。不同牙齿有不同的冠转矩:上切牙冠向唇侧倾斜,冠转矩为正;下切牙冠接近直立;从尖牙起,上、下后牙冠都向舌侧倾斜,冠转矩为负,磨牙比前磨牙更明显,下颌比上颌更明显。

4.旋转 正常𬌗应当没有不适当的牙齿旋转。后牙旋转后占据较多的近远中间隙;前牙旋转后占据较少的近远中间隙。

5.间隙 正常𬌗牙弓中牙齿都保持相互接触,无牙间隙存在。

6.𬌗曲线 正常𬌗的纵𬌗曲线较为平直,或稍有 Spee 曲线,Spee 曲线深度为 0～2 mm。

Spee 曲线较深时,上颌牙齿可利用的面受限,上牙弓间隙不足以容纳上牙。整平较深的 Spee 曲线将使下牙弓的周径和弓长增加,使下牙弓的骀面能与上牙弓建立良好的骀接触。颠倒的 Spee 曲线为上颌牙齿提供的骀面过大,上牙的间隙过多。

未经正畸治疗的正常骀群体中牙骀可能存在着某些差异,但符合上述六项标准,偏离其中任何一项,都会造成骀关系异常。

(二)直丝弓矫治器的原理

在正常骀的六项标准的基础上,Andrews 于 20 世纪 70 年代初设计出直丝弓矫治器的系列托槽与颊面管,它们是矫治的关键部件,其设计的基本原理是根据不同牙齿的三维形态位置在托槽和颊面管内预置了不同的轴倾角、转矩角且有不同的托槽底形态与厚度,从而实现将方丝弓矫治器的三个序列弯曲融入托槽及颊面管中,消除了在弓丝上弯制三种序列弯曲。当一根有基本弓形的平直弓丝纳入托槽与颊面管后就使牙齿按正确的位置移动。它和标准方丝弓矫治技术的最大区别是取消了后者的三个常规的序列弯曲。

1.消除第一序列弯曲 正常牙齿在牙弓中的唇(颊)、舌位置有所差别,若以牙齿唇(颊)面的最突点至牙齿接触点连线的距离代表牙冠突度,各个牙齿的冠突度都不同,这种差别在上牙弓相比下牙弓更明显。例如上颌侧切牙较靠舌侧,冠突度较小;尖牙较靠唇侧,冠突度较大。标准方丝弓矫治器需要在弓丝上弯制第一序列弯曲使牙齿移动并保持在这个位置;直丝弓矫治器通过调节托槽厚度,自动完成这种牙齿移动。上颌第一磨牙颊侧尖连线与牙齿接触点连线成 10°角;下颌第一磨牙近中颊尖与远中颊尖连线与牙齿接触点连线平行,以此设计直丝弓磨牙颊面管的补偿角度。

2.消除第二序列弯曲 以上颌尖牙为例,正常上颌尖牙牙冠长轴根部向远中倾斜,冠长轴与骀平面垂线之间夹角为 11°。直丝弓矫治器尖牙的托槽槽沟包含了 11°的角,弓丝纳入槽沟内时将自动产生 11°的根部向远中倾斜的力,当弓丝恢复到原来平直形状时,牙齿就完成了所需要的移动,尖牙根向远中倾斜了 11°。

直丝弓矫治器的托槽根据不同牙齿的位置,在槽沟上加入了不同的近远中倾斜角度,此角度是根据临床冠而不是整个牙长轴确定的。

3.消除第三序列弯曲 以上颌尖牙为例,正常上颌尖牙牙冠稍向舌侧倾斜,转矩角−7°。标准方丝弓矫治器在弓丝上弯制第三序列弯曲来完成上颌尖牙−7°的位置。直丝弓矫治器在尖牙托槽底加入了−7°的角。当平直的弓丝纳入槽沟后,弓丝将受扭曲而自动产生使牙冠舌向倾斜 7°的力,当尖牙达到这一位置时,弓丝恢复原来的平直形状,尖牙也不再受扭力。直丝弓矫治器参照正常骀的六项标准在不同牙齿的托槽内均加入了唇(颊)、舌向转矩角,此角度是依据临床冠长轴而不是牙长轴确定的。

以上三点为直丝弓矫治器的基本特征。

对于拔牙病例,为防止拔牙间隙两侧牙齿在被牵引移动时发生倾斜或旋转,直丝弓矫治器在相应牙齿的托槽上增加了抗旋转、抗倾斜设计。

(三)直丝弓矫治器的组成部分

直丝弓矫治器的组成部分同方丝弓矫治器,包括矫治弓丝、托槽、带环、磨牙颊面管及其他附件。但不同的是直丝弓矫治器托槽与颊面管在某些部位的设计有别于方丝弓矫治器。

1.托槽 直丝弓矫治器托槽槽沟均为 0.022 英寸×0.028 英寸(1 英寸=2.54 厘米),托槽远中翼龈端上置有永久性识别标志。

(1)Andrews 托槽:在直丝弓刚问世时,Andrews 根据 ANB 角的大小,拔牙、不拔牙病例,支抗大小等因素设计了十二种直丝弓矫治器托槽系列,而每个系列的每颗牙的托槽又各不相同,非常繁杂,很不利于临床使用。

(2)Roth 直丝弓矫治器托槽:Roth 根据多年使用 Andrews 托槽积累的一些经验,于 1976 年设计出了 Roth 直丝弓矫治器托槽,其主要设计理念是希望一种托槽系列能适合大部分患者。他设计的托槽包含矫治完成后牙齿在三维方向的轻度过矫正的角度,允许牙齿的轻微倾斜移动,而不像 Andrews 托槽那样要求牙齿完全是整体移动,并主张切牙托槽位置稍靠切缘,以省去弓丝的代偿弯曲。

Roth 改良后的直丝弓矫治器很快得到了广泛使用,他所设计的直丝弓矫治器托槽的数据见表 6-1。

表 6-1 Roth 直丝弓矫治器托槽的数据

牙位	轴倾角/(°)	转矩角/(°)	旋转角/(°)	底厚/mm
1︱2	5	12	—	中(0.7)
2︱2	9	8	—	厚(1.3)
3︱3	13	−2	4(近中)	中(0.7)
54︱45	0	−7	2(远中)	中(0.7)
76︱67	0	−14	14(远中)	薄(0.3)
21︱12	2	−1	—	厚(1.3)
3︱3	7	−11	2(近中)	中(0.7)
4︱4	−1	−17	4(远中)	薄(0.4)
5︱5	−1	−22	4(远中)	薄(0.4)
76︱67	−1	−30	4(远中)	薄(0.4)

(3)MBT 直丝弓矫治器托槽:McLaughlin 与 Bennet 根据多年临床使用直丝弓矫治器的经验,特别是创造性地使用滑动法关闭拔牙间隙,于 1993 年对直丝弓矫治器的托槽设计进行了改良,并于 1997 年与 Trerisi 共同发展了 MBT 直丝弓矫治器,现该矫治技术正被广泛推广和应用。

MBT 托槽与 Andrews、Roth 托槽的主要区别:①增大了上切牙根舌向转矩角和下切牙冠舌向转矩角;②上颌第二前磨牙托槽底增厚;③增大了上磨牙冠舌向转矩角;④减小了上、下前牙特别是尖牙的轴倾角;⑤减小了下尖牙和后牙特别是磨牙冠舌向转矩角。

(4)中国人直丝弓矫治器托槽:90 年代初期,北京医科大学曾祥龙教授等根据直丝弓矫治器的原理,对我国正常殆人群牙齿的转矩角、轴倾角及冠凸距进行了研究,得出了中国人直丝弓矫治器全部有关数据,同时开发了适合中国人牙齿特征的直丝弓矫治器托槽和颊面管,即 Z2 直丝弓矫治器系列。现在这些托槽和颊面管已被国内正畸医师广泛采纳和应用于正畸临床。

目前我国在口腔临床中可以使用的矫治器商品品种繁多,在其商品外包装上,通常会标明其托槽参数参考哪一种直丝弓矫治器托槽的数据,能够指导医师更好地使用该产品,以期达到理想的矫治效果。

(5)自锁托槽:自锁托槽是通过托槽自带的自锁结构替代传统结扎的一类。在设计和生产自锁托槽时将直丝弓矫治技术的理念融合进来,形成了自锁托槽直丝弓矫治器,通过弹簧夹或抽动装置进行托槽的打开或关闭,从而达到容纳和控制弓丝在托槽内运动的目的。因此该矫治系统摩擦力大大减小,更有利于实现轻力矫治,使牙齿移动更快、更安全,产生的副作用如牙根吸收等也会更小,另外操作更加简单,矫治程序更加简洁。

2.磨牙带环与颊面管

(1)磨牙带环:直丝弓矫治器有各种规格的带环供临床选择和使用,带环选择要求同方丝弓矫治器。

(2)颊面管:直丝弓矫治器的颊面管类似托槽,它含有轴倾角、转矩角和补偿角。轴倾角控制磨牙的近远中倾斜度,转矩角控制磨牙颊舌向倾斜度,补偿角控制磨牙近远中尖的颊舌向旋转。临床矫治时要根据患者具体矫治设计来确定磨牙颊面管的位置高度,然后焊接在带环上进行黏固或者直接粘接在牙齿颊面。

(四)直丝弓矫治器临床基本矫治步骤

直丝弓矫治器源于方丝弓矫治器,因而遵循方丝弓矫治器的矫治原则,但又具有自己的特点。

1.排齐整平 排齐错位的牙齿,整平异常的𬌗曲线。此阶段要求采取尖牙向后结扎和末端弓丝回弯,其目的是防止前牙唇倾与覆𬌗加深。

尖牙向后结扎是用结扎丝从弓丝最远中的磨牙颊面管至尖牙托槽之间进行"8"字连续结扎。所有拔牙与不拔牙病例,只要不希望尖牙牙冠长轴前倾者都需要采用此法。

末端弓丝回弯是指将颊面管末端弓丝紧贴颊面管远中向龈方弯至90°,或者在颊面管的近中处弓丝上弯制 Ω 曲,然后将 Ω 曲与颊面管结扎。

2.关闭拔牙间隙 用滑动法关闭拔牙间隙,此阶段要求牙弓完全平整。使用 0.019 英寸×0.025 英寸的不锈钢方丝,在两侧尖牙托槽的近中放置或焊接牵引钩,此钩与最远中颊面管之间用螺旋簧或弹力牵引圈进行牵引(牵引力 50~150 g),一次完成 6 颗前牙的整体后移,此时,根据矫治设计具体情况决定是否设计增强支抗(增强支抗的方法同方丝弓矫治器),在关闭拔牙间隙的同时可以矫治磨牙关系。

滑动法是直丝弓矫治器特有的关闭拔牙间隙的方法,有时也用关闭曲来关闭拔牙间隙。

三、固定矫治器操作技术

(一)分牙

在黏固带环前 3 天左右,首先需要对所要黏固带环的牙(一般为第一磨牙)近远中进行分牙。其目的是让该牙与邻牙间出现一些小间隙,以便带环能够顺利戴入。常用分牙法有以下三种。

1.弹力分牙圈分牙法 用分牙钳将弹力分牙圈撑开使其呈扁圆形,将圈下方压入邻间隙内后,松开钳子,使分牙圈围绕邻接点。

2.结扎分牙法 用直径为 0.6~0.7 mm 的分牙铜丝结扎分牙,将铜丝的一端弯成弧形后,用钳子将其从颊侧邻接点下楔状隙插入至舌侧,拉出后越过𬌗面至颊楔状隙处,与铜丝另一端交叉后拧紧。剪去多余铜丝,留 2 mm 左右磨平后压入楔状隙内。

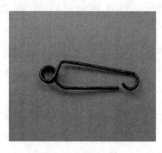

3.分牙弹簧分牙法 用直径为 0.5 mm 的不锈钢丝弯制分牙弹簧(图 6-73),将弹簧下面直线部分从颊侧龈楔状隙穿向舌侧,其上部通过𬌗面后使小弯部钩入舌侧邻间隙,利用弹簧的弹力进行分牙。

图 6-73 分牙弹簧

(二)矫治器的安放及去除

1.方丝弓矫治器托槽和颊面管的位置 就方丝弓矫治器而言,如何在托槽的粘接位置上表现出各个牙齿距咬合面的距离(托槽高度)、牙齿轴倾度及近远中向的位置关系,不同的技术体系或研究者对牙列解剖、美观的理解不同,矫治技术的要求不同,就有不同的托槽及颊面管的

Note

粘接标准。

2. 直丝弓矫治器托槽和颊面管的位置 直丝弓矫治器通常要求将托槽置于牙齿的临床冠中心。正确的托槽位置可以在最大限度减小弓丝弯制的情况下使牙齿的位置和排列更接近正常𬌗的六项标准,是直丝弓矫治器取得高质量治疗结果的保证。不同的矫治体系确定临床冠高度的方法不同,应当注意的是牙齿临床冠中心高度存在种族差异。

3. 矫治器托槽和颊面管的粘接 粘接方法分为直接粘接法和间接粘接法,粘接前均需严格清洁牙面;有牙龈出血等边缘性牙龈炎症状的患者,必要时提前清除牙结石。

(1)直接粘接法:最为常见的临床应用方式,指医师在临床上根据患者口内情况,判别牙长轴或临床冠中心位置,即刻安放矫治器。由于粘接技术的迅速发展,直接粘接主要包括化学固化和光固化,不同种类的粘接剂在临床操作时有所不同,要注意参看其说明书。

(2)间接粘接法:间接粘接法指翻取患者牙齿模型,在技工室精确测量定点,用非永久粘接剂将托槽安放在石膏牙上,然后制作个别牙托盘,将托槽嵌于其中,底面暴露;临床粘接时,将粘接剂涂布于托槽底面,借助个别托盘将托槽转移到患者牙齿表面。间接粘接法通常用于舌侧矫治器等临床上难以定位的情况。

4. 去除正畸附件 需取下已粘接的正畸附件时可用相应夹持器械的钳头夹住托槽翼两侧,稍用力夹使托槽底板稍变形后即可去除托槽。附件取下后,去除残余粘接剂,仔细抛光牙面。由于陶瓷托槽底板不易变形,去除陶瓷托槽时要注意观察釉质表面,避免釉质损伤。

(三)弓丝就位及固定的方法

方形弓丝是以宽的一面与托槽槽沟垂直的方向纳入槽沟内。纳入槽沟的弓丝需牢固地固定在槽沟内,才能对牙施以矫治力。矫治中,固定弓丝的方法有三种:一是用直径 0.2~0.25 mm 软的不锈钢结扎丝结扎固定,二是用橡皮圈固定,三是利用自锁托槽自身设计的锁结弓丝的方式固定矫治弓丝。

第六节 其他矫治技术

一、无托槽隐形矫治器和矫治技术

随着热压膜技术的发展,如果将在牙齿重新排列后的模型上制作成的热压膜矫治器戴用在患者口内,则该矫治器将覆盖在所有的牙齿和周围黏膜组织表面。对于错位的牙齿,该矫治器利用本身变形后产生的回弹力,可逐步将错位的牙齿进行移动,直至移动到最终预期的排列位置。这种矫治技术即无托槽隐形矫治技术,是一种新型牙颌畸形矫治技术,20 世纪 90 年代后期美国 Align 公司以 invisalign 商标注册,其无托槽隐形矫治技术是在以往其他学者提出的有关覆盖式矫治器原则的基础上,充分结合当今先进的 CAD/CAM(即计算机辅助设计/计算机辅助制造)技术开发研制成功的,是最新的计算机图像处理和辅助设计技术、快速成型技术应用于口腔正畸领域的产物,在技术手段、材料方法、临床应用等方面均取得了令人瞩目的成就。

(一)组成部分

以传统正畸理论为基础,利用精密的激光扫描技术,结合三维计算机辅助设计和先进的自动化生产设备,采用新型高分子材料生产出来的透明的具有正畸效果的牙套。患者按矫治过程戴用矫治器,可达到较理想的矫治效果。

Note

（二）特点

1. 美观　矫治器为透明材料，对于美观要求较高的患者，如成年患者和某些有心理负担的患者或特殊职业患者尤其适用。

2. 可摘　患者可以保持日常的饮食习惯和口腔卫生习惯，可以根据需要自行取戴，便于保证患者口腔卫生和健康，减少疼痛。

3. 舒适　矫治器紧贴牙齿，并与牙齿保持一致形态，不刺激口腔软硬组织，患者口感舒适，对发音影响小。

（三）适应证

经过专科检查和分析设计，无托槽隐形矫治技术适应证广泛，尤其适用于对美观要求高和无法适应其他类型矫治器的患者，主要包括以下一些情况。

(1)不愿选择固定矫治器。

(2)牙周状况不良或是对龋齿易感。

(3)牙釉质出现缺陷，无法粘接其他矫治器。

(4)有重度牙齿磨耗。

(5)口内已有多个烤瓷、金合金或者其他修复体或大面积牙齿充填。

(6)仅需要单颗牙齿移动。

(7)在矫治过程中需要进行牙齿漂白。

（四）临床应用

矫治过程分为五个阶段。

1. 诊断和制订矫治计划　详细记录患者的错𬌗情况，制订详细的矫治计划。

2. 印模和咬合记录　制取高强度和高清晰的牙列模型和咬合记录，准确获得患者的牙齿信息，并向隐形矫治器制作公司提供准确的其他检查结果。

3. 3D 计算机模型的建立　将患者的牙𬌗模型转换成精确的 3D 数字影像，根据正畸医师的矫治计划，模拟矫治全过程的牙齿移动，包括每个过程牙齿移动的距离和方向以及最终的矫治结果。

4. 制作矫治器　矫治过程和矫治结果得到医师认可后，制作公司将制作一系列的矫治器，这些矫治器对应患者的每个矫治过程。

5. 患者戴用矫治器　医师按矫治计划逐步将相应的矫治器提供给患者戴用，除进食、刷牙外其余时间患者应戴用。在矫治过程中，医师必须严密观察患者的牙齿移动及牙体牙周状态，必要时须根据具体情况增加或改变附件，最终达到预定的矫治目标。

二、舌侧矫治器和矫治技术

美国的 Craven Kurz 医师于 1976 年研发了第一代舌侧矫治器。理论上舌侧矫治器与唇侧矫治器一样，同样可能使牙冠和牙根在三维方向得到控制。

为了达到这个目标，人们对矫治器进行了许多改进，目前舌侧矫治器及矫治技术已成为一种成熟的固定矫治系统。但是相对于唇侧矫治技术来说，舌侧矫治技术会不可避免地产生前牙咬合板效应，影响发音和口腔卫生等问题。

（一）组成部分

1. 托槽　传统的舌侧矫治器托槽的种类如下：①水平槽沟型，槽沟为水平方向，弓丝水平放入槽沟，易于控制前牙的转矩和倾斜度，但对扭转牙的矫治较困难。②垂直槽沟型，槽沟呈

Note

垂直向,弓丝从殆向入槽,临床操作简单,易于矫治扭转牙,但不易控制前牙转矩和倾斜度。

为了提高托槽的粘接稳定性和定位的精确性,托槽的基底设计成更加贴合牙冠舌侧的解剖形态,并预制了不同的转矩、轴倾度和托槽厚度。

2.弓丝 舌侧牙弓外形与唇侧差异较大,其弓形是蘑菇状,即在尖牙和前磨牙、前磨牙和磨牙之间弯制内收弯。由于个体差异,舌侧弓形上的内收弯大小也有所不同,在技工室可以制作出每个患者的个体化弓形。在临床上弯制舌侧弓丝时,同样要注意弓形的左右对称性、上下弓形的匹配。

(二)特点

1.舌侧矫治器的生物力学特点 阻抗中心(CR)是正畸治疗的生物力学中的一个重要概念。单根牙的CR通常位于牙根的中部,相当于牙槽嵴顶到根尖约40%处,上颌磨牙CR位于根分叉偏舌侧的位置,下颌磨牙位于根分叉中心点。舌侧矫治器的力作用点位于牙冠舌侧,更接近CR,生物力学上与唇侧矫治器存在较大差异。从矢状平面上看,单纯的牙齿压入移动更接近整体移动。在垂直平面上,舌侧托槽距CR的距离大于唇侧托槽距CR的距离,在使用同样大小的内收力和压低力时,唇侧矫治器合力正好通过CR产生整体内收,而舌侧矫治器合力位于CR舌侧,导致上前牙顺时针旋转,过度舌倾,改变上牙弓弓形。水平方向上,舌侧托槽间距较唇侧小,弓丝的相对刚性增加,矫治扭转牙的难度增大。

2.托槽定位及间接粘接技术 因牙齿舌侧的解剖外形不规则、口内隔湿困难、不能直视等原因,舌侧矫治技术托槽的定位和粘接更加困难,故常用间接粘接技术。间接粘接是通过口内取模,制作高强度、高准确度模型,在模型上确定托槽的位置,再由转移托盘将托槽转移至口内,用光固化粘接。医师有充足的时间从各个方向来调整托槽的位置,使托槽粘接更加准确。

(三)适应证

可以进行唇侧矫治的患者也可进行舌侧矫治,一般分为理想型病例、困难型病例和禁忌型病例。

1.理想型病例 低角深覆殆、中切牙中缝、轻度拥挤的安氏Ⅰ类错殆、拔除上颌前磨牙的安氏Ⅱ类错殆。

2.困难型病例 拔除四颗前磨牙、后牙反殆、高角型病例、开殆。

3.禁忌型病例 临床冠过短、患有严重的牙周病、严重的颞颌关节综合征(TMD)。

(四)临床应用

1.舌侧正畸治疗 与唇侧正畸治疗相似,也分四个步骤(针对拔牙病例):①前牙整平;②转矩整平;③整体内收;④精细调整。

2.舌侧矫治的弓丝选择 一般遵循以下顺序:①排齐整平阶段:0.012~0.014英寸镍钛丝;②转矩整平阶段:0.017英寸×0.017英寸CUNITI弓丝,0.0175英寸×0.0175英寸TMA弓丝;③整体内收阶段:0.017英寸×0.025英寸TMA弓丝;④精细调整阶段:0.016英寸TMA弓丝,0.0175英寸×0.0175英寸TMA弓丝。所使用的镍钛丝是热激活记忆型材料,可以进行弯制。

3.结扎技术 在舌侧矫治中,传统的结扎方法无法使弓丝充分就位于前牙托槽槽沟底,因而使用双重结扎,对扭转牙采取扭转结扎。

舌侧正畸治疗与唇侧正畸治疗相比,力学机制、临床操作等方面有很多差异,特别是在拔牙矫治中。开展舌侧正畸治疗,一定要经过严格的舌侧正畸治疗临床训练,并掌握正确的舌侧矫治技术方法,才能达到理想的矫治效果。

(邢庆昱 霍美玲 陈娟娟)

第七节 常用辅助矫治装置

案例导入

患者,男,19岁6个月,口腔卫生一般,牙周健康,功能检查正常,无口腔不良习惯。上颌正常,下颌前突,恒牙期磨牙关系为中性,左侧尖牙关系为远中关系,右侧尖牙关系为中性关系,覆𬌗、覆盖正常,Spee曲线浅,上、下颌牙齿均前突,下前牙轻度拥挤,上中线正常,下中线右偏1 mm,右上颌第二前磨牙为正锁𬌗。闭唇不自然,颏部显紧张,侧面观为凸面型,下唇比上唇突。

请思考:

本案例中需要哪些辅助矫治装置?

一、口内辅助矫治装置

(一)四眼簧扩大牙弓矫治装置

两侧上颌第一磨牙带环的舌侧焊扁管,以利于固定弓丝。用直径为1.0 mm的不锈钢丝弯成有四个环圈的扩弓弓丝,靠弓丝双折后插入扁管得以固定,弓丝两侧的游离端弯成与前磨牙舌侧相一致并靠紧(图6-74)。腭侧扩弓弓丝以离开软组织3.0 mm为宜。也可应用改良法,经改良后,扩弓弓丝更加稳定,更有利于扩弓作用的发挥。

扩弓两侧后牙互为支抗,扩弓效果来自腭中缝的劈裂和后牙的颊侧移动。加力时取出扩弓器,调节四个环圈使扩弓弓丝大于牙弓宽度4~5 mm,然后插入固位扁管而起作用。

适应证:牙弓狭窄;上颌后牙为反𬌗,拥挤较为严重而采用非拔牙矫治的患者。

制作腭侧的扩弓器时应离开腭侧黏膜2~3 mm,以免变形压伤软组织;调整加力时,应注意其对称性,否则扩弓器变形后就位困难;达到扩弓效果后不急于去除,维持3~6个月。维持期间可进行下一阶段的矫治。此矫治期既能用于上颌扩弓,也能用于下颌扩弓,下颌也可采用舌弓技术或其他扩弓方式,以防磨牙咬合关系错乱。

(二)辅弓丝颊侧扩大牙弓

对牙弓狭窄的患者采用方丝弓固定矫治器矫治时,可配合辅弓丝颊侧扩大牙弓(图6-75)。

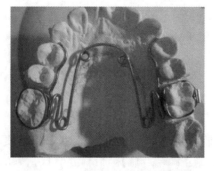
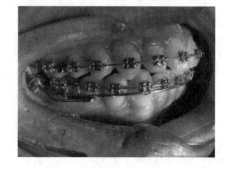

图6-74 四眼簧扩大牙弓矫治装置　　　**图6-75 辅弓丝颊侧扩大牙弓**

Note

弯制方法:采用直径为0.8~1.0 mm的不锈钢丝弯制成宽度大于牙弓的弓形,在相当于尖牙位置各弯制一个小环圈,辅弓丝两侧在相当于第一磨牙颊面管近中处应直弯向下呈钩状。

辅弓丝颊侧扩大牙弓具有弯制容易、效果可靠、临床应用简便的优点,适用于上、下牙弓的扩大,也可用于磨牙颊侧扩大。

(三)前牙压低辅弓

前牙压低辅弓:挂在主弓丝上的可拆卸弓丝,可产生 300～500 g 的压力(图 6-76)。

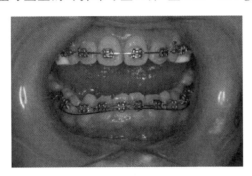

图 6-76 压低辅弓

辅弓使用方法:将辅弓上的小挂钩钩在上颌中切牙与侧切牙之间及下颌侧切牙与尖牙间的主弓丝上,只在进食及清洁时才卸下辅弓,辅弓在压低下颌切牙的同时,也会将上颌切牙压低或只压低单颌切牙。

(四)横腭杆和 Nance 腭托

横腭杆(图 6-77)是使用直径为 1.2 mm 的不锈钢丝弯制,利用磨牙带环将上颌双侧第一磨牙横向连接组成的装置。一般认为,双侧后牙同时前移的可能性较小,因而一侧的磨牙对另一侧磨牙可以起到限制的作用,且横腭杆横跨于两侧磨牙之间,使两侧磨牙不易发生舌向旋转,防止了磨牙的近中移动,达到增强支抗的目的。但是单纯使用横腭杆只能提供中度支抗。横腭杆位于牙弓的后部和舌体上方(腭弓 U 形曲朝前),舌肌对横腭杆也可产生支抗增强的作用,还能防止上后牙垂直向伸长;此外,横腭杆能保持磨牙间的宽度,以利于用交互牵引矫治磨牙的锁𬌗和反𬌗,横腭杆在关闭间隙时仍能发挥作用,而不像 Nance 腭托或舌弓那样在关闭间隙时需要去除。

Nance 腭托(图 6-78):一种简单有效的支抗装置,具有三维向控制支抗的作用。

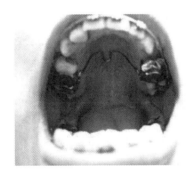

图 6-77 横腭杆

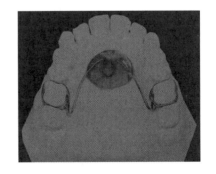

图 6-78 Nance 腭托

Nance 腭托与横腭杆一样,将上颌两侧磨牙连接在一起,与横腭杆不同的是,Nance 腭托是以硬腭作为支抗,使用直径为 1.5 mm 或 1.2 mm 的不锈钢丝弯制,钢丝弯向腭前部,在腭穹隆处制作直径为 5～8 mm 的腭托,与腭黏膜紧密接触,当磨牙受力时,腭托限制了磨牙的移动,从而加强了后牙的支抗。Nance 腭托不存在患者的主动配合及戴用时间的问题,在口中可 24 h 发挥作用,腭顶高者最为适用,对需要戴用平面导板的患者不适用。Nance 腭托需在关闭间隙时去除,因为前牙舌向移动时将对前部硬腭组织产生应力,腭托对此应力产生了对抗作

Note

用,从而会影响前牙的舌向移动。

（五）舌弓

舌弓(图6-79)主要用于保持牙弓长度,也可用于加强支抗,常采用直径为0.9 mm的不锈钢丝弯制而成。

（六）摆式矫治器

主要用于将上颌磨牙推向远中,该矫治器(图6-80)由Nance腭托改良而成。制作完备的矫治器就位后通过黏合剂将𬌗支托固定在4个支抗牙𬌗面。根据需要,适当调节两侧弹簧曲,可将上颌第一磨牙推向远中。

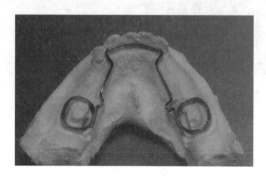
图6-79　舌弓

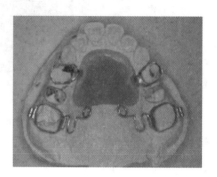
图6-80　摆式矫治器

二、口外辅助矫治装置

口外辅助矫治装置都以头顶、枕、颈、额、颏等解剖部位作为口外抗基,提供足够的支抗能力,促使牙向三维方向移动,抑制或促进上、下颌骨的生长发育,改变骨骼的生长方向,从而改善上、下颌基骨的关系。口外辅助矫治装置可单独或结合口内矫治器共同发挥矫治功能。常见的口外辅助矫治装置有口外后方牵引装置、口外垂直牵引装置、口外上颌前方牵引矫治装置等。

（一）口外支抗部件

口外支抗部件如下。

(1)颈带:单一的颈支抗部件,一般采用软质塑料带或多层布带等材料(图6-81),两末端止于两侧耳垂的下方,其外面附有纽扣或拉钩。适用于低位口外牵引。

(2)简单头帽:由两条软布带子分别绕过枕部和顶部,于两侧耳廓的前上方相连接,连接处有纽扣和挂钩(图6-82)。

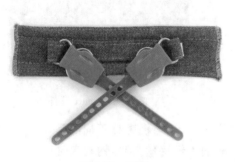
图6-81　颈带

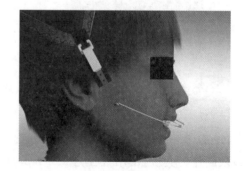
图6-82　简单头帽

(3)复合头帽:简单头帽和颈带的结合。根据治疗需要,可任意调节口外牵引力的方向及大小,具有良好的稳定性,长时间戴用欠舒适。

(4)颏兜：可作为受力载体，也可作为支抗部件。在用作受力载体时，颏兜(图6-83)以头帽为支抗，通过力源部件的连接使颏部受力，颏兜所接受的推压颏部向上向后的力可改善下颌生长方向、矫正功能性反𬌗，消除下颌前伸等不良习惯。

(5)前方牵引面框：由额垫、颏兜和牵引支架构成(图6-84)。额垫(又称额兜)用硬质材料制作，其外形同患者额部基本吻合；牵引支架是用粗钢丝(直径为1.6～1.8 mm)按面部侧貌轮廓弯制而成的。此种支架在两侧耳屏前各弯成向后外的方形曲，在相当于口裂处附有可上下调节高度的牵引横架及调节前后位置的螺杆，塑料额垫与颏兜通过粗钢丝支架连接形成一个组合支抗。作为前方牵引的口外支抗部分，前方牵引面框与口内矫治器结合发挥牵引作用，根据治疗需要调节牵引角度，达到治疗目的。该装置使用方便，一般用于上颌骨发育不足的安氏Ⅲ类错𬌗畸形矫治，牵引力每侧达到500～800 g才有较好的治疗作用，每日牵引14 h以上为好。目前市场上已有各种类型的前方牵引面框出售，临床上可以根据患者病情需要选择合适的面框。

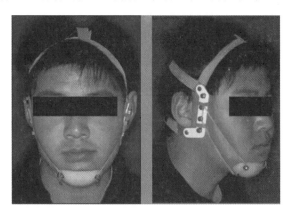

图 6-83　颏兜

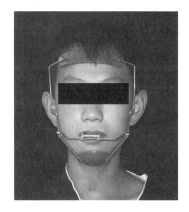

图 6-84　前方牵引面框

(二)口内部件

口内部件包括固定部件和活动部件两大类。它们分别是固定矫治器和活动矫治器上的零部件，二者均需要良好的固位、足够的强度及支持能力。活动矫治器应设计足够的固位装置，根据需要在矫治器上合并各种口外牵引连接部件，如在箭头卡环上焊圆管以及与基托相连的牵引钩或牵引环。固定矫治器的主弓丝(最好采用方形弓丝)上各种类型的牵引钩、磨牙带环上的各种颊面管，常用于直接与口外牵引装置连接或直接与连接部件相连。

(三)连接部件

连接口外支抗部件与口内部件的装置，包括对称面弓、不对称面弓、复合体面弓和J形钩等。面弓的基本结构包含内弓和外弓。

1. 对称面弓　其内、外弓的长度和方向都对称相等，可传递双侧对称的矫治力。

内弓：用直径为1.0～1.2 mm的硬质不锈钢丝弯制而成的唇弓，它与牙弓形态相一致。根据矫治不同错𬌗的需要，可设计形态各异功能不同的多种内弓。

(1)U形曲内弓：在内弓的两端相当于颊面管的近中管口处弯一突向龈方的U形曲，内弓位于颊面管后，前牙不与内弓接触，有将上颌两侧磨牙推向远中的作用。

(2)对称性平直内弓：①在内弓相当于前磨牙处焊一阻挡钉，在钉的远中套入扩大螺旋弹簧，内弓就位于颊面管后，在外力作用下弹簧被压缩(内弓可与前牙接触)，能产生将磨牙推向远中的力；②内弓就位后，在自然状态下，其前牙区位于牙冠中1/3与龈1/3交界处。内弓与前牙接触有限制上牙弓突向前的作用。

(3)扩弓式(缩弓式)内弓：当内弓宽于(窄于)牙弓时，扩弓式(缩弓式)内弓可产生使磨牙向颊侧(舌侧)移动的作用。

Note

(4)推移前磨牙向远中的面弓:在内弓末端弯成钩状挂于前磨牙托槽的近中,内弓不与前牙接触。在向后的牵引力作用下,内弓可推移前磨牙向远中。

外弓:一对由口内伸向口外的连接臂,常采用直径为 1.5～1.8 mm 的硬质不锈钢丝弯制而成。不锈钢丝的中心段与内弓的前牙段形态一致呈弧形,在两侧切牙远中、口裂线平齐处弯向前,在靠近口唇处弯向两侧,形成与口角、面颊部形态相一致的弧形臂,两末端弯成与面颊平行或垂直的环圈,以便挂橡皮圈与头帽相连。外弓的中部弧形段与内弓相应部位焊接,形成完整面弓。根据外弓臂的长短可分为长、中、短三种外弓,长外弓止于第一磨牙远中,短外弓止于第一磨牙的近中,中外弓止于第一磨牙区。

2. 不对称面弓 传递两侧不对称的作用力,根据外弓臂长短不同以及焊接位置不同分为两种情况。

(1)外弓长短不对称:一侧外弓臂加长,另一侧外弓臂缩短,两侧施以相等的牵引力时,长臂侧内弓产生大于短臂侧内弓向远中的作用力。

(2)内外弓臂焊接不对称:内外弓焊接部位移至一侧侧切牙和尖牙的部位,两侧外弓的末端处于对称位置,焊接侧可获得较非焊接侧大的向远中的推力。

3. 复合体面弓 在面弓上合并其他正畸附件则称为复合体面弓,如合并推后牙向远中的矫治器面弓直接连于矫治器基托上。

4. J 形钩 用直径为 1.2 mm 的硬质不锈钢丝弯制成 J 形,口外端弯成与面颊平行的环圈,口内端形成钩状(图 6-85)。临床上常配合固定矫治器成对使用,使用时常根据患者面型做一些调整。J 形钩的正确使用可以远中移动尖牙和后牙,也可协助主弓丝内收前牙或压低上前牙。J 形钩的标准长度为 85～115 mm,目前市面上已有成品出售。

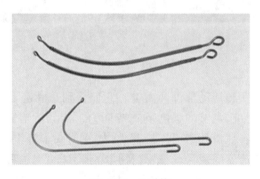

图 6-85　J 形钩

(四)力源部件

常用的是橡皮圈、弹性带以及螺旋弹簧,一般情况下将橡皮圈或弹性带的一端套在头帽纽扣上,另一端挂在面弓的外弓上,弹性带或橡皮圈被拉长而发挥牵引力作用。

(五)各种常用口外辅助矫治装置

1. 口外后方牵引装置 适用于骨性或牙性安氏Ⅱ类错殆。在拔牙病例中可用于内收上前牙并关闭拔牙间隙;不拔牙患者可用之抑制上颌骨的向前生长发育,将磨牙推向远中以调整磨牙远中关系为中性关系;与口内矫治器配合用于加强上颌磨牙支抗。

(1)低位口外后方牵引支抗装置:由颈带、橡皮圈、面弓、口内固定或活动矫治器等组成(图 6-86)。低位口外后方牵引支抗装置的主要应用:①低角型安氏Ⅱ类错殆。低位牵引下颌平面角较小的安氏Ⅱ类错殆,可抑制上颌骨的向前生长发育、推上颌磨牙向远中,或在拔牙病例中用于加强上颌磨牙支抗;②安氏Ⅲ类下颌平面角较大的患者,用于推下颌磨牙向远中或在拔牙病例中加强下颌磨牙支抗。不能用于下颌平面角较小的安氏Ⅲ类错殆及下颌平面角较大的安氏Ⅱ类错殆。

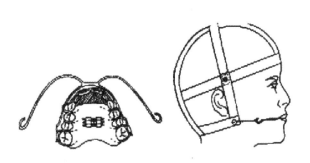

图 6-86 低位口外后方牵引支抗装置

因存在固位问题，上颌口外低位牵引装置一般不与活动矫治器联用。如果用于抑制上颌骨向前生长，要求内弓的前部与上前牙接触，口内磨牙带环上焊接与面弓的内弓相连接的颊面管即可。如果为了加强磨牙支抗或推磨牙向后，面弓的内弓不应与前牙有接触。

（2）高位口外后方牵引矫治装置：由简单头帽、橡皮圈、面弓及口内矫治器等组成。由于具有向上向后的牵引力，既可压低上后牙又可推上颌磨牙向后，该矫治装置较适用于骨性或牙性安氏Ⅱ类错𬌗；应用于不拔牙病例时，可抑制上颌骨的向前生长，推上磨牙向远中以调整磨牙关系；用于拔牙病例时，可内收尖牙及切牙，关闭拔牙间隙，也可用于加强上颌磨牙支抗。用于控制上颌骨向前生长时，采用对称面弓，其内弓与所有前牙接触，使作用力均匀分布于全牙列，内弓在磨牙颊面管近中处弯制 U 形阻挡曲，将内弓末端直接穿入颊面管之中。与功能性矫治器（如肌激动器）联合使用口外高位牵引，可以抑制上颌骨向前、向下生长，并可刺激下颌骨向前生长。下颌平面角过小的安氏Ⅱ类错𬌗、下颌骨逆时针方向旋转生长，是该矫治装置的禁忌证。

（3）水平口外牵引矫治装置：由复合头帽、橡皮圈、面弓及口内矫治器所组成，该牵引矫治装置的特点是牵引力方向基本呈水平状，无垂直向分力，故较适用于下颌平面角较正常的安氏Ⅱ类错𬌗。与各种口内矫治器配合，可加强支抗、抑制上颌骨的向前生长发育、推磨牙向远中以调整磨牙关系，内收唇向的上前牙；用于拔牙病例，牵引尖牙向远中，内收唇倾的切牙，关闭间隙。采用不对称面弓，可使一侧磨牙受到较大的推力，达到单侧移动磨牙向远中的目的。

（4）头帽颏兜牵引矫治装置：由头帽、颏兜和弹力胶带组成的一种作用于下颌颏部的纯口外力矫治装置。头帽可以是简单头帽或复合头帽，该装置作为一种主动矫治手段，对下颌前伸习惯引起的功能性反𬌗，可迫使下颌向后移动，达到矫治反𬌗的目的。安氏Ⅲ类错𬌗伴有下颌骨过度生长倾向、面下 1/3 高度偏短的低角型Ⅲ类患者，牵引力的合力方向从颏部直接延伸到髁突或微偏下后方，可使下颌向后、向下旋转，而使下颌骨生长型变得较为有利；对有开𬌗倾向、下颌平面角较大的安氏Ⅲ类错𬌗，牵引力的合力方向通过髁突的稍上方，能改变下颌骨生长方向，使下颌向上并向后旋转。该矫治装置适应证：①安氏Ⅲ类错𬌗伴有下颌角轻度发育过度，且下颌可后退至前牙对刃𬌗或接近对刃，前下面高度短的低角短面型。无颞下颌关节紊乱症状，下前牙位置正常或下前牙唇向的患者。②下颌角发育过度的前牙反𬌗纠正后的保持手段。③成年骨性下颌前突患者外科正畸术后的保持。

2. 口外垂直牵引装置 由头帽、面弓、口内矫治器和橡皮圈组成。该矫治装置能控制上颌骨的垂直向生长，压低上后牙，促进下颌向上、向前旋转。内弓与口内活动矫治器相连接时将内弓末端埋入基托或插入卡环上的圆管内；内弓也可与带环颊面管相连，内、外弓臂的长度根据压低的牙位而定。同时压低前磨牙和磨牙时，外弓臂应终止于后牙段的中点偏远中的位置；单独压低上颌磨牙时，内弓插入磨牙颊面管，外弓臂终止于面颊部相当于口内的磨牙处。该牵引装置不适用于深覆𬌗患者。

3. 口外上颌前方牵引矫治装置 该矫治装置由口外部分和口内部分组成。口外部分即前方牵引面架。口内部分可以做上颌活动矫治器,在14、16、24、26上弯制箭头卡环,在12和13之间及22和23之间唇侧可各弯制一牵引钩;亦可做上颌固定矫治器,在相应部位弯制对称牵引钩,以便同前方牵引面架上的拉钩连接,其牵引力向前下方与粭平面有约15°的交角,主要用于刺激上颌骨向前生长。活动矫治器或固定矫治器都在两侧后牙上做粭垫,待反粭解除后逐渐磨低粭垫,上、下后牙有粭接触时,应将粭垫全部磨去。口外前方牵引装置使用安全,对以上颌骨发育不足为主要特征的安氏Ⅲ类错粭的矫治非常有效。利用口外力可促进生长发育期(8~11岁)的上颌骨发育。口外上颌前方牵引矫治装置以额和颏两处为支抗部位,因此在促进上颌骨及上牙弓向前生长的同时,也可促使下颌骨向下、向后呈顺时针方向旋转,故有抑制下颌骨向前生长的作用,这对上颌骨发育不足伴有下颌骨发育过度的低角型安氏Ⅲ类错粭有利。另外,对于年龄较大的患者,该装置在固定矫治器治疗中可协助移动牙弓向前,尤其适用于整体前移上牙弓者,但下颌平面角偏高者应慎重使用。

4.口外牵引力 口外牵引力包括口外正畸力(340~450 g)和口外矫形力(500~1700 g)。

(1)不同矫治目的牵引力:①压低和内收4个切牙所用的牵引力为100~150 g;②远中移动尖牙、前磨牙或压低单个磨牙一般每侧为150~300 g;③加强磨牙支抗,一般每侧为200~300 g;④推磨牙向远中、压低后牙段牙弓每侧可加力300~500 g;⑤上颌每侧受力500 g及以上时,能有效抑制上颌骨生长;⑥上颌快速矫形,每侧可加力1200~2000 g;⑦用于抑制牙弓垂直向生长的头帽颏兜矫治装置,一般每侧加力500 g或更大力值(根据颏部软组织能接受的程度和下颌关节情况确定)。

(2)上、下颌可接受的矫形力:上颌可接受每侧800~1100 g的矫形力;下颌可接受每侧1200~1700 g的矫形力;但抑制下颌骨生长的初期加力阶段应从较小力值(150~300 g)开始,逐渐增加至每侧500 g。

5.不同矫治目的的口外牵引时间 ①矫形治疗,如抑制颌骨生长,每天不应少于12 h或每周不少于100 h,嘱患者尽量延长戴用时间;②加强磨牙支抗,可根据需要每天戴用8~12 h;③每日力作用时间短者应相应加大牵引力,但初期阶段宜先用轻力,逐渐增加力值。

6.戴用时间和注意事项 使用口外辅助矫治装置需严格要求患者合作,强调戴用该装置所需要的时间和戴用矫治器顺序的重要性。要求戴口外面弓的患者应先摘除口外弓上的弹性橡皮圈,后取出口外弓,防止出现面弓从手中滑脱刺伤眼睛或面颊组织等不良后果,禁止戴口外唇弓外出游玩。患儿及家长要密切配合医师的治疗,按时复诊,及时发现问题并及时解决。

三、种植体支抗

有效的支抗控制是正畸治疗成功的保证。传统增强支抗的方法也可能达到不错的效果,但都会有不同程度的支抗消耗,不能达到支抗牙绝对不动的"绝对支抗"。口外支抗虽可提高支抗效果,但需要患者的良好配合。在颌骨内植入种植体或者微型种植钉的骨性支抗,使得正畸绝对支抗成为可能。

以下主要介绍目前正畸临床上使用最多的微螺钉支抗种植体(图6-87)。

1.理想的微螺钉支抗种植体应具备的条件 微螺钉支抗种植体的材料必须符合生物相容性,必须具备足够的硬度以承受各种形式与大小的矫治力而不致折断或变形。微螺钉可以在植入骨内后立即受力,并可持续承受正畸力,在作用期间不会松脱。微螺钉支抗种植体容易操作与清洁,并适用于各种矫治(如内收唇倾的前牙等)。微螺钉支抗种植体的上部结构设计需与目前的方丝弓及直丝弓系统相容,即连接通道部分容易与托槽、磨牙颊面管及其拉钩等不同大小、形式的设计相融合,以方便正畸医师良好地控制牙齿在三维空间的移动,微螺钉支抗种植体系统(包括植入工具)的设计与手术方式应简单化与人性化。

2.国内微螺钉支抗种植体的特点 微螺钉支抗种植体种类繁多,有即刻加载和二期加载、

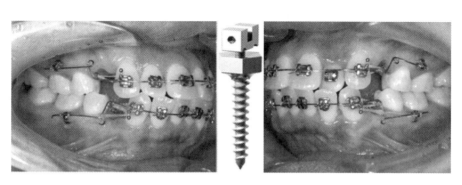

图 6-87 微螺钉支抗种植体

自攻和助攻之分。近年来微螺钉支抗种植体有单期手术、自攻设计、即刻负载的发展趋势。以自攻型即刻加载的微螺钉支抗种植体(SDMA)系统比较有代表性,在正畸临床上应用也较多。微螺钉直径一般为 1.2～2.7 mm、骨内总长度为 7～11 mm,螺钉头部突出于黏膜外的为 1.5～2 mm,螺纹部为骨内部分,越往尖端越细,有利于自攻植入和植入后的稳定性。自攻型微螺钉可以安全植入颌骨任何需要的部位,通常可供选择的部位包括后牙颊侧牙槽嵴、牙槽间隙、硬腭部、磨牙后区、上颌结节等。在完成支抗任务后,用手动丝锥套住种植体的头部,与植入相反方向旋出即可。自攻型微螺钉支抗种植体体积小,使用灵活方便,植入和取出手术简单、创伤小,正畸医师可以独立完成操作,患者也易于接受;不使用引导骨钻预备植入通道,可直接采用丝锥手动植入种植体,保证了植入方向的准确性,有利于控制植入速度,减少了植入过程中产热对界面骨创的损伤,避免了种植体在种植窝的晃动,为种植体良好的初始稳定性提供了保证。自攻型微螺钉支抗种植体可以即刻加载,故疗程较短,在用于内收前牙、近远中移动磨牙、压低前牙、压低后牙时能达到良好的支抗效果。

3.微螺钉的植入方式

(1)临床上多使用直径为 1.6～2 mm 的微螺钉,选用较大直径的微螺钉植入时有可能造成牙根的伤害,选用太小直径则易断裂。直径大于 2 mm 的较粗的微螺钉仅可使用于当小直径的微螺钉因骨密度太低或所钻的孔洞太大而无法使用时,可当紧急微螺钉使用,或运用于无牙区不会伤害牙根时。

若欲植入的位置有足够的角化牙龈,可直接植入;若植入点为黏膜上皮则建议由膜龈联合下连着 1 mm 角化牙龈横切后再往下剥离,使用手术方式增大角化牙龈的宽度,使微螺钉周围有较多的角化牙龈。角化牙龈宽度的增大会增加微螺钉的植入成功率及患者的舒适感。微螺钉植入的角度最好与皮质骨的走向成 45°,且向牙根尖处倾斜。由于两个牙根间的空间较大,不易伤害到牙根,不建议微螺钉垂直进入骨内,虽然微螺钉尖端会抵达另一边的皮质骨,但微螺钉尖端较细,并不能真正固定在骨皮质内。当选择后牙缺牙区时,可植于缺牙的咬合面,直接向被施力牙齿的舌侧及颊侧牵引。使用直接支抗则须考虑微螺钉的位置与施力于矫治器的位置,因为水平向力可用于关闭空间,而垂直向力会影响咬合平面,必要时可利用牵引钩的长度来改善不需要的垂直向力;使用间接支抗时可先利用微螺钉与不想移动的牙齿以矫正主弓丝做固定,再来牵引其他的牙齿,也可减少垂直向力的影响。

(2)为了内收前牙、向后移后牙或压低伸长的磨牙,多选择在上颌第一磨牙颊侧部位植入微螺钉。该区域有较厚的骨质,微螺钉植入后有较多的骨质包裹,稳定性高。另外,其位置高不会影响后牙的后移及压入。切口一般选择在颧骨下上颌第一磨牙区膜龈联合下 1 mm 有附着龈处,横切附着龈后黏骨膜瓣向上剥离,分离至离第一磨牙牙龈边缘 8～9 mm 为微螺钉入骨口,其方向依循皮质骨的形态与皮质骨成 45°角。

4.维持微螺钉支抗种植体初期稳定性的措施 种植体的稳定性不仅仅依赖骨整合度,也要依赖植入部位的机械稳定性,骨密度高的患者的种植体-骨界面的骨整合度达5%就可抵御一般正畸力,临时骨性支抗装置有25%的骨整合度已能提供可靠的支抗,一般临时支抗种植体的骨整合度在10%～58%,广泛的骨整合不易实现,而高度骨整合却是一件不受正畸医师欢迎的事,因为使用手动丝锥不能顺利取出微螺钉。除了上述因素外,手术技巧也可能影响微螺钉支抗种植体初期稳定性。微螺钉植入前是否钻孔与骨整合度有密切联系,钻孔的直径大于或等于螺钉直径者的初期稳定性将受到影响,钻孔直径小于螺钉直径者的初期稳定性不受影响,钻孔过深也是导致失败的直接原因。部分学者强调,种植体植入位置与失败的关联性最为密切,在附着龈及角化程度高的区域植入自攻型微螺钉,术后反应小、罹患种植体周围炎的概率低,其稳定性明显高于黏膜区域。动物实验证实,对完全包埋在软组织内的种植体利用螺旋拉簧进行闭合式牵引,即使是即刻负载,其初期稳定性也很好。

5.微螺钉支抗种植体的优缺点

(1)微螺钉支抗种植体是一种植入与取出比较简单的临时骨内支抗装置,较适合于正畸医师自行施行手术,其植入术是一种简单而具有少许侵入性的技术,容易掌握;种植体作为支抗,其施力点更接近牙齿的抗力中心,可以达到比较好的牙齿整体移动效果;不需要患者的配合,减少传统口外装置的不适感及不便利性,更能达到轻而持续的矫治力;减少作用于牙齿所产生的不良反应,例如对埋伏牙齿的交互牵引导致支抗牙的伸长;增加无牙区的支抗及咬合平面的垂直控制,有利于磨牙向前及向后牵引;微螺钉支抗种植体扩大了牙列、颌骨畸形矫治非手术治疗范畴。

(2)微螺钉支抗种植体松动率在7%左右,植入时折断的情况偶有发生。种植体植入后1周内部分种植体周围软组织可有轻度炎症,但只要加强口腔健康护理,大多数患者能保持良好状态,仅有15%的种植体周围组织有较明显红肿、触诊出血等种植体周围组织炎症表现。种植体松动与种植体周围组织炎症有明显关系。种植体植入时支抗螺钉与牙根接触可能导致种植体松动,也可能伤及牙根,出现牙根吸收;有临床对比性研究证实,支抗螺钉(自攻型和助攻型)负载后5个月或更长时间,虽然支抗螺钉未见松动或脱落,但都有不同程度的移位(种植体伸出1～1.6 mm,种植体根尖向前或向后倾斜约1.5 mm,种植体头部向前倾斜约1.5 mm),种植体的移位将对邻牙牙根构成威胁,对附近的重要器官也有潜在的影响,建议微螺钉植入位置离开牙根1.5～1.6 mm。在上颌腭侧斜面、磨牙后区及颏孔附近植入微螺钉支抗种植体时,不能忽略对腭大神经、下齿槽神经、颏神经以及它们的分支可能造成的损害,种植手术也要避免对上颌窦等重要部位造成伤害(虽然概率很低)。另外,微螺钉支抗种植体尚不能用于矫形力的支抗。

6.微螺钉支抗种植体的适应证

(1)严重拥挤或严重牙弓前突,不允许磨牙前移的患者。

(2)前牙排齐或后移时后牙支抗不足,不能合作戴口外弓的患者。

(3)后牙前移或向远中移动时前牙支抗不足的患者。

(4)严重骨性开𬌗、𬌗平面倾斜、因对颌牙缺失磨牙伸长等需要绝对压低后牙的患者。

(5)骨性深覆𬌗需要绝对压低下前牙、露龈笑需要绝对压低上前牙的患者。

(6)上、下中线明显不齐的患者。

(7)牙周病、牙缺失较多、牙位置明显异常,导致支抗牙数量不足的患者。

7.微螺钉支抗种植体的禁忌证 年龄较小、乳牙期、替牙期患者,进展期牙周炎、牙龈炎、复发性口腔溃疡、口腔干燥症患者,骨纤维异常增生症、牙骨质瘤等颌骨疾病患者,骨质疏松、维生素D缺乏、甲状腺功能亢进、甲状旁腺功能亢进、贫血、慢性肝病等疾病患者,妊娠期、哺乳期女性等不宜使用种植体支抗。

微螺钉支抗种植体丰富了正畸支抗设计的内容,实现了传统正畸手段难以完成的牙齿移动,尤其在成人正畸方面显示出其独特的优势,为正畸学的发展提供了一种新思路和新工具。微螺钉支抗种植体矫治已是现代口腔正畸医师必须掌握的有效矫治方法之一。由于对种植体支抗的研究和应用的时间还比较短,许多观念仍在不断完善中,在提高临床成功率、普及应用、积累经验和争取患者的理解与接受等方面还有一些问题需要解决;有关加载前等候时间、加载力大小、标准化种植体植入手术方法和支抗微螺钉植入的最适宜位置,目前仍有争议,有待进一步研究和观察。随着对正畸种植体的设计、组织学、正畸力对种植体界面变化影响的深入研究,正畸种植体支抗必将进一步成熟,有可能给正畸矫治设计和矫治技术带来巨大的改变。

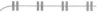

知识拓展

本章小结

矫治器是一种治疗错𬌗畸形的装置,也称正畸矫治器,可分为活动矫治器和固定矫治器。支抗是指在正畸矫治过程中,任何矫治器作用于牙、牙弓或颌骨产生使其移动的力,必然同时产生一个方向相反、大小相等的力,能抵抗矫治力反作用力的结构称为"支抗"。在正畸治疗中,必须控制好支抗,才有可能收到好的矫治效果。活动矫治器能自行摘戴,简单方便,但矫治力不易控制;固定矫治器是目前临床最常见的正畸矫治器,其中以方丝弓矫治器、直丝弓矫治器应用广泛。方丝弓矫治器可施加多种类型的矫治力,具有高效控制牙齿在不同方向移动的优点,直丝弓矫治器是由方丝弓矫治器发展而来,正常𬌗的六项标准是直丝弓矫治器的重要理论基础。临床诊疗中应根据矫治的需要选择适合的矫治器。

舌侧矫治技术、隐形矫治技术是矫治技术的新发展,随着这些技术的不断改进与完善,其在临床的应用会越来越广泛。常用的口内、口外矫治装置多种多样,丰富了临床应用,种植体支抗的应用极大地扩展了正畸治疗的应用范围。

能力检测

一、判断题

1.斜面导板的斜面板与𬌗平面成 45°角。(　　　)

2.头帽颏兜矫治器利用的支抗属于颌内支抗。(　　　)

3.按矫治器的固位方式分类,矫治器可分为可摘矫治器和固定矫治器。(　　　)

4.功能性矫治器是依靠机械力发挥作用的矫治器。(　　　)

5.机械性可摘矫治器的常用固位装置有单臂卡环、邻间钩、箭头卡环等。(　　　)

二、简答题

1.种植体支抗的应用范围是什么?

2.理想的微螺钉支抗种植体应具备的条件有哪些?

3.请简述方丝弓矫治器的基本原理。

4.直丝弓矫治器的理论基础——正常𬌗的六项标准包括哪些?

5.方丝弓矫治技术的基本步骤包括哪些?

6.无托槽隐形矫治技术的临床矫治过程分为哪几个阶段?

7.舌侧矫治技术的适应证包括哪些?

在线答题

参考答案

（苏继华　邢庆昱）

第七章　错𬌗畸形的预防和早期矫治

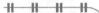

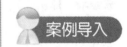

学习目标

口腔医学专业：

1. 掌握：错𬌗畸形早期防治的内容、常见错𬌗畸形预防性矫治的常用方法。

2. 熟悉：常见错𬌗畸形早期阻断的内容。

3. 了解：在混合牙列期出现的暂时性错𬌗的表现。

口腔医学技术专业：

1. 掌握：各类预防性矫治所应用的矫治器的组成结构、制作及其临床应用。

2. 熟悉：常见错𬌗畸形预防性矫治的常用方法。

3. 了解：常见错𬌗畸形早期阻断的内容。

　　错𬌗畸形的早期防治包括预防和早期矫治。预防是指自牙板开始发生直至恒牙列完成建𬌗的时期内采取各种预防性的措施，去除可能造成错𬌗畸形的危险因素，对于已有异常趋向者，采取各种方法引导使其趋向正常，从而使牙列的建𬌗、颌骨的发育、颌面部的生长顺利、协调，使之尽可能不发生错𬌗畸形，从而促进口颌系统和儿童心理发育的健康。预防分为早期预防和预防性矫治。早期矫治亦称为阻断性矫治，是指在儿童早期生长发育阶段（一般指青春生长发育高峰期前及高峰期）对正在发生或者已经形成的错𬌗畸形，采取某些手段消除其原因，切断其继续发展的可能病因机制，阻断已发生的或正在发生的畸形，阻止畸形的进一步发展，从而促进口颌系统的正常生长发育。在错𬌗畸形的早期，一般在较短的时间内，应用比较简单的矫治方法，使用比较简单的矫治器就能够使错𬌗畸形得到矫治，取得事半功倍的效果。相反，如果没有进行早期防治，错𬌗畸形可能发展严重，给后期的治疗增加难度，更严重者甚至需要采用外科-正畸联合治疗。因此，对于儿童口颌系统和心理健康的发育而言，错𬌗畸形的早期预防、早期诊断、早期治疗十分重要。口腔正畸医师应充分了解早期防治错𬌗畸形的重要性，熟悉防治原理和常用的方法，并通过各种渠道宣传错𬌗畸形的早期防治知识，争取广大家长及患儿的配合，力争共同做好儿童的口腔保健和错𬌗畸形的早期防治工作。

第一节　错𬌗畸形的预防

案例导入

Note

　　患者，女，10岁，因牙不齐影响美观要求矫治。口腔检查：混合牙列，双侧第一磨牙关系为中性关系,上前牙轻度拥挤,#12扭转、舌向错位,侧貌大致正常。

请思考:

1. 列出诊断。

2. 写出治疗计划。

案例导入答案

预防应从妊娠期开始,注意母体的健康和对胎儿的保护。婴儿出生后须及时检查、定期观察,防止错𬌗畸形的发生和发展。

一、早期预防

(一)胎儿时期的预防

母亲在整个妊娠期应注意饮食、营养、卫生,增强体质,提高机体免疫功能,保持心情愉快、身体健康。妊娠期防止接触过量放射线,注意药物的使用,妊娠早期不能患急性发热性疾病,如流感、疱疹等,否则影响胎儿颌面部的生长发育。

(二)婴儿时期的预防

1. 正确的睡眠姿势 为防止因颌面部单侧长期受压而形成局部不对称畸形,婴儿从出生开始,就应该特别注意睡眠姿势,不可长期偏向一侧,必须经常调换位置。

2. 破除口腔不良习惯 在婴儿时期由于喂养不足、吸吮动作的本能反射或者由于不愉悦等心理因素,婴儿自发产生的吮指、吮唇、咬唇、咬物等不良习惯会导致暂时性错𬌗。如果不良习惯持续,未被及早发现和破除,会导致口周肌肉功能的异常,进一步加重错𬌗。要判断口腔不良习惯的原因,根据不良习惯发生的频率、持续的时间以及作用的强度,采取适宜的方法进行干预和处理。

3. 正确的喂养方法 无论是母乳喂养,还是人工喂养,婴儿都不能睡着吃奶,否则会因为体位的原因使下颌过度前伸而导致上、下颌骨矢状方向位置不调。婴儿采取约45°的斜卧位或半卧位是正确的喂养姿势。如果采用人工喂养,最好使用解剖扁形奶头(图7-1),解剖扁形奶头与口唇外形吻合。为了使婴儿能够有足够的吮吸功能活动来刺激颌面部的正常生长,要求喂养奶头的开孔不宜过大。同时还要注意使奶瓶与𬌗平面垂直或稍下10°左右,来保证下颌在正常的前后向位置上。如果奶瓶位置过高,则会诱导下颌前伸,可能形成反𬌗畸

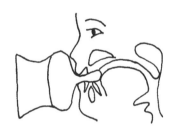

图7-1 解剖扁形奶头

形;如果奶瓶位置过低,则会压迫下颌,导致下颌骨发育不足,可能形成下颌后缩畸形。

(三)儿童时期的预防

1. 合理的膳食 均衡、营养丰富的饮食是儿童时期生长发育的保障。饮食要平衡,不能偏食,要有五谷杂粮、牛奶及奶制品、鱼、肉、蛋、蔬菜和瓜果。为了促进和刺激颌骨的正常发育,必须保证食物具有一定的硬度,同时又要易于消化。

2. 防治疾病 防治鼻咽部疾病,预防影响全身和牙、颌、面生长发育的疾病及呼吸道疾病,对口颌系统的发育十分重要。鼻呼吸可使腭部在发育过程中正常下降,呼吸道疾病如有扁桃体过大、鼻炎、鼻窦炎时,应尽早治疗以维持呼吸道通畅,避免用口呼吸,长期呼吸功能异常的患儿,常可造成上颌前突、腭盖高拱等错𬌗畸形。

3. 防治龋齿 防龋和治疗龋齿,特别是加强对乳牙龋齿的防治可有效地减少错𬌗畸形的发生。因此在儿童时期要养成良好的口腔卫生习惯和饮食习惯,做到早晚刷牙,饭后漱口,少

Note

吃零食,应用含氟牙膏刷牙,必要时对新萌出的恒牙用窝沟封闭防龋。要定期做口腔检查,如已发生龋齿应立即治疗,恢复乳牙冠的正常外形,以保持牙弓的长度,以免骨量丢失而导致牙列拥挤,牙错位萌出(图 7-2)。

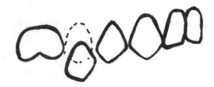

图 7-2　牙错位萌出

4.心理维护　口腔不良习惯及因不良习惯所导致的错殆畸形均会给儿童造成不利的心理刺激和心理伤害,对此应采取合适的处理和心理疏导方法。

二、预防性矫治

在乳牙期及替牙期由于间隙不足、牙齿的正常萌出时间受到影响或其他原因会出现各种各样的局部障碍,如乳牙滞留、乳牙或恒牙早失、恒牙萌出异常等,这些原因和临床表现各异的局部障碍均会导致错殆畸形的发生。如果能尽早发现这些局部障碍并及时采取正确的处理措施,则可以达到预防错殆畸形发生的目的。

(一)乳牙或恒牙早失的处理

牙齿在牙弓中保持正确的位置是多方面力相互作用的结果,如果这些因素失去平衡,就会改变它与相邻牙齿的紧密接触关系并出现牙齿错位。乳牙、恒牙早失后的邻牙向缺失牙倾斜(图 7-3),乳牙早失还会导致恒牙错位萌出,对颌牙伸长(图 7-4)将影响继承恒牙的正常萌出而造成恒牙排列不齐。恒牙列受影响的程度因儿童丧失乳牙时的年龄、牙列阶段、牙位与丧失牙齿的多少而不同。乳尖牙或乳磨牙早失后,发生恒牙列错殆畸形的机会比无乳牙早失者多3～4倍。同样,对于正在生长发育的儿童,恒牙的早期丧失也会引起邻牙移位而导致错殆畸形,进而影响咀嚼或发音功能。

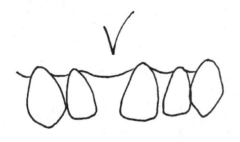

图 7-3　邻牙向缺失牙倾斜　　　　　　图 7-4　对颌牙伸长

1.乳牙早失的处理　一般应保持牙弓长度、维持间隙,以便继承恒牙萌出时有足够的间隙,方法是采用间隙保持器。应用间隙保持器来保持早失牙齿的近远中和垂直向的间隙,保证继承恒牙的正常萌出。这种方法也称为间隙管理或被动咬合诱导。

在进行间隙保持时,应考虑儿童的年龄和牙龄、恒牙胚发育情况、牙齿萌出的先后顺序、乳牙早失的部位、骨量与牙量的关系等各种相关因素。

间隙保持器应具备的条件:①不妨碍牙齿萌出及牙槽骨高度的增长。②不妨碍颌骨及牙弓的正常生长发育。③能保持间隙的近远中距离,防止对殆牙过长,使继承恒牙顺利萌出。

Note

④恢复咀嚼及发音功能。⑤维持正常的下颌运动和咬合关系。⑥不引起邻牙龋齿或牙周黏膜组织疾病。⑦不引起患儿口腔不良习惯和心理障碍。⑧制作简单,容易调整、修理,不易变形。⑨设计制作保持器应取得患儿及其家长的理解和配合。

间隙保持器的适应证及要求如下。

适应证:①一侧或双侧多数乳磨牙早失,影响患儿咀嚼功能。②乳牙早失,X线片显示继承恒牙牙根尚未发育或仅形成不到1/2,牙冠𬌗面有较厚的骨质覆盖,间隙已缩小或有缩小趋势。

要求:①能保持牙弓长度;②不妨碍牙齿牙槽高度及宽度的正常发育;③能恢复一定的咀嚼功能。

常用的间隙保持器如下。

(1)活动义齿式间隙保持器:用于多数乳磨牙早失间隙的保持,并可恢复一定的咀嚼功能。活动义齿式间隙保持器的结构与制作与一般的简单活动义齿类似,可设计双臂卡环,不用𬌗支托以免妨碍牙槽高度的发育(图7-5)。

注意:3～6个月定期观察,不能妨碍新牙萌出,必要时需重新制作。

(2)丝圈式间隙保持器(图7-6):可用于个别后牙早失。注意丝圈应离开牙槽嵴1～2 mm,不妨碍牙槽嵴正常发育,并与邻牙有良好的接触以保持间隙的宽度。

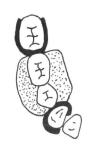

图7-5 活动义齿式间隙保持器

磨牙已近中移动,间隙已缩小的患儿可在增加前段牙弓的支抗下,用螺旋弹簧开展间隙,推第一磨牙向远中(图7-7)。

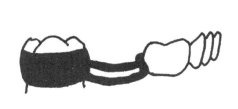
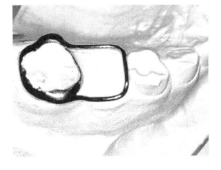

图7-6 丝圈式间隙保持器

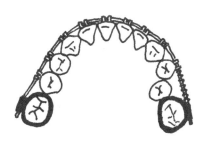

图7-7 螺旋弹簧推第一磨牙向远中

2. 恒牙早失的处理 视情况待牙齿替换完成后制订全面的矫治计划或保持间隙待以后义齿修复;个别恒牙早失者亦可经正畸治疗用邻牙代替早失牙。

(1)第一磨牙早失:如间隙区牙槽宽度足够可酌情让第二磨牙前移代替第一磨牙。利用双侧前磨牙、前牙、健侧第一磨牙做支抗,将缺失侧的第二磨牙移向近中以代替第一磨牙。矫治

Note

过程中应仔细观察,注意调𬌗并防止第二磨牙近中移动时牙冠倾斜,同时防止对颌磨牙伸长形成𬌗干扰(图 7-8)。

　　(2)上中切牙早失:可将侧切牙移至中切牙的位置上并保持中切牙宽度的间隙,待成年后做全冠修复,恢复中切牙的外形,同时让尖牙前移并磨改外形以代替侧切牙,第一前磨牙顺次前移代替尖牙,其余后牙均顺次前移,使上、下颌牙列建立良好的尖窝关系(图 7-9)。

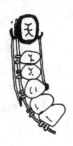
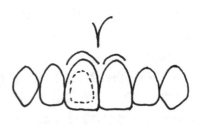

图 7-8　第一磨牙早失处理	图 7-9　上中切牙早失处理
注:第二磨牙前移代替第一磨牙。	注:侧切牙前移并磨改外形以代替。

(二)乳牙滞留的处理

　　乳牙滞留即乳牙未适时脱落,会妨碍恒牙萌出或导致恒牙错位萌出,影响恒牙的排列。在 X 线片上如显示继承恒牙胚正常,牙根已形成 1/2 以上,继承恒牙已错位萌出,或对侧同名牙已萌出,但乳牙未脱,则可以诊断为乳牙滞留。乳牙滞留的原因多为恒牙胚的位置异常或萌出道异常,恒牙异位萌出,使乳牙牙根部分或完全未被吸收。此外,乳磨牙严重根尖周感染也可能造成乳牙牙根粘连而导致乳牙滞留。滞留的乳牙应尽早拔除,以便恒牙在萌出的过程中尽可能调整。

　　临床常见由于乳牙滞留,下切牙和上颌侧切牙舌向萌出,上尖牙唇向萌出。下切牙舌向萌出,乳下切牙滞留的患者,在拔除乳下切牙后,舌向错位的下切牙由于舌的活动,可能向唇侧移动到正常的位置。上侧切牙舌向萌出的患者,如与下切牙已建立咬合关系并形成反𬌗,常需要矫正。对于上尖牙唇向错位萌出的患者,一般也应该进行正畸治疗。对于乳磨牙粘连的患者,应根据患者的牙𬌗情况全面系统地考虑进一步的治疗计划。

(三)恒牙早萌的处理

　　恒牙萌出时间过早即为恒牙早萌。恒牙早萌的原因多为先导乳牙根尖周感染破坏了牙槽骨及恒牙胚的牙囊而使继承恒牙过早萌出。早萌恒牙的牙根尚未形成或刚开始形成,容易因外伤或感染而脱落。恒牙早萌的诊断主要依靠临床和 X 线检查,临床检查有轻度松动,X 线牙片显示牙根刚开始形成,其长度不足 1/3 或牙根未形成,即可诊断为恒牙早萌。

　　恒牙早萌的矫治原则是阻萌,待牙根形成后再让其萌出,方法是采用阻萌器。阻萌器是在丝圈式间隙保持器上加焊一根阻萌丝(图 7-10)。定期观察牙根发育情况,如牙根已形成 1/2以上,可取下阻萌器让其萌出。

(四)恒牙迟萌、阻生及异位萌出的处理

　　恒牙迟萌是指恒牙在应萌出的年龄没有萌出,而对侧同名牙已经萌出。牙齿由于骨、牙或纤维组织阻挡而不能萌出到正常位置,称为恒牙阻生。恒牙异位萌出则是指正在萌出的恒牙引起非替代乳牙或相邻恒牙吸收。

　　X 线牙片显示未萌恒牙牙根已大部形成但位置异常,牙齿部分或全部阻生在牙槽骨中,则可以明确诊断。

分析恒牙迟萌、阻生及异位萌出的原因,有乳磨牙早失、乳磨牙根尖周感染、多生牙或残根、囊肿、牙肿瘤、牙龈纤维组织增生、牙弓长度不足、恒牙萌出道异常或缺乏萌出力。

尽早拔除迟脱的乳牙、残根、残冠、多生牙,切除囊肿、肿瘤和致密的软硬组织。如恒牙牙根已形成 2/3 以上而萌出力不足时,可用外科手术开窗、导萌阻生牙及迟萌牙(图 7-11)。

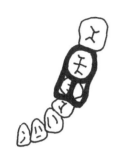

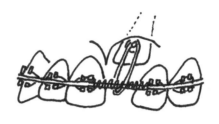

图 7-10 阻萌器 图 7-11 导萌

(五)恒牙萌出的顺序异常的处理

恒牙萌出的顺序对殆的形成特别是磨牙殆关系的建立影响较大。以下三种恒牙萌出顺序的变化具有临床意义:①下颌第二磨牙早于前磨牙萌出;②上颌尖牙早于前磨牙萌出;③左、右两侧牙齿萌出不对称。

当下颌第二磨牙先于前磨牙萌出时,可以利用第一磨牙前的固定舌弓维持牙弓长度,以便前磨牙替换后有足够的间隙排齐。如上颌尖牙萌出过早出现唇向错位,根据拥挤程度可考虑推磨牙向远中,或待恒牙初期进行拔牙矫治。

(六)唇舌系带附着异常的处理

出生时唇系带附着于牙槽嵴顶,唇系带中的纤维组织伸入腭侧龈乳突,随着乳牙萌出牙槽突的生长,唇系带附着的位置逐渐上移。到恒切牙替换后,唇系带一般距龈缘 4~5 mm。对唇系带附着异常致上中切牙间隙明显者,临床上需做唇系带修整术。常用固定矫治器使左、右侧切牙向中线靠拢关闭间隙,待将间隙关闭后,从牙槽嵴顶仔细地切除附着的异常唇系带及全部纤维组织,以保持间隙关闭后的效果。如果间隙关闭后,不切除异常的唇系带或手术不当保留了部分纤维组织,由于上唇的功能活动和系带纤维的牵拉,中切牙间常会重新出现间隙。在临床治疗中,通常不主张先行唇系带手术再关闭间隙,因为手术瘢痕会影响间隙的关闭。

临床常见的舌系带附着异常为舌系带过短,由于系带短妨碍了舌头正常的功能运动,舌尖代偿性活动增加,影响发音,常形成前牙开殆。应在矫治错殆畸形的同时,做舌系带修整手术以延长舌系带,使舌恢复正常的功能活动。由于患者舌头长期活动受限,位置异常,应强调训练患者将舌头置于正确的位置,防止错殆畸形的复发。

第二节 错殆畸形的早期矫治

案例导入

患者,女,16 岁,因牙不齐影响美观要求矫治。口腔检查:恒牙列,左侧第一磨牙关系为中性关系,右侧第一磨牙关系为远中尖对尖,上、下牙弓前段中度拥挤,前牙前

突,左侧上、下第二磨牙为正锁殆,右上侧切牙缺如,中线基本一致,前牙覆殆、覆盖正常,侧貌略前突。曲面断层片显示♯18、♯28、♯38、♯48均存在。

请思考:

1. 列出诊断。

2. 写出治疗计划。

早期矫治(亦称阻断性矫治)是指在乳牙期、替牙期或恒牙早期对刚发生或正在发生的畸形用简单的矫治方法阻断畸形的发展,使之自行调整成为正常殆或采用矫治的方法引导其正常生长而成为正常殆。矫治的目的是建立正常的牙颌面关系。

一、混合牙列期的暂时性错殆

儿童生长发育阶段,特别是混合牙列,由于恒牙的萌出和乳牙的替换,常有些暂时性错殆表现,一般可在生长发育中自行调整而不需要治疗,但必须仔细分析,跟踪观察,以便及时做出正确处理。常见的混合牙列期暂时性错殆有上颌左、右中切牙萌出初期,左、右中切牙间常出现一间隙;上颌侧切牙初萌时,牙冠向远中倾斜;恒牙中、侧切牙萌出初期,可能出现轻度拥挤;上、下颌第一磨牙在乳牙建殆初期,可能为尖对尖的远中殆关系;上、下切牙萌出的早期,常出现前牙深覆殆。

(一)上颌左、右中切牙萌出初期,左、右中切牙间常出现一间隙

这是由于上颌侧切牙牙胚挤压中切牙牙根,使中切牙牙根向近中倾斜所致,当侧切牙萌出后间隙即逐渐消失。但是应当排除多生牙和唇系带过低等因素。

(二)上颌侧切牙初萌时,牙冠向远中倾斜

这是由于上颌尖牙位置较高,牙胚压迫侧切牙牙根,使侧切牙牙根向近中倾斜所致。当尖牙萌出后,侧切牙即可恢复正常。但有时由于尖牙的萌出力和方向异常,侧切牙牙根吸收而致牙脱落。因此应该及时进行 X 线检查,早期发现。

(三)恒牙中、侧切牙萌出初期,可能出现轻度拥挤

这主要是因为恒牙比乳牙宽度大。随着乳磨牙被较小的前磨牙替换,剩余间隙可供前牙调整,加之颌骨前部的宽度增长,前牙的拥挤得以自行调整。

(四)上、下颌第一磨牙在乳牙建殆初期,可能为尖对尖的远中殆关系

在乳磨牙被前磨牙替换时,可利用剩余间隙自行调整,由于下颌第一磨牙向近中移动的距离比上颌第一磨牙大,利用上、下颌替牙间隙之差,可以使上、下颌第一磨牙调整至中性殆关系。

(五)上、下切牙萌出的早期,常出现前牙深覆殆

这主要是由于切牙冠长度较大,同时后牙垂直生长不足所致。当第一磨牙高度生长及前磨牙冠全萌出后,深覆殆可能自行调整。

二、口腔不良习惯的矫治

口腔不良习惯如吮指、咬铅笔、吐舌、咬唇等在儿童生长发育的过程中破坏了正常的肌力、殆力的平衡和协调,使口颌系统受到异常的压力,从而造成牙弓、牙槽骨、颌骨的异常发育。口腔不良习惯持续的时间越长,错殆畸形发生的可能性越大,错殆畸形也越严重。对于各种口腔不良习惯应尽早纠正,开始可用说服教育的方法,使儿童理解不良习惯的害处而自动停止。另外,要改善环境,转移儿童的注意力,也有助于改变不良习惯。如在 6 岁以前纠正,错殆可以自行消失;若在 10 岁以前纠正,其所导致的错殆畸形,大多数可以自行消失;若错殆畸形仍不消失,可用矫治器进行治疗。

Note

导致错𬌗畸形的不良习惯不先破除,畸形矫治完成后,又可由不良习惯引起复发。而且,一种不良习惯可引起另一种不良习惯,例如吮指习惯可造成前牙开𬌗,开𬌗又可继发吐舌习惯。

(一)吮咬习惯的破除

绝大多数婴儿的吮咬习惯发生在 6 个月大到 2 岁时,几乎所有婴儿都存在不同程度的吮咬习惯,常可见在哺乳时间之外或睡眠时吮吸手指、吮唇、吮颊等。吮咬习惯如果持续时间过长,则可能导致错𬌗畸形。

吮咬习惯的破除方法:对具有吮咬习惯的婴儿,要注意改进喂养方法,还可以在吮吸的手指上涂抹黄连素等苦味药水或将手指戴上指套以阻断其条件反射(图 7-12)。对儿童首先应进行思想教育,调动儿童自身的积极性以自行改正口腔不良习惯,不能责备和打骂,避免对儿童的心理健康产生不良影响。对年龄稍大儿童,除了说服教育外,必要时可戴唇挡,如由吮拇指所引起的上颌前突、深覆盖、牙弓狭窄等,可戴前庭盾。由吮咬习惯引起前牙开𬌗并伴有继发性吐舌习惯者,可戴具有腭网或腭刺的舌习惯矫治器(图7-13、图 7-14)。

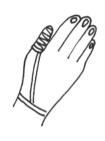

图 7-12 指套

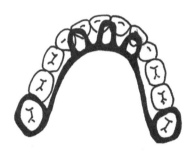
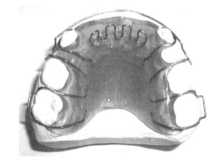

图 7-13 腭网

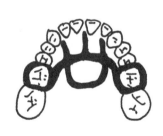
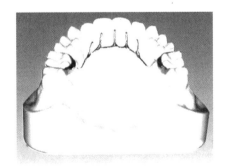

图 7-14 腭刺

(二)异常吞咽和舌习惯的矫治

婴儿型吞咽是乳牙萌出前的吞咽方式,即舌放在上、下颌龈垫之间,唇、颊收缩形成唧筒状进行吸奶并吞咽。牙齿萌出后,正常的吞咽为提下颌肌收缩,使上、下颌牙接触,唇闭合,舌背与腭穹接触,舌尖接触硬腭前部近乳突并向上、向后推动使食物进入咽部。一些保留了婴儿型吞咽习惯的患儿,可出现上前牙前突,前牙开𬌗。舌习惯主要有吐舌、舔牙和伸舌三种不良习惯。

异常吞咽和舌习惯的矫治:对于有扁桃体肥大、慢性扁桃体炎的患儿应积极进行治疗。要教导患儿正常的吞咽方法,必要时采用附有腭刺、腭屏、腭网的矫治器。

Note

（三）唇习惯的矫治

唇习惯以咬下唇较为多见，易形成前牙深覆盖、深覆𬌗。儿童早期可先用前庭盾（图7-15），使唇与牙隔离，可防止吮咬。如前庭盾不能固位，可用胶布封闭嘴唇，前牙改观后，唇肌张力加强，则前庭盾可自行在口内固位。

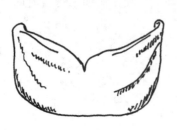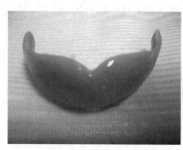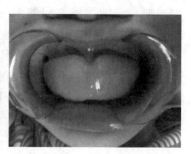

图 7-15　前庭盾

纠正咬下唇习惯，也可用矫治舌习惯的矫治器，在矫治器上附加双曲唇弓焊唇挡丝，同时，利用双曲唇弓矫治上前牙前突及牙间隙。

（四）口呼吸习惯的矫治

口呼吸习惯形成的原因主要是由于鼻炎、鼻甲肥大、鼻窦炎、扁桃体肥大等鼻咽部疾病，使鼻呼吸道阻塞而长期部分或全部用口呼吸。由于习惯张口呼吸，下颌及舌下降，唇肌松弛，开唇露齿，上前牙前突，上牙弓狭窄，腭穹高拱，下颌向下、向后旋转，形成开𬌗和长面畸形。

对口呼吸的儿童，临床应先明确鼻呼吸道是否通畅，须检查和治疗鼻咽部疾病。口呼吸的治疗应先消除呼吸道疾病，必要时切除肥大的扁桃体，以去除口呼吸的诱因。疾病治疗后如仍有口呼吸习惯，需随时提醒患儿闭口用鼻腔呼吸，错𬌗畸形的矫治要待鼻呼吸道完全通畅后再进行。矫正口呼吸可用前庭盾或夜间用胶布封闭嘴唇。前庭盾可做唇肌锻炼以增强其肌力，使其能自然闭合。

（五）偏侧咀嚼习惯的矫治

偏侧咀嚼习惯的形成常常是由于一侧后牙龋齿未能得到及时治疗，或一侧后牙为残根、残冠而只能用另一侧后牙咀嚼。功能侧的翼内肌和咀嚼肌由于长期的单侧咀嚼而变得发达，而废用侧的肌力则明显不足，出现下颌偏向一侧，面部不对称，甚至形成单侧反𬌗而妨碍口颌系统的正常发育和正常的功能运动。

偏侧咀嚼习惯的矫治：首先必须去除病因，治疗龋齿，拔除残根、残冠，去除𬌗干扰，缺牙用间隙保持器，必要时进行修复，错𬌗也应进行矫治。然后指导患儿养成双侧咀嚼习惯。

三、牙齿数目异常的处理

（一）牙先天缺失

先天缺牙是牙胚在发育过程中发生异常而少形成一颗或数颗牙齿。乳牙先天缺失较少，多见于恒牙列中（图7-16），其发生率为2.2%～6%。外胚叶发育不全的患儿可能出现多数牙先天缺失，并伴有毛发稀少、皮脂腺与汗腺分泌减少、指甲发育不全等，且外胚叶发育不全患儿常有明显的家族史。牙齿缺失的原因包括遗传因素，先天发育异常。

矫治方法：在混合牙列期可以定期观察其自行调整情况，待恒牙列期问题明确后再根据错𬌗的情况酌情处理。对于先天性恒牙缺失的患儿应该进行全面的检查及临床评价，全面检查患儿的侧貌、牙列拥挤度、缺牙位置、缺牙数目，综合评估后制订一个全面、合理的治疗方案。原则上对个别牙缺失的患儿，尽量选用后牙前移的替代疗法，而多数牙缺失的患儿则只能用义

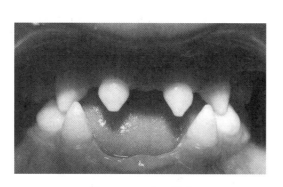

图 7-16 牙先天缺失

齿修复的方法恢复牙列和咬合,以恢复其咀嚼功能。近年来牙齿种植技术发展迅速,种植可以作为一种新的治疗选择,种植牙一般需要待患儿生长发育完成后进行,否则种植牙会像粘连牙一样表现为下沉,影响治疗效果及美观。

(二)多生牙

多生牙是由于遗传因素或牙胚先天发育异常而形成一颗或数颗额外牙。在牙胚分裂时牙板断裂后的残余上皮可形成多生牙。乳牙列中多生牙少见,多生牙常在混合牙列的儿童中发现。多生牙的存在常使正常的恒牙迟萌或错位萌出。多生牙多见于上颌前部,临床检查可见萌出的多生牙大多为圆锥形、钉形,在下切牙区的多生牙的形态偶尔与恒切牙外形相似。多生牙可位于牙弓内或牙弓外,常伴恒牙错位,牙弓内数目较正常多(图 7-17)。未萌多生牙常使恒牙分开,牙弓中出现间隙。临床检查中一般通过照 X 线牙片或全口曲面断层片确诊为一颗或多颗多生牙。

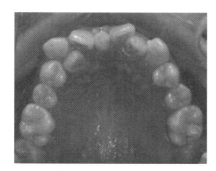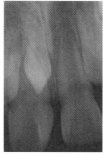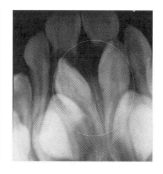

图 7-17 多生牙

矫治方法:尽早拔除多生牙,观察恒牙自行调整情况。多数多生牙早期拔除后,错位恒牙可自行调整;如恒牙舌向错位,个别牙反𬌗,或恒牙间隙较大,不能自行调整时可根据具体情况进行正畸治疗;阻生的多生牙和冠根倒置于牙槽骨中的多生牙,如果位置高不压迫恒牙牙根,不妨碍恒牙的移动,且外科手术拔除困难时,可以定期观察,暂时不予处理。

四、牙列拥挤的早期矫治

(一)轻度牙列拥挤

轻度牙列拥挤的患儿,随着恒牙的萌出、颌骨及牙弓的长度和宽度的发育,可以自行调整。对于轻度牙列拥挤者,可在替牙期、恒牙早期利用乳恒牙交替后的剩余间隙进行及时矫治,即为牙列拥挤的早期矫治。

适应证:混合牙列末期,恒牙早期;轻度拥挤 4 mm 以内;软组织侧貌无前突。

矫治方法:当患儿存在唇肌、颏肌张力过大,妨碍牙弓前段发育时,可以利用唇挡消除异常

Note

的肌张力,以便切牙向唇侧自行调整。对于轻度拥挤又很难自行调整的,可利用替牙期剩余间隙,采用方丝弓矫治器,主要利用前磨牙与乳磨牙替换后的剩余间隙或其他间隙矫治拥挤牙,同时也可利用口外弓推磨牙往后开拓间隙(图7-18),因为此时第二磨牙还没有萌出。如第一前磨牙萌出时间隙不足,还可以片切第二乳磨牙牙冠,让第一前磨牙萌出。

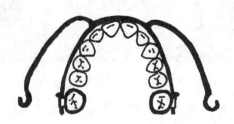

图 7-18 口外弓推磨牙往后

优点:对于临床上可拔牙或可不拔牙的临界病例,大多可采用不拔牙矫治的方法达到矫治目的,起到外形满意、咬合理想、事半功倍的作用。

(二)中度牙列拥挤

混合牙列期中度牙列拥挤患儿,一般不进行早期矫治,可以定期观察至恒牙列期再酌情按牙列拥挤矫治法矫治。

(三)严重牙列拥挤

经间隙分析诊断为严重牙列拥挤的混合牙列期患儿,矫治应十分慎重。由于疗程长,可达3~4年,需要患儿很好的合作,治疗应在有丰富临床经验的正畸医师监控下进行。如果医师经验不足,或者患儿不能坚持定期复诊,可以进行观察,待恒牙替换完成、拥挤程度确定后,再进行矫治。

如果患儿及其家长要求矫治的心情十分迫切,应向患儿及其家长讲解清楚。在患儿及其家长了解治疗的疗程、经费、预后,以及在恒牙列期可能还需要再次矫治的问题后,可考虑用序列拔牙法(serial extraction)早期解除牙列拥挤。

五、反𬌗的早期矫治

前牙反𬌗按照其形成机制可以分为两种:由于牙齿的错位、下颌功能性前移所致的非骨性反𬌗和上、下颌骨形状及大小不调或发育异常所致的骨性反𬌗。

早期反𬌗的患儿多是由于牙齿的错位、下颌功能性前移所致的非骨性反𬌗。乳牙期和替牙早期非骨性前牙反𬌗常见的原因有人工喂养姿势不正确,长期吮咬示指、上唇,乳尖牙磨耗不足,扁桃体肥大,乳磨牙龋坏而用乳前牙咀嚼等。如果早期反𬌗不及时进行治疗,上颌骨的生长长期受到阻碍,下颌骨不断往前生长,则可形成Ⅲ类骨性反𬌗,同时随着时间的延长,牙颌畸形将越来越严重,治疗也越来越困难。因此,对于反𬌗患儿,提倡尽早治疗,去除𬌗干扰,尽量避免畸形发展。

(一)前牙反𬌗的矫治

1.非骨性前牙反𬌗 多数乳前牙反𬌗是乳牙列期常见的错𬌗畸形。乳前牙反𬌗应尽早矫治,可以早到患儿合作的时候,一般在4岁左右进行矫治。如果矫治的时间太晚(6~7岁),乳牙牙根已吸收,则给治疗带来困难。在混合牙列期,乳牙迟脱而使个别上颌恒切牙舌向错位与下切牙呈反𬌗关系或下切牙唇向错位与上切牙呈反𬌗关系,在临床上也非常常见。临床常用

Note

的矫治方法主要有以下几种。

(1)调𬌗:乳前牙反𬌗,反覆𬌗浅者,可采用调磨法即调磨下切牙切缘的唇侧部分、上切牙切缘的舌侧部分,使上、下前牙解除反𬌗牙锁结关系。特别应注意调改未磨耗的乳尖牙以便下颌闭合运动时无𬌗干扰而回到正常的位置,同时应训练患儿纠正前伸下颌的不良习惯。

(2)咬撬法(图 7-19):适用于局部牙齿刚萌出的个别牙反𬌗,有足够的间隙,上切牙长轴垂直或内倾,下切牙可能轻度唇向错位,反覆盖小,尚未出现反覆𬌗或反覆𬌗小的情况。

矫治方法:用一块大小与牙宽度相当,厚度与压舌板相同的小木片。在家长的监护下,将其一端放置于反𬌗上颌牙的舌面,嘱患儿闭嘴,将木片置于上下牙咬合位之间。然后用手压木片的另一端,其力的大小以反𬌗牙唇面龈组织稍发白、患儿感觉牙齿发胀为度。保持 5 s 的压力,重复此动作 25～30 次,每日 3 组。通常 2 周后,反𬌗上牙即向下牙的唇面逐渐萌出。其效果取决于患儿合作情况、频率、放置位置的准确性。如果无效,反覆𬌗加深,可改用其他矫治方法。

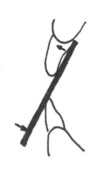

图 7-19 咬撬法

(3)上颌𬌗垫式活动矫治器:上颌𬌗垫舌簧活动矫治器是临床正畸治疗前牙反𬌗的常用矫治器。乳前牙反𬌗以及混合牙列期个别切牙反𬌗患儿可选用上颌𬌗垫式活动矫治器附双曲舌簧推上前牙向唇侧并后退下颌,𬌗垫的高度以脱离前牙反𬌗的锁结关系为宜,由于𬌗垫可以解除反𬌗的锁结关系而有利于下颌后退,双曲舌簧加力后能够推上前牙向唇侧,可以矫正前牙反𬌗。注意双曲舌簧的弹簧平面应与上切牙长轴垂直,靠近牙颈部,使用轻微的矫治力,患儿除刷牙以外的时间要戴用矫治器。通常矫治器每 7～10 天复诊时加力一次,每次打开舌簧 1 mm,当反𬌗解除后应立即磨低𬌗垫以有利于治疗效果的稳定,一般在 3 个月内可完成矫治。

(4)下颌联冠式斜面导板:乳前牙反𬌗,反覆𬌗较深者,反覆盖不严重,或戴活动矫治器缺少固位牙,以及患儿不合作者,可以设计下颌联冠式斜面导板(图 7-20)。一般在 6 个下前牙冠上做联冠向上延伸一斜面至反𬌗的上切牙舌侧,斜面与上切牙长轴成 45°角以引导上切牙向唇侧,下颌后退至正常位置。斜面不能太平,否则无引导上切牙向唇侧的力,斜面的斜度也不能太大,否则不利于上切牙调整。注意有时个别患儿反而前伸下颌将斜面咬在上切牙的唇侧,加重了畸形并使下颌更向前伸。由于戴下颌联冠式斜面导板后,后牙脱离接触,可以继续萌出,对改正前牙深覆𬌗有利。如果需移动四颗上乳切牙向唇侧,下颌 6 颗前牙联冠支抗不够时,可以将舌侧基托向后延伸至下颌第二乳磨牙舌侧以增加下颌的支抗。

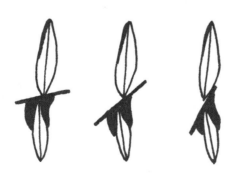

图 7-20 下颌联冠式斜面导板

下颌联冠式斜面导板一般粘接在下前牙上,使用此种矫治方法的患儿在进食时必须戴用矫治器。由于患儿只能用切牙咀嚼,故要求患儿吃软食。如果进食时不戴矫治器,反𬌗不可能矫治,所以应让患儿及其家长了解必须戴矫治器进食的重要意义。一般2~3周畸形可明显改善,有时可在反深覆𬌗改正之后,为方便患儿进食改为𬌗垫式矫治器继续推上切牙向唇侧,使前牙反𬌗完全纠正。

(5)导弓式矫治器:导弓式矫治器是一种机械-功能混合性矫治器(图7-21),这种矫治器在患儿下颌后退位的基础上制作,上颌后牙放置固位卡环,前牙区舌侧放置双曲舌簧,将双曲唇弓的唇弓部分向下延伸,放置于下前牙唇面形成诱导弓。导弓式矫治器用于矫治乳牙期或替牙期的前牙反𬌗时,要求下颌后退。矫治器借助诱导弓的弹力和激发肌肉活动所产生的力,使得口颌面肌肉对牙齿、骨骼施加力的大小、方向、作用时间产生变化,诱导下颌向后,使下颌进行生理性调位,以利于颅颌面正常的生长发育。同时,通过双曲舌簧及诱导弓的适当加力,解除前牙的反𬌗,纠正上、下颌牙的咬合关系。

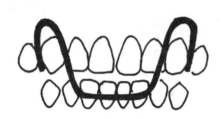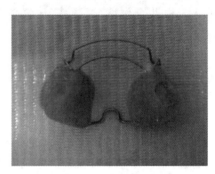

图7-21 导弓式矫治器

(6)"2×4"矫治技术:应用"2×4"矫治技术结合磨牙垫高技术,可以高效、快速地解除前牙反𬌗。4个切牙粘接托槽,2个磨牙粘接带环,组成了"2×4"矫治器,"2"代表两个第一磨牙粘接带环,现在临床通常由颊面管所取代,"4"代表4个切牙粘接托槽。矫治所使用的是0.022系统标准方丝弓托槽。根据前牙反𬌗的成因不同可以采取不同的治疗原则,采取磨牙垫高的方法解除锁结关系。上前牙舌倾引起的前牙反𬌗,临床上常使用直径为0.016英寸的不锈钢圆丝弯制垂直加力单位唇向开展反𬌗的前牙,或在磨牙颊面管近中弯制Ω曲,通过Ω曲的加力实现切牙的唇向开展。对于下前牙唇倾引起的前牙反𬌗,临床上常使用直径为0.016英寸的不锈钢圆丝来弯制垂直闭合曲实现以下切牙的内收。

2. 骨性前牙反𬌗 骨性前牙反𬌗是上、下颌骨大小不调所致的上、下颌矢状向关系异常的错𬌗畸形,常由上颌骨发育不足、下颌骨发育过度所致。骨性前牙反𬌗形成的原因主要包括遗传性下颌骨前突、发育过度;乳牙反𬌗未及时治疗,到混合牙列期上颌骨受影响而发育不足,下颌骨发育过大。

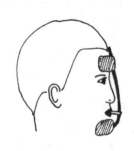

图7-22 前方牵引矫治器

(1)上颌骨发育不足:对于混合牙列期上颌骨发育不足的Ⅲ类骨性错𬌗,应该强调早期矫治,治疗的原则是促进上颌骨发育。临床上多选用前方牵引矫治器(图7-22),一般认为前方牵引在6~8岁进行效果较好。前方牵引矫治器由口外和口内装置组成,口内矫治器可设计为上颌活动矫治器附后牙平面𬌗垫,增加卡环或邻间钩以增强固位,基托包绕上颌后结节,在尖牙远中放置牵引钩。口外矫治装置包括额托、颏托和连接面弓。采用橡皮圈以每侧300~500 g的重力牵引,牵引方向为向前、向下与𬌗平面约成30°角,可促进上颌骨周围骨缝的缝间生长,使上颌骨向前、向下生长;如果牵引方向与𬌗平面平行,上颌除向前移外还将产生旋转(前份上旋,后份下旋),同时随着面罩向后方的反作用力,可将下颌向后移并抑制下颌骨生长。

(2)下颌骨发育过度:对于乳牙期或混合牙列期下颌骨发育过度趋势明显的Ⅲ类骨性反𬌗患儿,应尽早纠正前牙反𬌗,同时戴用头帽、颏兜抑制下颌骨的生长。但是由于儿童生长发育的时间很长,很难长期戴用颏兜。对遗传趋势强的下颌骨发育过度患儿,应等到成年后采用正颌外科手术进行矫治。

(二)后牙反𬌗的矫治

乳牙和混合牙列时期,都有可能出现单侧或双侧多数后牙反𬌗。临床上常见的替牙期宽度不调主要表现为后牙反𬌗。有些是由于上、下颌骨宽度不调形成的骨性反𬌗,有些是由于牙齿移位造成的牙性反𬌗。

1. 非骨性后牙反𬌗 由于牙齿位置不良造成的后牙反𬌗主要表现为单侧后牙反𬌗,此类患儿多由于上牙弓狭窄,咬合时下颌会向一侧移位,并伴有部分前牙反𬌗。

单侧后牙反𬌗不及时治疗,下颌长期偏斜移位,会引起颌骨的异常生长变化,随着生长发育可能发展为真性的面部不对称。

乳牙期和替牙期单侧后牙反𬌗主要通过及时治疗龋齿,调𬌗,开展上牙弓宽度进行治疗。乳牙期多使用活动矫治器扩弓(附双侧上颌后牙平面𬌗垫,腭侧用分裂弹簧或扩大螺旋以扩大牙弓)(图7-23),替牙期可以使用活动或固定矫治器扩弓(四角圈形扩弓矫治器或"W"形扩弓矫治器)(图7-24)。

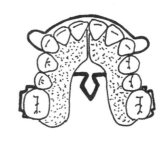

图 7-23 分裂弹簧扩弓矫治器

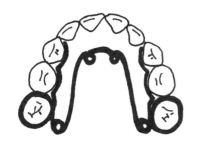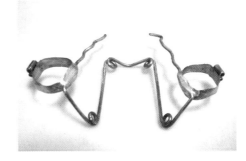

图 7-24 四角圈形扩弓矫治器

2. 骨性后牙反𬌗 常见的骨性后牙反𬌗临床表现为上颌狭窄,需要对上颌骨进行扩展,通常在替牙期使用快速螺旋扩弓器(图7-25)进行治疗。对于上颌狭窄的患儿应该尽量增加颌骨的矫形治疗效果,尽量减小后牙的倾斜移动。

对于严重的骨性单侧后牙反𬌗并伴有明显下颌偏斜者,应该待生长发育完成后进行手术治疗。

六、鼾症与阻塞性睡眠呼吸暂停低通气综合征的早期处理

鼾症意味着睡眠时气道出现狭窄,当湍急的气流通过狭窄的口咽部时引起软组织颤动而发出声响。单纯鼾症(snoring)又称良性鼾症,俗称打呼噜。单纯鼾症无呼吸暂停,或者呼吸暂停/低通气指数(apnea index,AHI)不超过5。阻塞性睡眠呼吸暂停低通气综合征(OSAHS)以睡眠时反复发生呼吸暂停或低通气为特征。当呼吸暂停/低通气指数大于5(老年者大于10)时,可诊断为OSAHS。鼾症在错𬌗畸形青少年及儿童中的患病率约为1.8%。在各相关因素

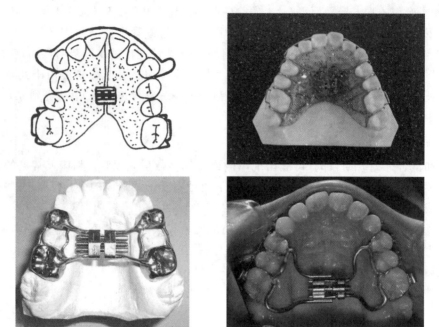

图 7-25　快速螺旋扩弓器

中,男性、口呼吸、夜间经常醒、其他睡眠异常、扁桃体及腺样体增生、肥胖与青少年及儿童发生鼾症显著相关。应当注意的是,青年或中年时期频繁的鼾声被认为是呼吸暂停的前兆。

OSAHS患儿在临床上可表现为睡眠时发生鼾症,且鼾声响亮,可出现睡眠中憋醒、日间嗜睡、晨醒困难等症状,并可能对心血管系统、呼吸系统及中枢神经系统造成损害。

OSAHS是一种涉及多种因素的复杂综合征,正确的诊断对选择有效的治疗方案至关重要。病史中要注意患儿的身高和体重,计算出体质指数(BMI)＝体重(kg)/身高^2(m^2)。夜间多导睡眠图监测是对OSAHS确诊分型、决定病情严重程度以及进行疗效评价最主要的客观手段。对OSAHS患儿的临床检查涉及内科、耳鼻喉科、口腔科等学科,内科专家对患儿心、肺、肾等的功能做出正确评价,以确诊或排除各种系统疾病。耳鼻喉科专家对患儿鼻、咽、喉部进行全面检查,以发现或排除可能引起狭窄的解剖异常,如鼻甲肥大、鼻中隔偏曲、扁桃体肥大、腺样体肥大等。口腔科检查集中于患儿牙颌面的硬软组织,特别注重气道、软腭、舌、扁桃体的大小、形态及位置的评价。此外,颞下颌关节与口颌系统肌肉功能的检查也不可忽视。影像学检查中X线头影测量费用低、放射线照射量小,可以广泛应用于口腔临床诊断。CT和MRI检查能准确地从三维方向定量评价上呼吸道周围结构的形态大小及位置关系,但费用较高,且CT放射线照射量较大,而MRI减小了放射线照射量,尤其适用于软腭、舌及咽等含水丰富组织成像。

总的来说,OSAHS的治疗分为三个方面,即非手术治疗、手术治疗以及口腔矫治器治疗。早期处理主要涉及以下几点。①各种危险致病因素的处理:肥胖对OSAHS的产生和发展起着重要作用。大幅度减肥可使患儿的呼吸暂停明显减少,使血氧饱和度提高。尤其对轻度OSAHS患儿,若明显肥胖,可首选减肥治疗。减肥治疗是一项持久的治疗过程,需在营养学专家的指导下进行。癫痫患儿若采用苯妥英钠治疗,易引起软组织增生,所以患有OSAHS的癫痫患儿应改服其他抗癫痫药。②治疗有关内科疾病,调整睡眠姿势。③扁桃体或腺样体肥大易引起儿童及青少年OSAHS,腺样体、扁桃体切除术是伴有腺样体、扁桃体肥大的OSAHS患儿首选的治疗方法。被诊断为OSAHS的患儿,如果经过牙弓测量及颅骨前、后位片测量存在上、下牙弓不调,研究表明上颌快速扩弓(REM)可以较好地纠正骨性上、下颌骨宽度不调。

Note

本 章 小 结

　　早期预防错𬌗畸形的发生,及时对已发生的错𬌗畸形进行早期治疗,阻断其发展,或通过早期控制,引导牙颌面良性发育,不仅对儿童口颌系统的正常生长发育、儿童的心理健康十分重要,而且可简化治疗方法并缩短疗程。预防只能在一些情况下防止错𬌗畸形的发生,而早期矫治能够减轻错𬌗畸形的严重程度,但是很少能够避免后期的正畸治疗。目前的观点认为,多数经过早期矫治的儿童在恒牙萌出后仍然需要二期矫治。本章从错𬌗畸形的预防措施及错𬌗畸形的早期矫治等方面进行了介绍,讲述了基本原理、临床表现,并通过图片展示了常用矫治器的结构和作用原理。

能 力 检 测

判断题

1.错𬌗畸形的早期防治包括预防和早期矫治。(　　)

2.应用丝圈式间隙保持器时,注意丝圈应离开牙槽嵴1～2 mm,不妨碍牙槽嵴正常发育,并与邻牙有良好的接触以保持间隙的宽度。(　　)

3.恒牙萌出时间明显提前,临床检查有轻度松动,X线牙片显示牙根刚开始形成,其长度不足1/3或牙根未形成,即可诊断为恒牙早萌。(　　)

4.乳前牙反𬌗矫治可以早到患儿合作的时候,一般在4岁左右进行矫治。如果矫治的时间太晚(6～7岁),乳牙牙根已吸收,则给治疗带来困难。(　　)

5.序列拔牙需治疗数年,至少每半年应做一次全口曲面断层检查,取牙𬌗模型一副,观察患儿的牙𬌗生长发育情况。(　　)

(吕　敏　杜礼安　苏继华)

在线答题

参考答案

第八章　常见错牙合畸形的矫治

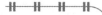

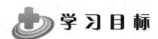

口腔医学专业：
1. 掌握：牙列拥挤、反牙合、前牙深覆盖、深覆牙合的病因及临床表现。
2. 熟悉：牙列拥挤、反牙合、前牙深覆盖、深覆牙合常见的矫治方法。
3. 了解：锁牙合、开牙合、双颌前突的病因和临床表现及常见矫治方法。

口腔医学技术专业：
1. 掌握：牙列拥挤、反牙合、前牙深覆盖、深覆牙合、锁牙合、开牙合和双颌前突常见的矫治方法。
2. 熟悉：牙列拥挤、反牙合、前牙深覆盖、深覆牙合的病因及临床表现。
3. 了解：锁牙合、开牙合、双颌前突的病因和临床表现。

第一节　牙　列　拥　挤

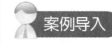

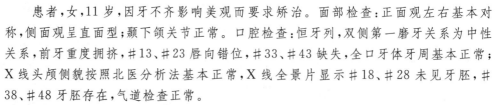

　　患者，女，11岁，因牙不齐影响美观而要求矫治。面部检查：正面观左右基本对称，侧面观呈直面型；颞下颌关节正常。口腔检查：恒牙列，双侧第一磨牙关系为中性关系，前牙重度拥挤，#13、#23唇向错位，#33、#43缺失，全口牙体牙周基本正常；X线头颅侧貌按照北医分析法基本正常，X线全景片显示#18、#28未见牙胚，#38、#48牙胚存在，气道检查正常。

　　印象：①安氏Ⅰ类错牙合；②毛氏Ⅰ¹分类；③均角型；④牙列拥挤；⑤#33、#43缺失。

一、病因

　　造成牙列拥挤的原因为牙量、骨量不调，牙量（牙齿总宽度）相对大，骨量（齿槽弓总长度）相对小，牙弓长度不足以容纳牙弓上的全部牙齿。牙量、骨量不调受遗传因素与环境因素等的影响。

　　1. 种族演化　人类演化过程中咀嚼器官表现出退化减弱的趋势。咀嚼器官的减弱以肌肉最快，骨骼次之，牙齿最慢，这种不平衡的退化构成了人类牙列拥挤的种族演化背景。

　　2. 遗传因素　牙齿及颌骨的大小、位置、形态在一定程度上也受遗传因素的影响。以退化性状占优势，造成的牙列拥挤与遗传因素有明显的关系。

3.环境因素 乳恒牙的替换顺序及时间异常对牙列拥挤的发生起重要的作用。长期咬下唇等口腔不良习惯也可造成下前牙舌倾,合并拥挤。

二、临床表现

牙列拥挤错位排列不齐,主要原因为牙量大于骨量而导致牙弓形态异常。牙列拥挤(图8-1)口内表现为个别牙或者多个牙呈各种方向错位,可能影响牙弓形态或上、下牙弓关系。轻度牙列拥挤对患者面型影响不大;严重牙列拥挤可使面型改变,表现为不对称,唇部外突,口唇闭合困难,开唇露齿;咬合不良,影响咀嚼功能,可能会有颞下颌关节紊乱,牙列拥挤不易清理而引发龋病及牙周病。

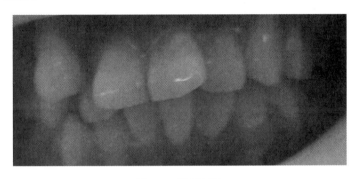

图 8-1 牙列拥挤

三、诊断与矫治

1.牙列拥挤度的确定 单纯的牙列拥挤在第一磨牙远中之前的牙列拥挤度通常用模型测量,第一磨牙远中之后的牙列拥挤度用X线头颅定位片测量,应有的牙弓长度与现有的牙弓长度之差即为牙列拥挤度;垂直向Spee曲线曲度大,也应进行测量分析。

2.牙列拥挤的矫治 牙列拥挤的治疗原则是增大骨量,减少牙量,增大骨量主要通过牙弓扩展而实现,减少牙量则通过牙体减径、减数拔牙的方法实现,协调牙、颌、面之间的稳定和美观。

1)扩展牙弓 轻度牙列拥挤的病例,可以通过扩展牙弓来解决问题。

①颊向扩展牙弓:年龄小,如8~14岁的青少年,有严重的牙列拥挤,上颌宽度狭窄及颌骨发育不足,可以采用快速扩大腭中缝的方法,同时配合前方牵引促进上颌骨发育。慢速颊向扩展牙弓的矫治器有四角圈簧扩弓矫治器(图8-2)、上颌螺旋扩弓分裂基托矫治器(图8-3),下颌多用金属支架可摘矫治器及扩弓辅弓。

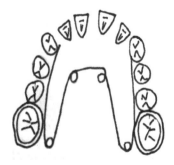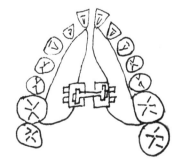

图 8-2 四角圈簧扩弓矫治器　图 8-3 上颌螺旋扩弓分裂基托矫治器

②长度扩展牙弓:第二磨牙牙根形成 1/2 时为最佳时间,采取推磨牙向远中移动的方法矫治磨牙关系,临床常用的矫治装置有口外弓(图 8-4、图 8-5)、活动矫治器、摆式矫治器(图8-6)、微螺旋种植体(图 8-7)、下颌舌弓、下颌唇挡;切牙直立或者舌倾的轻度牙列拥挤病例可采取切牙唇向移动解除拥挤。

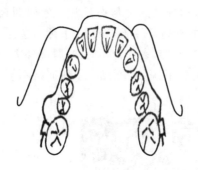
图 8-4　口外弓推磨牙向远中 1

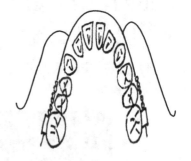
图 8-5　口外弓推磨牙向远中 2

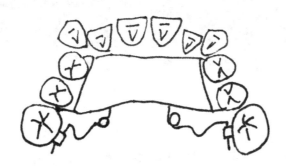
图 8-6　摆式矫治器

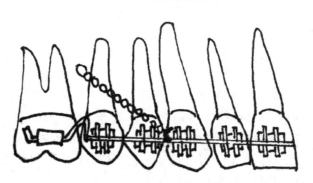
图 8-7　微螺旋种植体拉磨牙向远中

2)牙体减径　邻面去釉,适用于轻度牙列拥挤,牙体大或者上、下牙 Bolton 指数不调,口腔卫生良好,不希望通过扩展牙弓增加口唇丰满度的成年患者。禁用于釉质发育不良,患龋率较高的病例。具体方法:排齐牙列后,减径锯条片切邻面釉质 0.25 mm 左右,抛光、涂氟,以解除拥挤。

3)减数拔牙　通过拔牙治疗中重度牙列拥挤,使牙量与骨量协调。

拔牙矫治时应考虑以下因素。

(1)牙列拥挤度:测量模型得出牙列拥挤度。每 1 mm 的拥挤需要 1 mm 的牙弓间隙解除,拥挤度越大,拔牙的可能性越大。

(2)牙弓突度:使前突的切牙向舌侧移动,恢复正常位置时需要牙弓间隙。下切牙切缘每向舌侧移动 1 mm,需要有 2 mm 的牙弓间隙。切牙越前突,拔牙的可能性越大。

Note

（3）Spee 曲线高度：在下颌牙弓模型上测量 Spee 曲线高度。每整平 1 mm Spee 曲线，需要 1 mm 的牙弓间隙。

（4）支抗磨牙的前移：在确定拔牙时应考虑到磨牙前移占据的拔牙间隙。若采用拔牙矫治，关闭间隙时支抗磨牙的前移是不可避免的。采用不同的措施可以控制磨牙前移占据的间隙：采用强支抗时，磨牙前移占据的间隙不超过拔牙间隙的 1/4；使用中度支抗时为 1/4～1/2；弱支抗时至少为 1/2。

（5）垂直骨面型（图 8-8）：在拔牙矫治中，高角型患者拔牙标准可以适当放宽，低角型患者拔牙要从严掌握。拔牙模式的选择，高角型与低角型患者应区别对待：高角型患者宜拔除靠后的牙齿，有利于垂直向的控制；低角型患者宜拔除靠牙弓前部的牙齿，使易于关闭拔牙间隙，打开咬合。

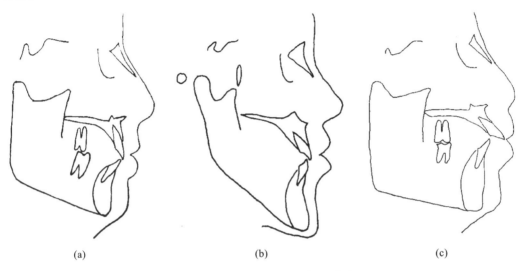

图 8-8 错𬌗畸形的骨面型分类（垂直向）

(a)均角型；(b)高角型；(c)低角型

（6）矢状骨面型（图 8-9）：上、下颌骨矢状关系协调时，通常是上、下牙弓同时对称拔除。上、下颌骨矢状关系不调时，Ⅱ型错𬌗者上颌拔牙相对靠前、下颌拔牙相对靠后；Ⅲ型错𬌗者上颌骨相对发育不足、下颌骨相对过大，治疗时可通过上切牙唇倾、下切牙舌倾，以代偿Ⅲ型错𬌗畸形，上颌的拔牙要慎重。

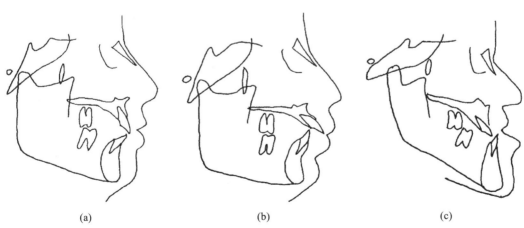

图 8-9 错𬌗畸形的骨面型分类（矢状向）

(a)Ⅰ型；(b)Ⅱ型；(c)Ⅲ型

（7）面部软组织侧貌：确定拔牙与非拔牙治疗时，对软组织侧貌进行评估，主要评估鼻-唇-颏关系。

（8）生长发育：对于复杂牙列拥挤者，确定拔牙与否时应考虑生长发育情况，分析和判断病例当前所处的发育阶段，选择适宜的治疗手段。

（9）调整上下颌磨牙、尖牙及中线关系：拔牙治疗过程中应注意上下颌磨牙、尖牙及中线关系，左、右两侧差别移动，矫治磨牙、尖牙及中线关系。

第二节　反　　殆

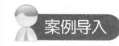
案例导入

患者，女，8岁，地包天影响美观、咀嚼，要求矫治。面部检查：正面观左右不对称，侧面观呈凹面型；颞下颌关节正常。口腔检查：混合牙列，双侧第一磨牙关系为近中关系，前牙反殆，下颌后退至对刃，上、下牙齿排列不整齐，全口牙体牙周基本正常；X线头颅侧位片按照北医分析法 MP-FH 为 34°，SAB角为 −6°，其余数据基本正常，气道检查正常。

印象：①安氏Ⅲ类错殆；②骨性Ⅲ类错殆；③毛氏Ⅱ^{1}分类；④凹面型；⑤高角型。

反殆是一种常见的错殆畸形，分为前牙反殆和后牙反殆，病因、临床表现和治疗方法均不同。

一、前牙反殆

前牙反殆有个别前牙反殆和多个前牙反殆，个别前牙反殆常合并牙列拥挤，多个前牙反殆（图 8-10）是指上前牙与下前牙呈一种反覆殆和反覆盖关系，是一种错殆关系。

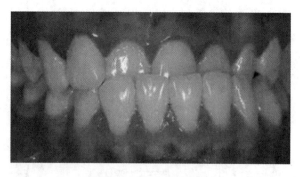

图 8-10　多个前牙反殆

（一）病因

1.全身性疾病　垂体功能亢进、佝偻病等影响骨骼生长和代谢的全身性疾病，可伴有前牙反殆。

2.口腔不良习惯　咬上唇、伸舌、习惯性下颌前伸、吮指以及人工喂养姿势的不正确都可能造成前牙反殆。

3.乳牙期及替牙期局部障碍　乳牙龋病及其引起的乳牙期及替牙期的局部障碍是前牙反殆形成的一个重要的后天因素。

4. 呼吸道疾病 慢性扁桃体炎,腺样体增生、肿大时,为保持呼吸道通畅和减小压迫刺激,舌体常向前伸并带动下颌向前,形成前牙反殆、下颌前突、磨牙近中关系。

5. 遗传因素 前牙反殆有明显家族聚集现象。

6. 先天因素 唇腭裂、梅毒、巨舌症等都伴有前牙反殆。

(二)临床表现

前牙反殆部分合并后牙近中错殆,表现为下颌前突,侧貌为上颌骨发育不足的凹面型。按照致病机制可分为以下 3 类。

1. 牙型(性) 单纯的前牙反殆反覆盖较小,磨牙关系为中性或接近中性关系,下颌的形态、大小基本正常;多由于牙齿萌出或替换过程中的局部障碍引起反殆(图 8-11)。

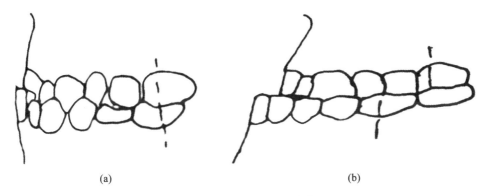

(a)   (b)

图 8-11 前牙反殆牙型分类

(a)安氏Ⅰ类错殆;(b)安氏Ⅲ类错殆

2. 骨型(性) 前牙反殆伴反覆盖大,磨牙为近中关系,并伴有颌骨畸形。可表现为下颌角钝,下颌体长,下颌支短或上颌骨前部发育不足。颏部明显前突,下颌常不能自行后退。侧貌多呈凹面型,有时还伴有开殆;多由于遗传和疾病等因素所致。其可分为 3 型(图 8-12)。

(1)上颌骨前部发育不足,下颌骨发育正常,ANB 角≥0°;

(2)上颌骨发育正常,下颌骨过度发育,ANB 角<0°;

(3)上颌骨发育不足伴下颌骨过度发育,ANB 角<0°。

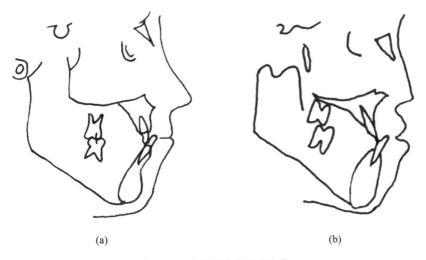

(a)   (b)

图 8-12 前牙反殆的骨型分类

(a)Ⅰ型;(b)Ⅲ型

3. 功能型(性) 下颌形态和大小基本正常,下颌可后退至前牙对刃关系,由于后天咬合干

Note

137

扰、早接触、口腔不良习惯、不正确的喂养姿势及扁桃体肥大等原因而引起下颌功能性过度前伸造成下颌前突和前牙反𬌗,可称为假性下颌前突,如不及早矫治,日久可能发展成为真性下颌前突。

(三)矫治时机

1. 乳牙反𬌗 乳牙反𬌗是乳牙期常见的牙颌畸形,下颌长期处于前伸状态,并可能影响颌骨的发育,形成骨性畸形,给功能和面型美观带来很大的危害,也会使矫治变得更为困难和复杂,所以乳牙反𬌗有必要进行矫治。乳牙反𬌗通常采用可摘矫治器进行矫治。一般4岁左右是矫治乳牙反𬌗的最适时机。此时大多数患儿已能配合治疗,而且离前牙替换还有相当长的时间,可以发挥较好的矫治效果。

2. 替牙期反𬌗 目前公认的观点是替牙期存在前牙反𬌗,可能对上、下颌骨的生长发育产生不利影响,故主张及时矫治。前牙的萌出位置异常造成前牙反𬌗,可以用可摘矫治器或简单的固定矫治器移动前牙而达到矫治目的。前牙反𬌗并且伴下颌骨生长过度或上颌骨发育欠佳的倾向时,可采用功能性矫治器,刺激上颌骨发育而限制下颌骨发育,以达到颌骨的改形矫治目的。

3. 恒牙期反𬌗 各种非骨性前牙反𬌗在恒牙期均能矫治,矫治方法包括掩饰性矫治等。对于骨性反𬌗患者,采用正畸正颌联合治疗方可取得满意效果。

(四)矫治装置

临床上常见的前牙反𬌗的矫治装置如下。

1. 头帽颏兜矫治装置(图8-13) 适用于早期骨性前牙反𬌗且下颌前突的患者。可在乳牙晚期、替牙期或恒牙初期使用。

2. 前方牵引矫治装置(图8-14) 适用于上颌骨发育不足合并下颌前突的早期骨性前牙反𬌗患者,可在替牙期或恒牙初期使用。

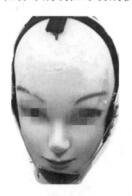 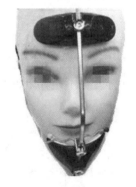

图8-13 头帽颏兜矫治装置　　　　　图8-14 前方牵引矫治装置

3. 功能性矫治器 如肌激动器或Frankel Ⅲ型矫治器(图8-15)等。适用于早期骨性前牙反𬌗和功能性前牙反𬌗的患者,可在替牙期特别是替牙晚期使用。

4. 下颌联冠式斜面导板矫治装置 主要用于乳牙列以功能因素为主的反𬌗,反覆𬌗深,反覆盖不大,不伴有牙列拥挤和牙列较整齐的病例。

5. 可摘式上颌𬌗垫舌簧活动矫治器(图8-16) 可用于任何前牙反𬌗的矫治,可以单独使用,也可以与其他整形装置联合应用。

6. 固定矫治器 常在替牙期或恒牙期使用。矫治过程中可进行Ⅲ类牵引,以调整近中颌间关系。

7. 种植体支抗 近年种植体用于Ⅲ类错𬌗,如微钛板置于上颌前部作为前牵引的支抗,促进上颌骨发育的同时避免前牙唇倾;微螺旋种植钉置于下颌颊棚区作为支抗整体后移下颌牙列。

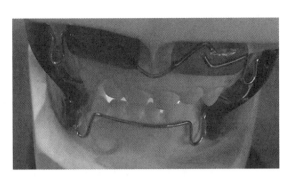

图 8-15　Frankel Ⅲ型矫治器

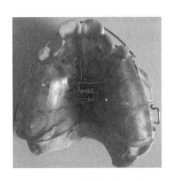

图 8-16　可摘式上颌殆垫舌簧活动矫治器

二、后牙反殆

后牙反殆可发生在乳牙期或恒牙期,可发生在单侧,也可发生在双侧;有个别后牙反殆(图 8-17),也有多数后牙反殆。

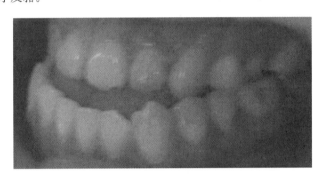

图 8-17　个别后牙反殆

(一)病因

(1)乳磨牙滞留或早失引起继承恒牙上后牙舌向错位或下后牙的颊向错位,导致个别后牙反殆。

(2)偏侧咀嚼习惯,可导致咀嚼侧多数后牙反殆。

(3)长期有一侧托腮的习惯,对下颌的一侧产生不正常压力,可使下颌逐渐偏向另一侧,引起另一侧多数后牙反殆。

(4)替牙期咬合干扰可引起下颌偏斜,单侧后牙反殆。

(5)口呼吸患者两腮压力增大,可引起上牙弓狭窄,双侧多数后牙反殆。

(6)腭裂患者,上颌骨牙弓宽度发育不足,双侧后牙反殆。

(7)巨舌症导致下牙弓过宽,后牙反殆。

(8)髁突良性肥大,容易引起下颌偏斜,单侧后牙反殆。

(二)临床表现

可见单侧后牙反殆或双侧后牙反殆,亦可合并前牙反殆,并累及咬合功能、颌面部发育及颞下颌关节。

1. 个别后牙反殆　对咀嚼功能及颌骨影响不大,但可能对颞下颌关节有不良影响。

2. 多数后牙反殆　对功能、颌面部发育及颞下颌关节均有影响。

3. 单侧多数后牙反殆　常合并前牙反殆,其下切牙中线、颏部及下颌多偏向患侧,导致颜面左右不对称。后牙反殆牙数越多,反殆的程度越严重,对咬合的锁结作用及对咀嚼的功能障碍也越大,对颌骨的发育及关节的影响也越大。

Note

4. 多数后牙反殆合并前牙反殆 患者前颌骨发育不足,颜面的侧面还会呈现凹面型。

5. 双侧多数后牙反殆 上牙弓及上颌骨宽度发育多受限制,上颌弓狭窄,面部表现狭长,但左右对称。

(三)治疗方法

1. 单侧后牙反殆 可戴上颌单侧殆垫矫治器,正常的一侧后牙上做殆垫抬高咬合;在反殆侧后牙的腭侧置双曲舌簧,调整舌簧使反殆侧上后牙向颊侧移动以矫治反殆,后牙殆垫在解除反殆之后,应及时分次磨减殆垫。在矫治过程中,患者需配合牙齿的调殆,调磨上后牙的舌尖及下后牙的颊尖,以建立较好的关系。对于个别后牙反殆,除了用殆垫矫治器外,还可用上、下颌固定矫治器进行上、下颌反殆牙的颊舌向交互牵引,以解除后牙反殆。

2. 双侧后牙反殆 上牙弓明显狭窄,可采用上颌分裂基托附双侧殆垫活动矫治器,利用分裂簧扩大上牙弓宽度。这种矫治在发育年龄效果好,反殆矫治后,可配合咀嚼肌、颞肌的训练,以巩固矫治效果及建立平衡。此外,还可应用 Hass、Hyrax 螺旋扩弓簧针对牙或者骨进行扩弓,也可以应用 SARPE(外科辅助快速腭扩展)或者正颌外科对颌骨进行扩弓,目前 MSE(微小种植体支抗辅助螺旋扩弓器)对腭中缝扩弓效果良好。

第三节　前牙深覆盖

案例导入

患者,女,23岁,嘴突影响美观要求矫治。面部检查:正面观左右基本对称,侧面观稍呈凸面型;左侧颞下颌关节张口弹响。口腔检查:恒牙列,前牙深覆盖3mm,深覆殆Ⅱ度,双侧第一磨牙关系为远中关系,上前牙牙轴舌倾,下颌牙列Spee曲线陡峭,全口牙体牙周基本正常;X线头颅侧位片按照北医分析法显示上前牙牙轴舌倾,上、下前牙牙轴交角偏大,SNA角为85°,SNB角为80°,#11根管完善,余基本正常;X线全景片显示#18、#28、#38、#48存在,#38、#48近中阻生,左侧髁突前移位。气道检查正常。

印象:①安氏Ⅱ类错殆;②毛氏Ⅱ²+Ⅳ¹;③#38、#48近中阻生;④左侧髁突前移位。

前牙深覆盖是指上前牙切端至下前牙唇面的最大水平距离超过3mm(图8-18)。前牙深覆盖时磨牙关系多为远中关系,并伴有前牙深覆殆,是典型的安氏Ⅱ类1分类错殆;前牙深覆

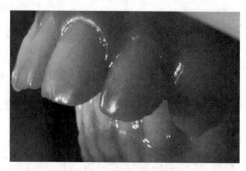
图8-18　前牙深覆盖

盖、磨牙关系中性的情况在临床上较为少见；上前牙唇向错位、下前牙舌向错位或者下切牙先天缺失的安氏Ⅰ类错殆也会出现前牙深覆盖的症状。

一、病因

造成前牙深覆盖的原因是上、下颌(牙弓)矢状关系不调，上颌(牙弓)过大或位置靠前、下颌(牙弓)过小或位置靠后。上、下颌(牙弓)矢状关系不调受遗传因素与环境因素两个方面的影响。

(一)遗传因素

安氏Ⅱ类错殆上下颌前牙比、后牙比、全牙比均小于安氏Ⅰ类和Ⅲ类错殆，反映了Ⅱ类错殆上颌牙齿相对于下颌牙齿不成比例的偏大。另外，上前牙区多生牙、下切牙先天缺失也可导致前牙深覆盖。因牙齿大小、数目异常所造成的错殆受遗传因素较强的控制。严重的骨骼畸形，如下颌骨发育过小、上颌骨发育过大也明显受遗传因素的影响。

(二)环境因素

1. 局部因素 包括口腔不良习惯和替牙障碍。一些口腔不良习惯如长期吮拇指、咬下唇等可造成上前牙唇倾、拥挤，前牙深覆盖；继发的覆盖下唇习惯可加重畸形的发展。下乳磨牙早失可导致下牙弓前段变小，前牙覆盖增大；萌出顺序异常，使前牙深覆盖。

2. 全身因素 鼻咽部疾病如慢性鼻炎、腺样体肥大等造成上呼吸道狭窄而以口呼吸代替，逐渐形成口呼吸习惯。口呼吸时，头部前伸，下颌连同舌下垂、后退，久之形成下颌后缩畸形，由于上前牙唇侧和上后牙腭侧失去正常压力，而两侧颊肌被拉长压迫上牙弓，可形成上牙弓狭窄、前突、腭盖高拱，最终表现出前牙深覆盖、磨牙远中关系。全身性疾病如钙磷代谢障碍、维生素D缺乏症等，可导致肌肉及韧带张力弱，引起上牙弓狭窄、上前牙前突和磨牙远中关系。

二、类型

按病因机制前牙深覆盖分为3型。

1. 牙型(性) 前牙深覆盖主要是由于上、下前牙位置或数目异常造成的，如上前牙唇向、下前牙舌向错位；或者上颌前部多生牙或下切牙先天缺失等。此种局部牙齿原因造成的前牙深覆盖一般没有上、下颌骨之间以及颅面关系的不调，磨牙关系中性，治疗较简单。

2. 功能型(性) 由于神经肌肉反射引起的下颌功能性后缩。异常的神经肌肉反射可以因口腔不良习惯引起，也可因殆因素导致。如当上牙弓尖牙和后牙段宽度不足时，下颌在尖窝交错时被迫处于后缩的位置，形成磨牙远中关系、前牙深覆盖。功能性下颌后缩，上颌一般正常，当下颌前伸至磨牙中性关系时，上、下牙弓矢状关系基本协调，面型明显改善。此型错殆畸形预后良好。

3. 骨型(性) 由于颌骨发育异常而导致上、下颌处于远中错殆关系。

三、治疗

(一)早期矫治

(1)尽早去除病因，破除各种口腔不良习惯，如下颌唇挡(图8-19)，治疗鼻咽部疾病等。

(2)对导致前牙深覆盖的牙齿问题进行处理，例如上颌多生牙的拔除、上前牙前突合并牙间隙时的间隙关闭、下前牙舌向倾斜合并拥挤的开展间隙排齐、上牙弓宽度不足的横向开展等。牙齿问题的处理相对简单，一般采用可摘矫治器。

(3)对存在上、下颌关系不调的安氏Ⅱ类1分类前牙深覆盖患者进行矫治以影响颌骨的生长。

①促进下颌骨向前生长：Ⅱ类错殆的主要因素是下颌后缩，因此，对大多数Ⅱ类错殆病例，

Note

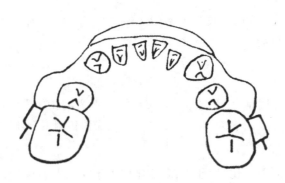

图 8-19 下颌唇挡

近中移动下颌是矫治前牙深覆盖、磨牙远中关系,增进面部和谐与平衡的有效方法。下颌骨是人体所有骨骼中生长持续时间最长的骨骼,男性一直长到 23 岁,女性长到 20 岁。从替牙期到恒牙早期,下颌骨经历了生长快速期,下颌总长度和下颌相对于颅底的突度均有明显的增大。在此阶段宜采用功能性矫治器如肌激动器(图 8-20)、Frankel Ⅱ型矫治器(图 8-21)刺激、促进下颌骨的向前生长,对许多Ⅱ类错𬌗前牙深覆盖和磨牙远中关系的矫治起到很好的作用。一些简单的功能性矫治器如上颌斜面导板矫治器、前庭盾、下颌唇挡等也可以使用。恒牙列完全建立后,下颌骨的生长量大部分完成,但仍保留一定的生长潜力,下颌总长度与下颌相对于颅底的突度仍有小量的增大,这是恒牙早期病例的治疗中可以利用的。

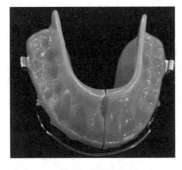

图 8-20 肌激动器

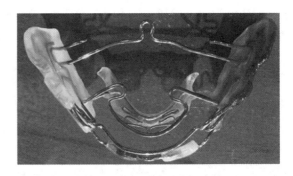

图 8-21 Frankel Ⅱ型矫治器

　②远中移动上颌与抑制上颌骨向前生长:若Ⅱ类错𬌗是因上颌位置靠前引起的,理论上讲应当使用矫形力远中移动上颌。但是真正上颌前突的病例并不多见,大多数Ⅱ类错𬌗病例的上颌位置较正常,同时远中移动上颌的难度很大,即使使用口外唇弓并取得患者很好的合作,上颌突度的减小也极其有限。正畸临床上远中移动上颌的必要性和可能性都很小。真正的骨骼畸形需要采用外科手术进行治疗。

　抑制上颌骨向前生长却是可以做到的。对于有上颌前突或前突倾向的Ⅱ类错𬌗病例,在生长发育早期使用口外唇弓,限制上颌骨向前生长,与此同时,下颌骨能自由地向前生长追上上颌骨,最终建立正常的上、下颌矢状关系。口外唇弓不能减小上颌突度,却可以减小上、下颌间𬌗关系不调。

　③后部牙槽高度的控制:除颌骨矢状关系不调外,Ⅱ类错𬌗常常伴有颌骨垂直关系不调。根据几何学原理,后部牙槽高度减小,下颌将向前、向上旋转,下颌平面角减小,颏点位置前移,这对高角型病例的治疗有利。相反,后部牙槽高度增加,下颌将向后、向下旋转,下颌平面角增大,颏点位置后移,这对低角型病例的治疗有利而不利于高角型病例侧貌的改善。口外唇弓通过改变牵引力的方向对后部齿槽高度的控制能起到较好的作用。高角型病例使用高位牵引,低角型病例使用颈牵引,均角型病例使用水平牵引。在利用功能性矫治器进行治疗的过程中,后部齿槽高度增加、下颌平面角增大的情况常常发生。因此对以下颌后缩为主、下颌平面角较

Note

大的Ⅱ类高角型病例,临床上常常将高位牵引口外唇弓与肌激动器联合使用。

改变颌骨生长的最佳治疗时间在青春生长迸发期前1～2年。由于改变生长是有限度的。大多数有颌间关系不调的安氏Ⅱ类1分类前牙深覆盖病例需要在恒牙早期进行二期综合性矫治。

(二)综合性矫治

1. 原则 恒牙早期前牙深覆盖病例大多为安氏Ⅱ类1分类错𬌗,伴有不同程度的颌骨及颅面关系不调。轻度或中度骨骼关系不调时,正畸治疗常常需要减数拔牙,在间隙关闭过程中,通过上下牙齿、前后牙齿的不同移动,代偿或掩饰颌骨的异常发育。对于尚处于青春生长迸发期前或刚刚开始的部分患者,可以抓紧时机,进行矫形生长控制。严重的骨骼异常需要在成年之后进行外科正畸。

安氏Ⅱ类1分类错𬌗畸形的矫治原则归纳如下:争取后牙达到中性关系;不能达到中性关系时,可形成尖窝相对的远中关系,但是不能成为尖对尖的远中接触关系。临床上根据不同病例常用以下4种矫治方法:①上后牙远中移动形成中性关系,需要有较大的颌骨能容纳全口牙,并有较多的远中移位,常需要颌间牵引力或口外牵引力,偶尔可在拔除上颌第二磨牙后而成功。②下后牙近中移动形成中性关系,常在上、下颌拔除4个第一双尖牙而达到目的。可用颌间牵引力来移动上前牙向后,下后牙向前。③上后牙近中移动形成尖窝相对的远中关系,主要适用于下牙弓完好的磨牙为远中尖对尖关系的安氏Ⅱ类1分类错𬌗。上颌每侧拔除第一双尖牙,颌内牵引使上前牙后移及上后牙向前至拔牙间隙。④导下颌向前形成中性关系,主要适合于上颌骨基本正常,下牙弓完好但处于远中后缩位的功能性前牙深覆盖错𬌗畸形,可使用功能性矫治器矫正磨牙远中关系。

2. 恒牙期安氏Ⅱ类1分类错𬌗畸形的治疗目标 ①解除可能存在的牙列拥挤,排齐牙列;②减小前牙的深覆𬌗;③减小前牙的深覆盖;④矫正磨牙远中关系。

为达到这一矫治目标,常需要减数拔牙以提供间隙。上牙弓拔牙间隙主要用于前牙后移,必要时可以行种植钉支抗,减小覆盖;下牙弓拔牙间隙主要用于后牙前移、矫正磨牙关系。

3. 正畸治疗过程 恒牙期拔除4颗前磨牙的安氏Ⅱ类1分类错𬌗畸形的矫治多采用固定矫治器,可以收到很好的治疗效果。矫治过程分为3个阶段:①排齐和整平牙弓;②关闭拔牙间隙,同时矫正前牙深覆盖与磨牙远中关系;③𬌗关系的精细调整。

第四节 深 覆 𬌗

案例导入

患者,女,19岁,嘴突影响美观要求矫治。面部检查:正面观左右基本对称,侧面观稍呈凸面型;颞下颌关节正常。口腔检查:恒牙列,前牙深覆盖5 mm,深覆𬌗Ⅲ度,双侧第一磨牙关系为远中关系,上前牙牙轴唇倾,上、下颌牙列拥挤2 mm,Spee曲线陡峭,37、47充填体完好;X线头颅侧位片按照北医分析法显示上前牙牙轴唇倾,上、下前牙牙轴交角偏小,余基本正常;MP-FH为20°,X线全景片显示♯18、♯28、♯38、♯48牙胚存在,气道检查正常,患者家长诉患儿有咬下唇不良习惯。

印象:①安氏Ⅱ类错𬌗;②毛氏Ⅱ²＋Ⅳ¹＋Ⅰ¹;③低角型;④咬下唇不良习惯。

案例导入
图片

Note

深覆𬌗是一种上、下颌牙弓的垂直关系的异常,指的是上前牙切缘盖过下前牙牙冠长度1/3或下前牙咬合于上前牙舌侧 1/3 以上。

一、病因

1. 全身因素 儿童时期全身慢性疾病所致颌骨发育不良,后牙萌出不全,后牙槽高度也不足,而前牙尚继续萌出,前牙槽高度过大,或下颌向前、向上旋转。

2. 遗传或先天因素 上颌骨发育过大;下颌支发育过长,下颌向前、向上旋转。磨牙严重颊舌向错位,或后牙过度磨耗,使垂直距离降低。

3. 口腔不良习惯 咬下唇,对下前牙的舌向压力会造成下牙弓及下颌骨向前发育障碍,形成下前牙区的拥挤、前牙深覆𬌗、下颌后缩等畸形;有紧咬牙习惯。

4. 牙早失 多数乳磨牙或第一磨牙早失,缩短了颌间距离,同时缺乏咀嚼力的刺激,影响颌骨及牙槽的发育。下颌先天缺失部分切牙,乳尖牙过早缺失。前牙无正常接触而过度萌出。

二、发病机制

主要是由于牙槽骨或颌骨的前后部高度不协调,使上、下颌前牙的覆𬌗变深。表现形式有3种。

Ⅰ型是前牙牙槽骨或颌骨高度正常,而后牙牙槽骨或颌骨高度不足。

Ⅱ型是前牙牙槽骨或颌骨高度过大或下颌体向上旋转,而后牙牙槽骨的高度正常。

Ⅲ型是前牙牙槽骨或颌骨的高度过大,后牙牙槽骨或颌骨的高度不足。

三、临床表现

上颌前牙部分或者全部舌侧倾斜,前牙覆盖小于 3 mm,上、下前牙拥挤,舌侧倾斜,严重闭锁𬌗,可咬伤上前牙舌侧或下前牙唇侧龈组织,引起急、慢性牙周炎而造成牙槽骨吸收、牙齿松动等,后牙为中性或远中𬌗,下牙弓均短缩,面部颌骨外形发育尚好,一般呈方形,面下 1/3 高度较短,下颌角明显突出,下颌平面角为低角型,深覆𬌗的面型是下唇外翻,形成横的深颏皱纹,颏部向前突出,鼻翼往外升高,上唇短缩(图 8-22)。

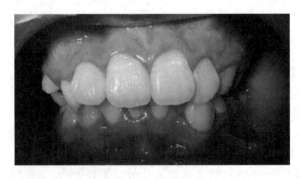

图 8-22 深覆𬌗

四、诊断

可以将深覆𬌗分为牙型和骨型两类。

1. 牙型(性) 上、下颌前牙及牙槽嵴过长,后牙及牙槽嵴高度发育不足;上前牙牙轴垂直或内倾,下前牙有先天缺牙或下牙弓前段牙列拥挤致下牙弓前段缩短;磨牙关系可能为中性、轻度远中或远中;面部畸形不明显。

2.骨型(性) 除牙型表现外,同时伴颌骨与面部的畸形,面下 1/3 畸形明显。具体诊断可结合 X 线头影测量分析。

五、矫治方法

1.深覆殆的早期矫治 对于替牙期非骨性深覆殆的治疗,临床上常使用上颌平面导板矫治器。平面导板戴入后,下前牙与平面导板均匀接触,上、下后牙分离 3～4 mm,肌力增大,从而促进后牙和周围牙槽组织的垂直向生长,增高后牙高度;下前牙的生长受到限制,达到矫治深覆殆的目的。上颌平面导板矫治器必须全天戴用才能收到良好的治疗效果。

2.三种类型深覆殆的矫治

(1)Ⅰ型深覆殆的治疗:保持前牙牙槽骨的高度不变,着重升高后牙高度。采用上颌活动矫治器,附有平面导板和殆垫,从最后一颗牙开始逐个调磨殆垫,后牙增高后,再进行前牙舌向错位和后牙远中殆的纠正。

(2)Ⅱ型深覆殆的治疗:保持后牙牙槽骨的高度不变,压低前牙,前牙覆殆不太深时,可采用固定矫治器或活动矫治器推上、下前牙向唇的办法。覆殆较深者,前牙舌向错位纠正后,在活动矫治器的唇弓上焊爪簧直接压低,或焊别针簧,并在牙上粘钩以压低。

(3)Ⅲ型深覆殆的治疗:采取压低前牙和升高后牙的办法。对年龄较小者用活动矫治器上唇弓焊爪簧压低上前牙;上前牙压低后,加平面导板以压低下前牙,并升高后牙;或平面导板、上前爪簧同时进行。也可用固定矫治器或功能性矫治器矫治。

3.前牙深覆殆的矫治方法

(1)平面导板活动矫治器(图 8-23):适用于低角型及均角型的患者,其作用机制主要是抑制下前牙生长,促进下后牙生长。

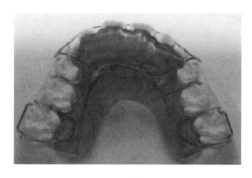

图 8-23 平面导板活动矫治器

(2)方丝弓矫治技术的第二序列弯曲:后倾曲是最常使用的打开咬合的方法。其作用机制是压低前牙,特别是下前牙;升高后牙,特别是下后牙。当配合使用安氏Ⅱ类牵引时,上前牙也可能表现为伸长。

(3)片断弓技术:当希望咬合打开主要由前牙压低而不是后牙伸长来完成时,可以将第二前磨牙、第一磨牙和第二磨牙用粗方丝连成后牙片段,并用横腭杆将两侧后牙片段连成一体,形成后牙强支抗单位,再用压低辅弓来压低前牙片段。临床上还有一种较为常见的基于片段弓理念的设计,即多用途弓(图 8-24),这种弓丝设计常用来先压低切牙段,然后根据需要压低尖牙。

(4)J 钩头帽:借助口外力直接压低上前牙。

(5)种植钉:成人严重的深覆殆可以考虑借助种植钉压低上、下前牙。

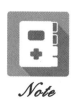

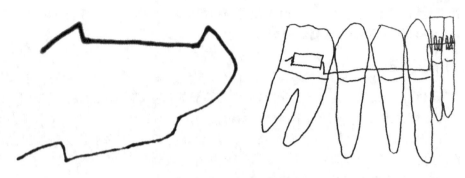

图 8-24　多用途弓压低前牙

第五节　其他错殆畸形

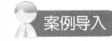 案例导入

　　患者,女,14岁,嘴突、牙列拥挤影响美观要求矫治。面部检查:正面观左右基本对称,侧面观稍呈凸面型;颞下颌关节正常。口腔检查:恒牙列,牙列拥挤,拥挤度9 mm,覆殆Ⅰ度,覆盖正常,双侧第一磨牙关系为中性关系,Spee曲线陡峭,下殆中线右偏2 mm,♯13、♯23、♯34、♯43唇侧错位,全口牙体牙周基本正常;X线头颅侧位片按照北医分析法显示基本正常;X线全景片显示♯18、♯28、♯38、♯48牙胚存在,气道检查正常,患者家长诉患儿有咬下唇不良习惯。

　　印象:①安氏Ⅰ类错殆;②毛氏Ⅰ¹+Ⅳ¹;③均角型;④咬下唇不良习惯。

一、锁殆

　　锁殆是后牙的一种错殆畸形,上颌个别后牙或多数后牙被锁结在下后牙的颊侧,或是下颌个别后牙或多数后牙被锁结在上后牙的颊侧,为锁殆。

（一）分类

锁殆分为正锁殆及反锁殆。

1.正锁殆(图 8-25)　上后牙舌尖的舌斜面与下后牙颊尖的颊斜面相咬合,殆面无咬合接触,个别后牙正锁殆及单侧多数后牙的正锁殆在临床较为多见。

2.反锁殆(图 8-26)　上后牙颊尖的颊斜面与下后牙舌尖的舌斜面相咬合,殆面无咬合接触,该错殆畸形在临床上较少见。

（二）病因

　　个别牙锁殆可因个别乳磨牙早失、滞留或恒牙胚位置异常、错位萌出而形成。上、下第二磨牙的个别牙的正锁殆较为常见,大多由于颌弓长度发育不够、间隙不足所致。

　　单侧多数后牙正锁殆常因这一侧多数乳磨牙重度龋坏或早失,不得不用对侧后牙咀嚼,日久废用侧易形成深覆盖,由深覆盖发展而成。

（三）并发症

（1）正锁殆的锁结关系影响下颌的侧向运动,只能用非锁殆侧的后牙进行偏侧咀嚼,咀嚼

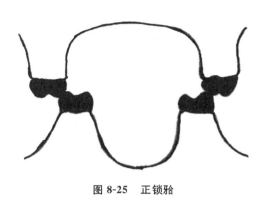

图 8-25 正锁殆

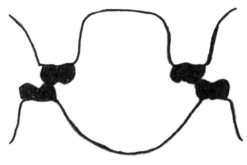

图 8-26 反锁殆

功能降低。

（2）锁殆可导致下颌有关肌肉的异常动力平衡，形成下颌骨左右发育不对称和颜面不对称畸形。

（3）锁殆对一些易感患者易诱发颞下颌关节疾病。

（四）治疗方法

锁殆对咀嚼功能、颌面发育及咀嚼器官的健康影响大，应尽早矫治。矫治原则是升高咬合、解除锁殆关系，以便矫正。

1. 个别牙正锁殆 多见于上后牙颊向错位。矫治可采用单侧殆垫活动矫治器，即在健侧的上牙弓或下牙弓装置单侧殆垫，使锁殆牙脱离牙尖锁结，在上、下锁殆牙上各做一带环，在上颌牙带环的颊面及下颌牙带环的舌面上粘接舌侧扣，挂橡皮圈于上、下颌牵引钩之间，上、下牙交互支抗进行矫治，即上、下颌后牙交互牵引矫治锁殆（图 8-27）。锁殆关系解除后，分次磨减或磨除殆垫，并且同时调磨未曾有过生理磨耗的锁殆牙的牙尖，使全口牙重新建殆。在调磨牙尖时可配合脱敏措施。

2. 一侧的上、下第二磨牙正锁殆 临床上较多见，而且上磨牙颊向错位的程度常比下磨牙舌向错位的程度重。如果同侧的第三磨牙尚未萌出而又即将萌出，可将该侧上第二磨牙拔除，以便第三磨牙自行调位于已拔除的第二磨牙位置萌出，与下颌第二磨牙建立正常关系。

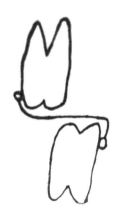

图 8-27 后牙交互牵引矫治锁殆

3. 一侧多数后牙正锁殆 常见于下牙弓狭窄，锁殆侧下后牙向舌侧错位严重，但上后牙向颊侧错位不明显。这种患者可戴用下颌单侧殆垫矫治器，即在健侧下颌后牙上做殆垫，使锁殆牙脱离牙尖锁结，矫治器在锁殆侧下后牙舌侧放置双曲舌簧，矫治锁殆侧下后牙向颊向移动，以矫治正锁殆。健侧使用了殆垫，加大了颊肌的张力，有助于锁殆侧的上后牙向舌侧移动，而有利于锁殆的矫治。锁殆关系解除后，对殆垫进行分次调磨，同时调磨锁殆牙的过高牙尖，必要时配合脱敏措施。矫治个别后牙锁殆或多数后牙锁殆时，都应注意间隙问题。如间隙不足，需先开拓间隙，严重拥挤则需要配合减数拔牙矫治。

二、开殆

开殆在临床上较少见，多见于恒牙期，指的是在正中殆位及非正中殆位时，上、下颌部分牙齿在垂直向无殆接触，称为开殆。

（一）病因

1. 遗传因素 遗传可能形成开殆，但对这一问题尚有不同见解，存在着争论，需进一步深

Note

入研究。

2.佝偻病 严重的佝偻病是产生开𬌗的重要原因之一,造成前大后小楔形大范围的开𬌗。

3.口腔不良习惯 可影响口腔及颌面部有关肌肉的动力平衡,从而导致开𬌗。口腔不良习惯约占造成开𬌗总病因的68.7%。吐舌习惯是造成前牙开𬌗的最常见原因,因舌体中间厚、两侧薄,故呈梭形开𬌗,常伴有下颌前突和散在前牙间隙。此外,吮拇指、咬物和咬唇等习惯,均能在牙列不同的部位产生局部小开𬌗。

4.其他 下颌第三磨牙见于前倾阻生或水平阻生时,可推下颌第二磨牙,使其伸长,突出于𬌗平面,将其余牙分开,若伴随舌因素,则形成大范围的开𬌗。

(二)诊断

可以将开𬌗分为牙型和骨型两类。

1.牙型(性) 主要为牙及牙槽嵴的问题,面部无明显畸形,颌骨发育基本正常,前牙萌出不足、前牙牙槽嵴发育不足和(或)后牙萌出过长、后牙牙槽嵴发育过度(图8-28)。

2.骨型(性) 患者除牙及牙槽嵴的问题外,主要表现为下颌骨发育异常,下颌支短、下颌角大、角前切迹深、下颌平面角(FH-MP)大、PP、OP、MP三平面离散度大,Y轴角大,下颌向后、向下旋转,后、前面高比(S-Go/N-Me)小于62%,面下1/3过长,严重者呈长面综合征表现,可伴有前牙及牙槽嵴的代偿性增长。

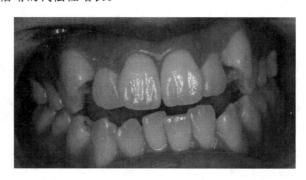

图8-28 开𬌗

开𬌗有前牙开𬌗、后牙局部开𬌗。严重开𬌗是指在全口牙齿中只有最后一对磨牙有咬合接触。开𬌗丧失切割和咀嚼功能,影响到吞咽、语言、呼吸等功能以及颜面外观。开𬌗患者面部骨骼的高度随开𬌗度的程度增大而增加;严重开𬌗者,面下1/3高度明显加大,下颌角钝,上下唇常不能闭合,常导致牙周及上呼吸道感染,影响健康。

(三)治疗方法

(1)按形成机制不同,进行不同的矫治设计。

①前牙牙槽高度正常、后牙牙槽高度过大者,如患者年幼,可戴用后牙𬌗垫单纯压低后牙,必要时使用牵引头帽及颏兜相配合,垂直牵引,刺激下颌髁突的生长。

②后牙牙槽高度正常、前牙牙槽高度不足者,可使用细丝弓或方丝弓固定矫治器,在4个第一磨牙上制作支抗带环,牙齿唇面粘接托槽,用矫正钢丝结扎固定为一体,用橡皮圈进行上、下前牙间的垂直牵引,以升高前牙牙槽高度。

③前牙牙槽高度不足、后牙牙槽高度过大者,亦可采用直丝弓或多曲方丝弓固定矫治器(图8-29),升高前牙牙槽高度,压低后牙牙槽高度。

(2)对于年龄较大、骨骼畸形明显的严重开𬌗者,非机械性矫治能够奏效,宜采用正畸矫治与外科手术配合的方法进行,视不同病例,选用上颌前或大部游离术、下颌体及下颌升支部分截骨术等手术。

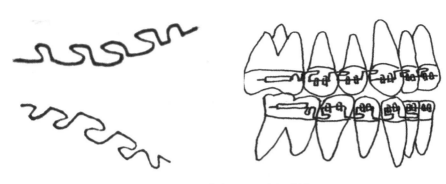

图 8-29　多曲方丝弓固定矫治器

三、双颌前突

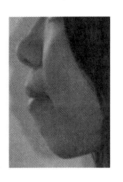

图 8-30　双颌前突

双颌前突是上、下颌都向前突出（图 8-30），磨牙中性殆，上、下齿槽骨或上、下牙弓前突，面中部前突，开唇露齿。

（一）病因

本病多由遗传因素引起，口腔不良习惯、异常唇舌肌动力平衡、疾病也可致本病发生。

（二）临床表现

（1）上、下颌都向前突出。

（2）牙的长轴斜度大，上、下唇比较短。

（3）前牙暴露于口外，有开唇露齿现象。

（4）前突不仅限于牙齿，牙槽突也向前突出，牙的排列一般很整齐。

（5）前牙覆殆浅，甚至成对刃殆，嘴唇不易闭上；用力闭上时，犹如口内饱含食物模样。

（6）有口呼吸习惯者，面部下 1/3 突起。

（三）治疗方法

（1）轻度或中度双颌前突或双牙弓前突者，可拔牙矫治，内收上、下前牙，同时矫治深覆殆。

（2）严重上、下颌前突者，需做正畸外科手术。

（3）双颌前突伴有口呼吸习惯者，应及早治疗，以制止口呼吸。

本章小结

本章主要介绍了临床上常见的错殆畸形，牙列拥挤是临床最常见的病例，只有正确诊断和制订矫治计划，才可能选择正确的矫治方法。正畸临床拔牙需要考虑牙列拥挤度、前牙突度、Spee 曲线、支抗磨牙前移、垂直骨面型、矢状骨面型、软组织侧貌等多方面的因素。儿童时期的前牙反殆容易对将来的容貌产生严重影响，一般应早期治疗。深覆盖、深覆殆、开殆患者的治疗，要特别注意明确病因诊断，避免矫治的设计出现偏差。一些严重的骨性错殆畸形，需要正畸-外科联合治疗，也需要给予患者明确的指导。

（张海英　吕　敏）

知识拓展

在线答题

Note

第九章　正畸治疗过程中口腔健康的维护及矫治后的保持

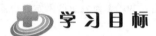

学习目标

口腔医学专业：

1. 掌握：正畸治疗中口腔健康教育和卫生保健的主要内容，尤其是菌斑控制和氟化物的局部使用。

2. 熟悉：保持的必要性及影响保持的因素。

3. 了解：保持的方法以及复发的预防。

口腔医学技术专业：

1. 熟悉：正畸治疗中口腔健康教育和卫生保健的主要内容。

2. 了解：保持的方法以及复发的预防。

案例导入

患者，女，21岁，自觉嘴巴较突，笑容不美观。根据患者要求采用拔牙矫治，内收前牙，改善牙弓形态，协调磨牙咬合关系。治疗时间一年半，术后采用固定丝舌侧保持器，但患者主诉不适，要求更换为可摘戴透明保持器。患者未遵医嘱，不能严格按照要求戴用保持器，后复发并来院就诊，要求进一步处理。

请思考：

1. 患者复发的主要原因是什么？

2. 如何有效避免矫治后复发问题的发生？

3. 不同类型保持器的作用及适应证有哪些？

自美国的 Angle 医师于1928年发明方丝弓矫治器以来，近代口腔正畸学已经有近百年的历史，矫治器不断改进，矫治技术不断更新，提高了人群的生活质量，改善了口颌系统乃至全身健康状况。但是当矫治器戴入口内后，口腔内环境尤其是牙及其周围组织的环境发生改变，需要医师和患者共同维护，以保证患者的健康。

第一节　矫治过程中的维护

在口腔正畸治疗过程中，多数错𬌗畸形患者及部分口腔正畸医师关注得更多的是牙齿和面型在功能及美观方面的改善，往往忽视了牙体及牙周组织的健康。口腔卫生保健从而成为口腔正畸治疗过程中一个不可忽视的问题。若医师在正畸治疗中采取一系列的防治措施，加上患者的积极配合，则可以减少问题的发生。正畸治疗中的维护包括医护人员对患者的口腔

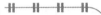

健康教育、口腔卫生行为的监督、正畸临床的规范操作以及必要时应用的预防治疗手段等。医师对正畸矫治器的制作也要精益求精,使患者摘戴舒适方便,尽可能减少调磨,减少菌斑附着及色素沉着等,创造良好的口腔卫生环境。

一、正畸治疗中口腔健康的常见问题

由于固定矫治器是粘接安放在牙齿表面的,患者不能自行取戴,这就使得食物残渣等易于黏附聚集于牙齿和矫治器周围,在矫治过程中经常会出现牙石、软垢等增多的情况,继而容易引发釉质脱矿、牙龈炎、牙周炎等并发症,造成牙体和牙周等软硬组织的损害,影响牙齿的健康和美观。很多研究认为有 50%～70% 的正畸患者因菌斑生物膜而影响口腔的健康。

(一)釉质脱矿

1. 病因

(1)酸蚀剂对牙齿造成的粗糙表面、托槽四周易于积聚菌斑,粘接托槽后多余的粘接剂没有清理干净。

(2)研究发现正畸托槽、带环周围的菌斑和唾液中变形链球菌与乳酸杆菌的数目增加也可能影响脱矿。另外,患者唾液系统出现问题,例如唾液分泌量小、唾液黏稠,也会影响其对菌斑中酸性物质的缓冲作用。

(3)正常情况下釉质的脱矿与再矿化维持着一种动态平衡,釉质不会出现脱矿。正畸治疗中,尤其在使用固定矫治器的矫治过程中,菌斑滞留的部位通常是托槽之间被弓丝遮挡的牙面以及托槽龈方的釉质区,牙齿表面难以清洁。牙面菌斑未及时清除,且有不良的饮食习惯者,菌斑中的致龋菌不断地将糖类转化为酸,龈上菌斑的 pH 值明显下降,菌斑中的碳水化合物含量明显增高,钙、磷含量下降,致龋性增加。

(4)固定矫治器阻碍了舌头移动食物块的能力,从而刺激耐酸性细菌(如变形链球菌等)的增殖;也降低了食物及肌肉运动所产生的自洁作用,减少了牙面与唾液的接触,加速了菌斑积聚和 pH 值下降,菌斑不但是产酸底物的载体,还可延缓酸性物质从牙面流走,从而阻碍唾液中的钙、磷离子对釉质的再矿化作用。

(5)上颌前牙区距唾液腺导管开口较远,菌斑中产生的酸性物质不易被唾液成分缓冲;上颌侧切牙牙冠较小,粘接正畸托槽后,托槽周围暴露的釉质面积较小,该部位不易清洁,造成食物和菌斑堆积;拔牙病例中,在上颌侧切牙和尖牙之间往往需要放置关闭曲或牵引钩,这些正畸装置的存在更不利于该部位牙表面的清洁,造成菌斑堆积。这些都是导致上颌前牙区域容易发生釉质脱矿的原因。

2. 好发部位 在不采取任何口腔卫生预防措施时,使用固定矫治器的患者釉质脱矿发病率高达 50%～60%,其中轻、中度釉质脱矿患者占多数,重度釉质脱矿者较少。釉质脱矿好发于上颌前牙区和下颌后牙区,上颌釉质脱矿的程度要重于下颌,左、右侧釉质脱矿无差别。按牙位统计,上颌侧切牙发生率最高,其次是上颌中切牙、上颌尖牙、下颌尖牙、前磨牙和磨牙。戴用固定矫治器时釉质脱矿的主要部位常见于牙颈部、带环周围、托槽周围、邻面等自洁能力弱的区域。

3. 临床表现 很多接受正畸固定矫治或拆除矫治器后的患者唇(颊)面会呈现形态不规则的白垩色的点或斑块,临床上表现为白斑,即釉质脱矿,如病变进一步发展甚至会形成龋洞。国外报道,高达 97% 的使用固定矫治器的患者在治疗过程中会有白斑的发生。早期釉质脱矿主要是釉柱间质溶解和釉质表层矿化物丧失,易被再矿化。当脱矿程度严重时,釉质表层剥离,出现明显的龋损。国外长期的临床观察表明,刚拆除托槽时釉质脱矿病损呈不透明的白垩色斑,边缘清晰可见,此后脱矿釉质的再矿化速度会变慢,临床改变不太明显。伴随釉质表层的不断磨损,脱矿病损深度逐渐变浅,临床表现为白垩色斑的颜色逐渐变浅,但这一过程相当

Note

漫长,因而仍有许多白垩色斑不会在短期内消失(图9-1)。

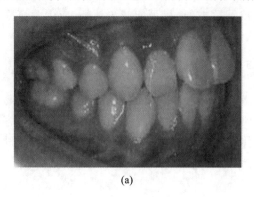
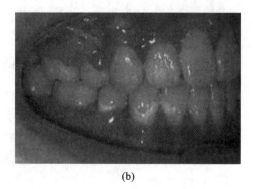

(a)   (b)

图 9-1　釉质脱矿

(a)正畸治疗前;(b)正畸治疗后

(二)牙周组织损害

1.病因

(1)菌斑及其代谢产物是牙龈炎发生的始动因素,致龋菌通过毒性产物对牙龈造成损害,更为严重的是会导致牙周病。固定矫治器的存在会影响牙的自洁,容易导致菌斑滞留,不良的口腔卫生环境会导致牙龈炎的出现。

(2)带环对牙龈的机械刺激:带环的边缘与牙龈紧密接触,如果临床中没有修整带环的边缘,或者选择的带环与牙冠周长不匹配,使其过多地深入龈缘以下时,这种刺激就等同于牙齿不良充填体的悬突或全冠过长的颈部边缘。此外,带环的颊面管与牙龈间的空间较小,容易积存食物而不易清洁。带环放置后,龈下菌斑中革兰阴性厌氧菌种类和数量增多,当机体免疫的抵抗与修复同细菌破坏之间的平衡被打破后,就会出现牙龈炎,导致牙周附着丧失。

(3)过多粘接剂对牙龈的机械刺激:过多的粘接剂对牙龈有直接刺激,且粘接表面不光滑,容易堆积菌斑,进而加重对牙周组织的破坏。

(4)牙齿移动时出现的𬌗创伤。正畸牙齿移动时很可能出现𬌗创伤,单纯的𬌗创伤不会导致附着丧失,但是如果𬌗创伤与慢性牙周炎并存则会导致附着丧失、牙槽骨吸收和牙龈退缩。

(5)正畸治疗中不适当的牙齿移动,过度倾斜和压低牙有可能使龈上菌斑移至龈下,导致牙周袋的形成和牙槽骨吸收。

(6)当用矫治器关闭拔牙间隙时,间隙部位的牙龈会随着间隙的关闭而出现皱褶和增生。使用套橡皮圈的方法关闭拔牙间隙时,橡皮圈会从牙颈部滑入牙根部,导致牙周组织破坏,严重者会造成牙脱落。

2.好发部位　后牙及下颌前牙较易发生,后牙程度重于前牙。其中上颌后牙更易发生,牙的邻面较唇(颊)面和舌面更易发生,程度也较重。拔牙部位发生附着丧失的可能性要高于其他部位。

3.临床表现

(1)菌斑堆积引起牙龈炎:由于青少年正畸患者居多,对口腔卫生控制不佳,又是青春期龈炎的好发年龄,大多数患者在矫治过程中会发生程度不同的牙龈炎甚至牙龈增生。正畸会加重矫治前的牙龈炎或牙周炎,导致牙周脓肿及牙槽骨加速吸收。

(2)牙龈退缩:儿童时期结合上皮附于釉质上,若正畸时将带环放到龈下,易破坏附着,使结合上皮向根方生长,易引起牙龈退缩。由于前牙唇侧骨板较薄,当牙齿向唇侧移动或由于牙轴改变而使牙根向唇侧倾斜时,使原来很薄的骨板迅速吸收,容易造成牙龈退缩,好发于下前牙和上尖牙(图 9-2)。

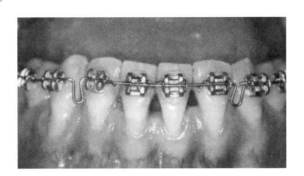

图 9-2 正畸治疗过程中的牙龈退缩

(3)牙槽骨吸收:儿童正畸时受力侧牙槽嵴有 1 mm 以内的吸收,无重要临床意义。成人正畸时骨吸收较多,尤其当原有牙周炎未经治疗时,则将发生明显而快速的牙槽骨吸收。过大的正畸力会导致牙周膜坏死和牙槽骨坏死。

对于正畸治疗中出现的釉质脱矿和牙周组织损害要做到预防为主,并采取相应的措施阻止或控制其进程。因此,在正畸治疗前和治疗中进行口腔健康教育和口腔卫生保健工作十分必要,只有做到预防为主、防治结合,才能最大限度地缓解正畸治疗中出现的不良反应,有利于正畸患者牙齿的健康和稳定,保证矫治的效果,提高矫治的整体水平。

二、正畸治疗中口腔健康教育和卫生保健

(一)口腔健康教育

口腔正畸治疗时间长,后期还需要戴用保持器,加上患者年龄、文化水平参差不齐,接受健康教育以及配合治疗的自律性有很大的差异。因此在正畸治疗中通过健康教育能提高患者对口腔正畸治疗的正确认识,从而达到良好的医患合作,使正畸治疗得到理想的治疗效果。

从病因学分析可以发现,导致正畸治疗中釉质脱矿和牙周组织损害的主要原因是患者忽视了自身的口腔卫生保健,没有及时清除牙面的菌斑,没有改变不良的饮食习惯,没有正确的口腔卫生保健方法。因此,口腔健康教育应成为正畸治疗不可缺少的组成部分,在患者治疗前就开始系统的健康教育也十分必要。在患者接受长期的正畸治疗前,医师向患者讲解保持口腔卫生的重要性、介绍菌斑的危害、指导正确的刷牙方法等;在后期的复诊中,医师对患者卫生状况进行监控,对其口腔卫生行为进行指导,对其不良饮食习惯进行纠正,推荐使用防护用品以及控制菌斑的有效方法等。

在正畸治疗过程中更需要重视对患者的口腔健康教育,在每次复诊时检查患者的口腔卫生状况,在病历上记录并指导其在口内戴有矫治器的情况下如何维护自身的口腔健康。对于不能合作做好口腔卫生维护的患者,应不断强调口腔卫生不良的危害,暂停正畸治疗一段时间。对于戴用固定矫治器的患者,可以先拆除结扎在托槽上的弓丝,反复指导患者正确刷牙,直到下次复诊时口腔卫生状况有较大改善再恢复治疗。对于极少数仍不能合作的患者,正畸医师有权终止其正畸治疗。

从临床实践可知,有效的口腔健康教育不仅能使患者掌握正确的刷牙方法,养成良好的口腔卫生习惯和饮食习惯,也是对患者合作性的锻炼和培养,减少患者不按时复诊的次数以及降低中途停止正畸治疗的可能性,提高患者的依从性,保证正畸治疗效果,保护患者的口腔健康,减少不良情况的发生。另外,也可预防某些畸形的发生和发展,可满足患者对正畸有关知识的了解欲望,有利于患者对治疗护理的配合,可帮助患者缩短疗程、巩固疗效、防止复发。

(二)口腔卫生保健

1.治疗前的准备工作 正畸治疗前应仔细检查患者的口腔卫生状况和存在的牙体牙周病。对于牙体牙髓疾病应在矫治前进行完善的治疗,制订完整的治疗计划;对于需要保留但牙冠破坏严重的牙齿,可以在完善的根管治疗的基础上先进行修复治疗,再在其上放置正畸装置。如有必要,可以对青少年新萌出的磨牙𬌗面进行窝沟封闭。正畸治疗前可进行全面的牙周洁治,对于已经存在牙周问题的患者,则应先进行系统的牙周治疗,待牙周病得到充分控制且病情稳定后再进行正畸治疗。

菌斑控制是正畸医师和患者都必须重视的问题,医师在临床工作中要不断提醒、督促患者注意口腔卫生的维护,患者也需要自觉认真地完成每天的菌斑控制。对于在正畸治疗前已经患有牙周病的患者,口腔卫生的维护则显得更加重要。

2.菌斑的控制 控制菌斑是预防正畸治疗中釉质脱矿和牙周组织损害的最有效方法,及时清除牙面和矫治器上滞留的菌斑和食物残渣,去除病因。对菌斑的日常控制主要由患者自己完成,在复诊时由医师检查并进行专业清理,如有必要也可以使用一些化学药物辅助控制菌斑。每次复诊时应对患者的口腔卫生情况进行检查,必要时可以应用菌斑染色剂来指导患者刷牙,进行菌斑检测(图 9-3)。

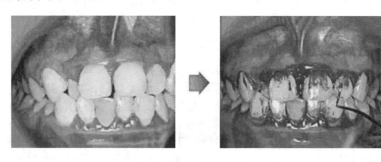

图 9-3 菌斑检测

(1)刷牙:选择的牙刷刷头要小,刷毛要较软,推荐使用正畸专用牙刷。每次进食后认真仔细地刷牙是清除菌斑的主要方法,目前运用最多的刷牙方法是改良 Bass 法。由于牙齿唇(颊)面或舌腭面(舌侧矫治技术)被矫治器分割成上、下两个部分,所以刷牙应分两步。刷上牙:牙刷刷毛成45°角斜向下,放在托槽的上方和牙龈之间,横向小范围地轻轻来回刷,不要用刷毛太硬的牙刷,避免戳伤牙龈,造成不必要的磨损。刷下牙:刷下牙的时候则相反,牙刷刷毛成45°角向上,放在托槽的下方和牙龈之间。刷咬合面和牙齿的舌面:因为没有矫治器影响,和平常一样刷牙即可。刷牙过程中,尽可能将牙刷的刷毛伸进托槽与弓丝之间的部位,清除托槽近远中牙面的菌斑。牙缝刷:在完成上述刷牙步骤后,还要用一把牙缝刷来清洁牙缝间不易清洁的部位(弓丝下方被遮挡的牙面),彻底清理干净(图 9-4)。必要时还可以教会患者如何使用牙线以及间隙刷清洁牙齿邻面。

戴用活动矫治器的患者每天需要用牙刷蘸牙膏清洗矫治器的组织面。如因正畸治疗需要患者在进食时也戴用活动矫治器,则应在进食后摘下矫治器冲洗其上存留的食物残渣,同时刷牙。戴用活动保持器的患者也需要每天对保持器进行清洁。

(2)专业清洁:正畸治疗中应根据患者的口腔卫生状况定期为患者进行专业的牙周洁治,清除龈上菌斑和牙石。

(3)局部辅助使用化学药物:氟化亚锡涂擦牙面有抑制牙面生态膜形成的作用。研究显示,每天用含有氯化亚锡的牙膏刷牙能显著降低正畸治疗中患者的菌斑指数和出血指数,而且牙膏中锡离子浓度越高,治疗效果越明显;每日涂敷 0.4% 无水氟化亚锡凝胶预防正畸患者的牙齿脱钙。氯己定(洗必泰)能对口腔内的细菌起到一定的抑制作用,是常用的治疗牙周病的

Note

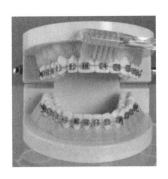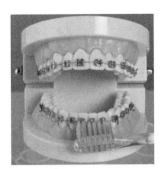
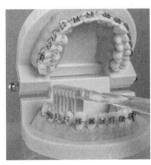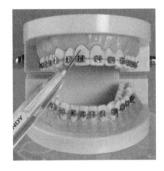

图 9-4 刷牙步骤

药物。研究表明,正畸治疗中患者用 0.12% 氯己定溶液含漱后菌斑指数明显下降,同时牙周状况也有明显改善,而且有报道表明用氯己定漱口液漱口辅助牙周洁治能有效治疗固定正畸患者的牙龈炎。以上两种化学药物长期使用可能会造成牙齿表面的色素附着增加,但在矫治后经过专业清洁可以将上述色素去除。

3. 氟化物的局部使用 氟化物已大量应用于临床,其防脱矿及龋病的具体机制主要包含两个方面:①降低釉质的脱矿和促进其再矿化,通过直接吸附于羟基磷灰石上进入晶体形成氟羟磷灰石或置换羟基磷灰石晶胞的部分羟基,变成氟磷灰石,使磷灰石的结晶性、稳定性和硬度得到增强,减少釉质溶解量,同时氟化物吸附在牙齿表面可吸引钙离子来加速再矿化过程;②通过抑制细菌糖酵解和氧化有关的酶,抑制细菌摄入葡萄糖和产酸以达到防脱矿目的。正畸治疗中可以采取以下几种措施。

(1)使用含氟化物(NaF、SnF_2、SMFP(单氟磷酸钠))牙膏刷牙,并配合低浓度含氟溶液(0.05% NaF,0.4% SnF_2)漱口。

(2)粘接托槽后,在局部隔湿后使用含氟凝胶(1.23% APF、2% NaF 和 0.4% SnF_2)、含氟泡沫处理牙面 5 min,或将含氟涂料直接涂在牙齿的唇颊面。以后每隔半年在专业清洁后再次涂氟。

(3)粘接带环或托槽时可使用玻璃离子黏固剂,它在治疗中可以缓慢释放氟,同时它还能从较高浓度氟化物(含氟牙膏)中吸收氟离子并再次释放。

(4)联合使用氟化物或用多种方法配合治疗的疗效优于单一氟化物制剂的效果。

4. 规范正畸临床操作 正畸治疗中规范的临床操作,有助于减少釉质脱矿和牙周组织损害的发生。

(1)应使用酸蚀凝胶,严格控制酸蚀的面积,使其略大于托槽底板的面积即可。

(2)粘接托槽后及时清除托槽周围被挤出的粘接剂"飞边",保持牙面清洁(图 9-5)。及时发现松动的托槽,重新粘接。

(3)选择大小合适且边缘较窄的带环,粘接带环后清除多余的黏固剂。及时发现松动的带环,重新粘接。

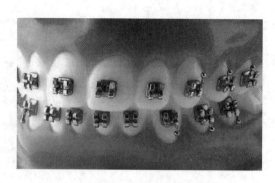

图 9-5 正畸治疗过程中保持牙面清洁

(4)对于已经患有牙周病的患者,后牙尽可能使用可以直接粘接的颊面管及尽量使用不锈钢丝结扎上、下颌弓丝。

三、矫治器的维护

正畸矫治器有活动和固定之分,不同方式的矫治器的维护方法不同。

(1)在正畸矫治前,让患者了解矫治器,戴用后向患者说明,不能自行搬动、移动或调整矫治器。安装托槽等固定矫治器附件后 2~3 天,牙齿由于刚受到牵拉会有轻微酸痛感,一周左右症状会自行消失。若疼痛加剧或持久,可能是牙齿受到了超出承受范围的力,应及时与正畸医师联系,尽早解决。

(2)自我口腔卫生维护。掌握正确的刷牙方式,由于安装固定矫治器的牙面不易清洁,为避免发生龋病、牙龈炎、牙周炎等疾病,应注意口腔卫生。应随身携带牙刷,餐后及时刷牙,以保证口腔卫生。

(3)每次复诊需仔细检查患者的口腔卫生情况,拆除弓丝及结扎丝,彻底清洁牙面及正畸附件,必要时使用器械刮除牙面多余的粘接物。

(4)为避免矫治器的损坏和脱落,不要直接啃咬较硬的食物,如骨头、带壳的海鲜、坚果等,同时,在食用黏性食物、高糖分食物、多纤维食物后应及时彻底清洁牙齿。

(5)戴用隐形矫治器者,应减少易染色、含色素的食物或饮料(如茶、咖啡、可乐、咖喱等)的食用,防止其染色,影响美观。

(6)戴用活动矫治器者,必须严格按照医师的要求,避免损伤牙体、牙周组织及口腔黏膜。按时复诊,有不适应及时与医师联系,进行调改。教会患者自行摘戴,摘戴时注意保护唇弓以免发生变形。活动矫治器不能用热水或消毒液浸泡,可用清水洗净。餐后应及时清洗,避免食物嵌塞,保证其干净卫生。

(7)戴用口外辅助装置(口外弓、头帽等)者,应遵从医嘱,保证戴用时间,并注意摘戴安全,年龄小者应由家长操作和监督。

(8)在戴矫治器前进行全面牙周洁治,以防矫治器固定后,由于不便清洁而发生牙龈炎、牙周炎、龋病等。

正畸治疗过程中矫治器的维护来自患者及医师两个方面,但主要取决于患者的自我维护意识,因此医师应做好矫治器的维护知识宣教以及口腔卫生保健的预防教育工作。

第二节　矫治后的保持

在正畸治疗中,患者关心的问题主要是矫治后能否有最佳的长期稳定的效果。很早以前,正畸学家们就已经认识到,用机械性矫治器使牙齿在牙槽骨内移动,牙齿有返回到原来位置的倾向,保持的目的正是阻止这种倾向。肌肉对于矫治结果的稳定保持起重要的作用,在矫治的过程中,牙齿应被矫治到处于肌平衡的位置而防止复发。除此以外,咀嚼肌、下颌关节和牙齿之间的平衡协调也有利于稳定。

为了保证良好的矫治效果,正畸医师不仅要关注诊断、治疗计划和治疗过程,还应该关注怎样保持治疗的稳定。从错𬌗畸形矫治方案的设计开始,就应该考虑到保持的问题,选择合适的保持方式可减少复发的发生,戴用的保持器既要有利于牙齿及骨骼的稳定,又要方便简单,并注意定期复诊观察,指导患者完成矫治后的保持。

一、保持的必要性

1. 定义　错𬌗畸形的患者在矫治后,牙齿和颌骨都得到了较大的改善,但是牙齿和颌骨仍然有退回到原有状态的趋势,称为复发(relapse)。一般矫治结束后两年内复发的情况最明显。为了巩固矫治完成后的疗效、保持牙位于理想的特定位置而采取的措施,称为保持。其主要是将正畸治疗移动的牙齿有效维持在现有的位置上,并最终达到稳定的状态。它是矫治过程不可或缺的一个重要阶段和组成部分。

2. 影响长期稳定性的因素

(1)错𬌗畸形的种类、牙弓的拥挤程度、面部生长类型。

(2)矫治或者过矫治的程度。

(3)正确的诊断和设计。

(4)矫治后的咬合状态。

(5)保持的方式、时间及患者戴用保持器的合作程度。

(6)软组织的适应程度。

(7)面部生长发育潜力及持续的时间。

正畸医师在治疗前、治疗中和治疗后都应考虑这些因素,有助于制订正确的矫治计划和保持的方案而减少复发。

3. 保持的必要性

(1)生长发育的影响:正畸治疗与生长发育密切相关,利用生长发育期不仅有助于对矫治时机的判断,还有助于矫治方案的选择,但是对正畸治疗结束后仍有生长能力的患者而言,将对治疗稳定性造成一定的影响。正畸治疗常在恒牙早期进行,而颌骨的高度和长度的发育会持续到矫治结束后。因此必须充分考虑到生长发育可能对矫治效果产生的影响,更具针对性地设计保持方案。

(2)口颌系统神经肌肉动力平衡的改建:错𬌗畸形的矫治过程中,牙齿或颌骨从一个位置移动到另一个位置,原有神经肌肉动力平衡发生了改变。在错𬌗畸形形成过程中产生与畸形相适应的神经肌肉动力平衡,口颌系统神经肌肉的功能异常在错𬌗畸形的发生和发展中起重要作用。正畸治疗改变了牙齿、牙弓或颌骨的位置,这种异常的神经肌肉动力平衡的改建完成之前,将对矫治后的牙齿、牙弓或颌骨产生不利影响而引起复发。

(3)牙周组织的正常结构与功能未恢复:牙齿经矫治移动后,被拉伸或压缩的牙龈及牙周纤维的张力尚未建立新的平衡,牙齿的位置不稳定,容易复发。尤其是牙槽嵴上纤维与横隔纤维的改建非常缓慢,所产生的张力容易使移动的牙齿再恢复原错位状态。矫治器去除后的3～4个月牙周膜开始重建,牙龈中的弹力纤维和胶原纤维的重建则需要更长的时间,矫治器去除后一年甚至还有力量作用在牙齿上而使其发生移动。因此必须在矫治结束后进行保持,使牙周组织能更彻底且稳定地改建。此外,牙槽骨由过渡性骨改建成正常牙槽骨也需要一定时间。

(4)𬌗的平衡未能建立:在错𬌗畸形的矫治过程中,由于改变了上下颌牙齿、牙弓或颌骨的位置关系,因而也就破坏了建立在咬合基础上的异常𬌗平衡。新建立的𬌗关系,在上、下颌的牙尖斜面关系未经调整达到平衡𬌗前,错𬌗畸形有复发的趋势。因此必须保持一定时间,以期待通过磨耗或调𬌗而建立新的平衡𬌗。

(5)口腔不良习惯未破除:口腔不良习惯包括吐舌、吮指、咬唇和口呼吸等,也是错𬌗畸形复发的一个重要原因,它与建立错𬌗的神经肌肉动力平衡有关。如果这些不良习惯不及时破除,不仅会对正畸治疗产生不利的影响,也会对矫治后𬌗的稳定性造成破坏。

(6)第三磨牙的萌出:第三磨牙的萌出会对牙弓有向前挤压的力量,尤其是有水平阻生和颊向倾斜的第三磨牙,可能会引起不同程度的错𬌗畸形的复发,如前牙拥挤、上下牙前突等。医师在制订矫治和保持计划时应考虑此因素,必要时及时拔除萌出中的第三磨牙,以免影响矫治效果。

二、影响保持的因素

1. 牙齿的咬合关系 矫治后的咬合关系直接影响矫治后牙齿、牙弓的稳定性。最稳定的咬合关系是广泛的牙尖交错关系,而尖对尖的关系是不利于矫治后效果的保持的;前牙的覆𬌗、覆盖关系也会影响矫治后效果的保持。另外,上、下牙齿宽度比例的失调也会影响正常咬合的建立;矫治后如果个别牙有早接触也会影响保持的效果,甚至可能引起新的错𬌗畸形。这些都是影响保持的不良因素。

2. 牙齿的邻接关系 矫治后,如果个别牙齿存在邻接关系不良,则需要进行适当的调磨以达到良好的接触关系。良好的牙齿邻接关系能抵消来自咬合及各方向肌肉施加的压力,有利于疗效的保持。

3. 牙周软硬组织 牙齿的支持依靠牙周膜和牙槽骨,健康的牙周状况是保持矫治效果稳定的重要先决条件。如果牙齿正畸的过程中受力过大,牙周膜内的细胞会发生代谢紊乱,会给保持造成困难。牙周病患者的牙槽骨过度吸收,会增加保持的难度,甚至需要长期保持;牙槽骨的致密度会影响疗效的保持;此外,牙槽骨和牙周膜的结合一般需要4个月左右的时间。

4. 牙齿的大小、形态以及数目 牙齿的大小不调或者形态和数目异常,均可造成上、下牙齿宽度比例的失调,应行义齿修复或者减数治疗,从而稳固矫治效果。

5. 口周肌功能的协调 加强患者颜面肌、咀嚼肌和舌肌的功能训练,恢复正常功能,使其平衡,这对矫治后牙齿位置和咬合关系的保持非常重要。

6. 破除口腔不良习惯 对有咬唇、吐舌、吮指等口腔不良习惯的患者,应彻底破除口腔不良习惯,可使矫治效果长期稳定。

7. 过度矫治 过度矫治是一种预防复发的手段,尤其是扭转牙、过高牙和过低牙的矫治,可以减少复发的可能性。但是机体器官的可塑性也是有一定生理限度的,临床矫治时如果超过这个限度,治疗就会失败,任何方法的保持也不会达到稳定的效果。

8. 基骨与牙弓大小的关系 牙弓的形态应与基骨相适应,牙齿只有位于基骨内,才能保持疗效的稳定。

三、保持的方法

1. 保持的种类

1)自然保持因素 利用自然力来进行由矫治移动所达到的新的咬合状态的保持,称为自然保持。

(1)依靠肌肉功能保持。

(2)依靠牙周软、硬组织保持。

(3)依靠咬合关系及邻牙接触关系保持。

(4)依靠拔牙保持。

2)机械保持因素 在未达到充分的自然保持时,为了形成自然保持状态而采用机械装置进行保持,称为机械保持,所用的装置称为保持器。

2. 保持器应具备的条件

(1)尽可能不妨碍各个牙齿的正常生理活动。

(2)对于处在生长期的牙列,不能影响殆、颌面的正常成长发育。

(3)不妨碍咀嚼、发音等口腔功能,不影响美观。

(4)便于清洁,不引起牙齿龋蚀或牙周组织的炎症。

(5)结构简单,容易调整,摘戴方便,不易损坏。

3. 保持器的种类

1)活动保持器 活动保持器是指患者能够自行摘戴的一类保持器,其结构简单、便于清洁、容易调整,不易引起牙齿及牙周组织的病变。

(1)Hawley 保持器标准型:其组成为双曲唇弓、一对磨牙卡环及树脂基托。双曲唇弓与前牙轻轻接触而无压力,卡环应有良好的固位作用,基托可以覆盖全部硬腭,也可做成马蹄形。适用于唇向或舌向错位牙矫治后的保持,可以调整牙齿的位置,曾用于关闭多带环固定矫治器所致的间隙。由于粘接技术的问世,一般不再用它来关闭间隙,可防止扭转牙的复发。其结构简单、制作方便、保持效果稳定,是临床最常用的活动保持器(图 9-6)。

(2)改良 Hawley 保持器 I 型:其组成为双曲唇弓、一对磨牙箭头卡环及树脂基托。由于第一前磨牙拔除的病例中,要保持已关闭的拔牙间隙,而 Hawley 保持器标准型是将双曲唇弓横过尖牙的远中外展隙,刚好位于第一前磨牙的拔牙间隙处,会对拔牙间隙产生不利影响,因此对 Hawley 保持器标准型进行改良,将唇弓焊接在磨牙箭头卡环的颊侧,有利于间隙的关闭和保持(图 9-7)。

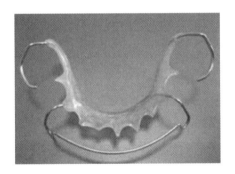
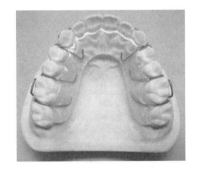

图 9-6 Hawley 保持器标准型 　　　图 9-7 改良 Hawley 保持器 I 型

(3)改良 Hawley 保持器 II 型:其组成为一个上颌腭部、下颌舌部的树脂基托及一个包埋于牙弓两侧最后磨牙远中面基托内的长唇弓,唇弓在牙弓的两侧各弯制一个垂直曲,调节唇弓的垂直曲即可使保持器获得固位,并使在唇弓范围内的各牙保持稳定。常用于多数牙齿移动后的保持。

(4)改良 Hawley 保持器 III 型:其组成为双曲唇弓、固位卡环和基托。唇弓通过侧切牙和尖牙间进入腭侧面基托,并由尖牙卡环来保持尖牙位置的稳定,同时可提供良好的固位作用,适用于尖牙唇向错位的患者。

(5)Hawley 保持器的其他改良型:在 Hawley 保持器基托上前牙的舌侧放置平面导板,使下切牙轻微接触平面导板,有利于深覆殆的保持。在 Hawley 保持器基托上前牙的舌侧放置斜面导板,使下切牙轻微接触斜面导板,有利于安氏 II 类错殆畸形矫治后的保持。

(6)牙齿正位器:由软橡胶或弹性树脂制成,是一种可微量调整牙齿位置的保持器,上、下

Note

颌连成一体,覆盖所有牙冠,唇颊侧面的上、下缘可延伸盖住上、下牙列的附着龈,有利于咬合关系及牙位的稳定,适用于有一定生长潜力患者矫治后的保持。

(7)负压压膜保持器(图9-8):由1~1.5 mm厚的透明树脂膜片制作,经热压成型机压制而成,覆盖所有牙冠,用于矫治后的保持,有利于咬合关系及牙位的稳定,对牙齿的三维控制能力较Hawley保持器标准型更强。保持效果良好,外形美观,体积小,目前应用较为广泛。但负压压膜保持器由于膜片较薄,长期戴用易出现裂纹或局部断裂。

2)功能性保持器　用于功能性矫治器,如唇挡、生物调节器、前庭沟等,当治疗结束后,将原功能性矫治器做适当改动即可作为保持器继续使用,直到生长发育基本结束为止。其特点是传递和转移口腔周围环境中的自然力,抑制或刺激骨骼的生长过程(图9-9)。

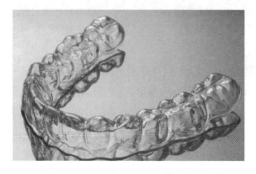

图9-8　负压压膜保持器

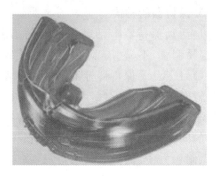

图9-9　功能性保持器

3)固定保持器　一般是通过设计和粘接各种固定装置于牙冠表面来进行牙齿的保持,保持效果稳定、可靠,适用于长期或终生保持以及美观需要的情况,可减小患者因不合作戴用保持器而对牙列造成的不利影响。

(1)固定舌弓或唇弓:根据保持的需要,在两侧第一磨牙带环上焊接与牙齿舌面或唇面接触的舌弓或唇弓,用于牙弓长度或宽度经矫治后的保持;也可在两侧尖牙上制作带环,然后焊接唇弓或舌弓。临床中上、下颌尖牙之间的固定舌弓最常用。

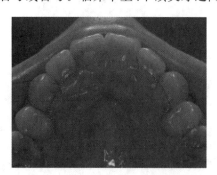

图9-10　舌侧固定保持器

(2)黏固式前牙舌侧固定保持器:青少年后期下切牙常常发生拥挤或拥挤程度加重,特别是下前牙经过唇向开展矫治后的病例,主要原因是生长中唇肌的压迫。此时可用麻花丝,按两侧尖牙间前牙舌侧的形态弯制弓丝,用直接粘接法将此弓丝粘接于所有前牙的舌侧,以便于保持前牙的位置(图9-10)。

(3)牙间隙矫治后的固定保持丝:由于唇系带附着过低、多生牙等造成的上颌中切牙间隙,矫治后容易复发,可使用此类保持器长期保持。取一段长短适合的麻花丝,将其弯制成弧形,与中切牙舌侧贴合,将其粘接在两中切牙腭侧不影响咬合处,即允许中切牙有一定的生理动度,又能保持中切牙的位置。应注意将保持器置于舌隆突上,以免影响咬合,形成𬌗干扰。

4.保持期限　戴用保持器的时间与患者的年龄,健康状况,错𬌗畸形的病因、类型、程度,矫治方法及矫治持续的时间等多种因素密切相关。矫治后保持所需要的时间也有较大的差别,从数月至数年,甚至终生戴用保持器。最初的6~12个月,白天晚上都戴用;此后6个月内,每天晚上戴用;再以后6个月,隔日晚上戴用。个别情况,如患者年龄小、矫治时间短、错𬌗畸形程度轻等可适当缩短保持期限;成年患者、遗传性错𬌗、扭转牙等则适当延长期限,具体的保持时间应视个体的情况而定。

5. 保持器的维护 矫治器拆除后进入保持阶段,应遵从医嘱戴用保持器,定期复诊检查戴用情况、调整戴用时间。戴用保持器时应用手指就位,禁用牙齿咬合就位,避免保持器损坏。一般进食时需取下保持器,餐后及时清洁牙齿后戴用。建议将保持器放入随身携带的专用盒中,防止损坏及丢失。保持器不能用热水烫或消毒液浸泡。

四、复发的预防

1. 概念 复发是指矫治后牙齿所发生的移动,这种变化多是向着矫治之前的位置移动,正畸医师既需要矫治前正确的设计,也需要治疗中力的良好的控制,才能达到一个相对稳定的治疗效果。同时,需要熟悉导致复发的因素并相应采取必要的措施以防止复发。这些因素包括如下几种。

(1)肌功能的异常,包括紧咬牙、吐舌、夜磨牙和咬唇等不良口腔习惯。

(2)骨骼型或生长型不理想。

(3)关系不协调。

(4)治疗不当。

(5)牙周组织的回复性。

(6)保持器戴用时间过短。

(7)牙弓宽度和长度的不断变化:当尖牙萌出时牙弓的宽度会有一定程度的增加,萌出后尖牙间宽度会逐渐减小,后期随着牙齿在咀嚼时近远中方向上的磨耗,下颌牙弓的长度和宽度会逐渐减小。

(8)可能影响复发的其他因素:下前牙的倾斜度也是影响复发的可能因素之一。下前牙在唇舌肌肉的作用下被稳定在一个狭小的空间内,前牙唇舌向的位置不会通过正畸手段轻易被改变。为达到长久的稳定,控制下切牙的直立位置是有必要的。

2. 复发的预防

(1)过矫治:牙齿的过矫治可以减少矫治后复发的概率和减轻复发程度。对错位严重且易复发的错𬌗畸形病例进行过矫治是一种有效预防复发的方法。如前牙开𬌗或深覆𬌗的病例,出现复发的概率比较高,应矫治到超过正常覆𬌗程度的过矫治;扭转牙有较高的复发趋势,一般均要过矫治,有助于防止矫治后的复发;横向关系失调的病例也必须过矫治。

(2)利用生长发育期矫治:在颌骨的生长发育期,早期发现、早期诊断并采取及时有效的治疗措施阻断畸形的进一步发展,是防止畸形复发的重要手段之一。早治疗可防止软、硬组织不可逆的改变,且能通过最大限度地利用患者生长发育的潜力来阻断错𬌗的发展。扭转牙病例也推荐早治疗。

(3)保持与永久性保持:在矫治前、矫治中及矫治后都应该充分考虑到保持的因素,通过对可能造成复发的因素进行分析,从而指导矫治过程并选择合理、稳定的保持方法。保持以后的最终效果才是评价矫治成功与否的最可靠的标准。有的病例如上中切牙间隙、恒牙缺失和严重扭转牙等,矫治后极易复发,临床上常采取冠桥修复或可摘局部义齿等进行永久性保持。

(4)正颌外科手术:对有严重或明显遗传倾向的错𬌗畸形及开𬌗等患者,仅依靠机械性矫治难以使错𬌗得到彻底改善,往往需配合正颌外科手术进行治疗,并在术前、术后进行正畸治疗。

(5)消除错𬌗病因:去除病因对某些特定的错𬌗畸形不仅有阻断错𬌗发展的作用,还有利于矫治效果的稳定。如彻底戒除吐舌、咬唇等口腔不良习惯,有利于建立新的功能平衡,稳定矫治效果。

3. 减轻复发的方法

(1)覆𬌗:覆𬌗是上、下颌前牙与后牙间的垂直距离。深覆𬌗的病例中有 $30\% \sim 50\%$ 的患者矫治效果比较稳定,但是还有大部分患者有复发的趋势,且一般多发生于矫治后最初的两年。有学者认为维持尖牙间的宽度有助于矫治后的稳定;压低前牙较升高后牙有利于矫治后的稳定。在 Hawley 保持器上可加一个平面导板,有利于深覆殆病例矫治后的稳定。而对于开殆患者,使用附有舌刺的 Hawley 保持器、正位器,持续的肌功能训练等均有助于矫治效果的稳定。

(2)覆盖:覆盖是上、下颌前牙唇面与上、下颌后牙颊面之间的水平距离。几乎所有的错殆畸形患者,覆盖都有轻微复发的趋势。带有唇弓的 Hawley 保持器可有效防止前牙向唇侧倾斜,避免覆盖加重。对于程度较重的安氏Ⅱ类错殆病例,可于矫治结束后保留上磨牙颊面管或带环,让患者在使用 Hawley 保持器的同时可于夜间进行颈部牵引。

(3)前牙拥挤:下颌前牙拥挤的复发在正畸矫治中是较显著的复发变化之一。由于下颌前牙处于拮抗肌肉压力平衡的狭窄区域,所以切牙的位置应适当,在矫治过程中尽量不要改变。如果必须前移下颌前牙,可在治疗后长时间保持。下颌前牙的拥挤与前牙的覆盖、覆殆或尖牙间的宽度变化有关,因此治疗上颌前突的病例时,矫治后应用保持器保持尖牙及磨牙间的宽度,可减少复发。有时严重扭转牙在矫治后,需要进行牙龈环切术,可缓解由胶原纤维引起的软组织紧张,牙龈纤维切除和邻面去釉都可以增加切牙的稳定性,可减少扭转牙正畸治疗后的复发。

4. 复发后的处理

(1)找出并清除导致复发的原因,部分牙齿复发可重上带环以重新治疗;部分拥挤复发的病例,可考虑拔除某颗牙齿。部分复发还有可能需要永久性保持。

(2)下颌前牙舌向倾斜和拥挤的复发,可用下颌舌侧弓矫治器重新排齐。使用轻力便可将牙齿排入牙列,有时可能需要永久性保持。

(3)上颌 Hawley 保持器加上舌簧和卡环可使唇舌向移位的牙齿重新排齐。

(4)由异常习惯引起的复发,可加强唇、舌习惯的功能训练或运用活动矫治器。

(5)有时可采用殆调整来控制复发,如邻面片切等某些病例可能要允许其最低限度的复发,而不需要继续延期治疗或保持。

以上防治及减少复发的处理,需要建立在患者有良好依从性的前提下,才能保持。

 本 章 小 结

成功的正畸治疗需要患者的密切配合。矫治器的维护和口腔健康教育是整个正畸治疗过程的重要组成部分。正畸医师系统的讲解和教育需要贯穿治疗过程的始终,以保证正畸治疗的效果。

保持是正畸治疗中的一个重要环节,很多因素可能引起复发,必须对这些原因进行深入的了解,才能帮助我们制订合理、有效的保持方法。保持器有多种类型,临床中可根据患者的错殆情况进行选择,既要有利于牙齿和骨骼的稳定,又要简单、方便,易于清洗。医师也要充分考虑到患者的配合程度,定期复诊,指导其顺利度过保持阶段。

能 力 检 测

一、填空题

1.常见的儿童口腔不良习惯有_____、_____、_____、_____、_____、_____。

知识拓展

Note

2.常用的固定保持器有＿＿＿＿＿＿＿、＿＿＿＿＿＿＿、＿＿＿＿＿＿＿。

3.标准的 Hawley 保持器由＿＿＿＿＿＿＿、＿＿＿＿＿＿＿和＿＿＿＿＿＿＿组成。

二、名词解释

1.复发。

2.保持。

三、简答题

1.简述保持器应具备的条件。

2.简述保持的必要性。

（梅 君 陈娟娟）

在线答题

参考答案

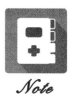

Note

附　录

实训一　正畸临床检查及病历书写(2学时)

一、实训目的要求

(1)掌握口腔正畸患者的一般检查方法,了解特殊检查方法。

(2)学习书写正畸专科病历。

二、实训内容

(1)教师示教正畸患者的一般检查方法及步骤。

(2)依据检查项目,学生相互检查,加深理解。

(3)学习口腔常用X线片的阅读。

(4)学生初步学习和掌握书写正畸专科病历。

三、实训用品

口腔一次性检查器械盘、直尺、钢笔,消毒棉球、正畸专科病历、各种正畸患者用X线片等。

四、方法和步骤

(一)一般情况

(1)姓名、性别、出生地、年龄、出生日期、民族、籍贯、职业、通信地址、邮编、电话、门诊号、记存模型号、就诊日期等。

(2)主诉:患者就诊的主要目的和要求。

(3)既往史:过去健康情况、曾患疾病、治疗情况及生活习惯等;哺乳方式、外伤史、拔牙史等;幼年是否患过影响牙颌发育的急慢性疾病,如佝偻病、结核病、肾病、内分泌疾病等。

(4)现病史:萌牙、替牙及龋齿情况,如有无早萌、迟萌、乳牙龋坏、早失等;有无口腔不良习惯,如吮指、咬唇、咬指甲、吐舌、口呼吸等;目前患有哪些全身性疾病、鼻咽部疾病等。

(5)家族史:询问直系亲属的牙𬌗情况,有无类似的畸形。

(二)全身情况

1. 精神状态　有无面色异常、精神不振、痴呆等。

2. 生长发育情况　身高、体重、胖瘦、毛发等有无异常。

3. 全身性疾病　是否患癫痫、风湿病、糖尿病、佝偻病及内分泌疾病等。

164

4. 鼻咽部疾病 如鼻炎、鼻中隔偏曲、扁桃体肥大等。

(三)牙、颌、面的检查

1. 𬌗的发育阶段 乳牙𬌗、替牙𬌗、恒牙𬌗。

2. 后牙的咬合关系 深覆盖、反𬌗及锁𬌗等。

3. 牙齿和牙弓

(1)个别牙齿错位:唇颊向、舌腭向、近中、远中、高位、低位、转位、易位、斜轴等。

(2)牙齿的发育异常:牙齿的萌出、数目、形态、结构及乳恒牙替换等异常情况。

(3)牙弓形态和排列异常:牙弓狭窄、腭盖高拱、牙列拥挤、牙间隙等。

(4)上、下牙弓关系:近远中关系,有无近中错𬌗、远中错𬌗、双牙弓前突等;垂直向关系,有无深覆𬌗、开𬌗等;水平向关系,有无后牙反𬌗,深覆𬌗,后牙正锁𬌗、反锁𬌗等。

4. 颌部软硬组织

(1)上下颌形态、大小、位置:有无上颌前突或发育不足、下颌前突或后缩。

(2)牙槽、基骨及腭盖情况:牙槽的突度、基骨的丰满度及腭盖的高度等。

(3)唇舌系带:唇系带位置是否过低、舌系带是否过短等。舌体的大小、形态有无异常。

(4)牙周情况:牙龈的色泽,有无充血、水肿和增生现象,口腔卫生状况等。

(5)咀嚼、吞咽、呼吸及发音功能是否正常。

5. 面部

(1)面部左、右两侧是否对称,颏部是否偏斜,两侧上下颌骨、肌肉发育是否对称。

(2)侧面轮廓协调情况:面中 1/3 是否前突或凹陷,面下 1/3 是否前突或后缩。

(3)唇的形态及功能情况:有无短缩、翻卷、开唇露齿等。

(4)颞下颌关节有无压疼、弹响及运动异常等。

(5)面部有无外伤瘢痕:特别是颏部,婴幼儿颏部外伤常可致下颌髁突发育异常而造成面部不对称畸形。

6. 一般 X 线检查 包括牙片、咬合片、颞下颌关节开闭口位片、全口曲面断层片等。

7. 模型检查 用于错𬌗畸形矫治前后对比牙𬌗情况,进行模型测量、排牙试验,记存模型要准确,应包括牙齿牙槽、移行皱褶、唇颊系带和腭盖等。

8. 照相分析 根据实际条件选择合适相机,以单反数码相机为宜,使用环形闪光灯较好。辅助工具有口唇拉钩和反光板。

(1)面像:包括正面像、正面微笑像、侧面像。拍摄正面像时患者在背景前端坐,两眼平视前方,两眼连线与地平面平行,眼耳平面与地平面平行,双唇自然放松。正面像显示面部高度,左、右面部发育是否对称,面型以及其他的面部畸形。拍摄侧面像时,患者身体转向一侧,头部成 90° 侧位,镜头焦点位于耳屏区域,取景时注意鼻尖一侧留有 3～4 mm 的空白。

(2)口内像:一般拍摄咬合位的正面、左右侧面及上下牙弓𬌗面,显示牙齿位置、牙体、牙周、牙弓形状及咬合情况。口内侧位像应特别注意记录第一磨牙的咬合关系,使患者咬合于正中𬌗位,用口角拉钩尽量将口唇向后牵拉。拍摄上、下牙弓𬌗位像时,应在最大开口位,借助反光板拍摄。

9. 诊断 对错𬌗畸形用安氏分类法和毛氏分类法记录。

五、思考题

初步分析错𬌗畸形的病因和机制。

附:口腔正畸专科病历。

Note

口腔正畸专科病历

病历号:_____ 记存号:_____ X线号:_____ 面相号:_____

就诊日期:_____年____月____日起_____年____月____日止

效果:满意 好转 无变化 中断　　医生:_____

姓名:_____　性别:_____　出生日期:_____　籍贯:_____

身高:_____　体重:_____　职业:_____　联系方式:_____

住址:_____

主诉:_____

病史:_____

全身性疾病:_____

鼻咽部疾病:慢性扁桃体炎 慢性鼻炎

不良习惯:吮拇指 咬唇(上 下)咬物 吐舌 神舌 舔牙 口呼吸 偏侧咀嚼 吮颊 前伸下颌

不良习惯起止时间:_____

喂养:母乳 人工 混合　　　发育:正常 不正常

家族史:_____

口腔检查:

(1)𬌗的发育阶段:乳牙𬌗 替牙𬌗 恒牙𬌗

(2)口腔卫生:好 中 差

龋齿 ──┼── 滞留乳牙 ──┼── 早失牙 ──┼──

(3)关系:①中性 ②中性偏近中 ③近中尖对尖 ④完全近中
　　　　⑤近中超过一个牙尖 ⑥中性偏远中 ⑦远中尖对尖 ⑧完全远中

$\dfrac{6}{6}$ ┼ 或 $\dfrac{V}{V}$ ┼　$\dfrac{6}{6}$ ┼ 或 $\dfrac{V}{V}$ ┼

(4)前牙覆𬌗:正常 深覆𬌗:Ⅰ° Ⅱ° Ⅲ° 咬伤牙龈:＋ －

(5)前牙覆盖:正常 深覆盖:Ⅰ° Ⅱ° Ⅲ°

(6)牙列拥挤:上牙弓:无 有(Ⅰ° Ⅱ° Ⅲ°)_____mm
　　　　　　下牙弓:无 有(Ⅰ° Ⅱ° Ⅲ°)_____mm

(7)牙间隙:上牙弓:无 有

(8)反𬌗 ──┼── 下颌后退:可 否
　　唇颊向 ──┼── 舌腭向 ──┼── 开𬌗 ──┼── 锁𬌗 ──┼──
　　低位 ──┼── 高位 ──┼── 斜轴 ──┼── 扭转 ──┼──
　　发育不良 ──┼── 先天缺失 ──┼──

(9)牙弓形态:上颌:尖形、卵圆形、方形
　　　　　　下颌:尖形、卵圆形、方形

(10)牙弓:协调 不协调:_____
　　　上牙弓:前突 后缩 内收 外展
　　　下牙弓:前突 后缩 内收 外展
　　　上中线(正 左偏_____cm 右偏_____cm)
　　　下中线(正 左偏_____cm 右偏_____cm)

(11)齿槽突:上:丰满 欠丰满 凹陷
　　　　　下:丰满 欠丰满 凹陷

(12)其他:舌体:_____ 舌系带:_____ 黏膜:_____ 软腭:_____ 扁桃体:_____

面部检查:

　　　　对称/颏左偏_____ mm /颏右偏_____ mm

　　　　面中 1/3:正常 凹陷 过突

　　　　面下 1/3:正常 过短 过长

　　　　颏唇沟:无 有 明显

　　　　开唇露齿:无 有(轻 中 重)

　　　　上唇:正常 过长 短缩

　　　　下唇:正常 翻卷

关节检查:

　　　　开口型(↓ ↙ ↘) 张口度_____指

　　　　弹响(无 有);疼痛(无 有)

模型分析:

　　　　拥挤度测量:上牙弓_____

　　　　　　　　　　下牙弓_____

　　　　Bolton 指数分析:前牙比_____

　　　　　　　　　　　　　全牙比_____

　　　　Spee 曲线曲度_____

诊断:安氏分类_____

　　　　毛氏分类_____

实训二　X 线头影测量(2 学时)

一、实训目的要求

(1)掌握常用标志点的定位。

(2)熟悉常用的平面及测量项目。

二、实训内容

(1)教师示教头影测量的常用标志点,常用平面及测量项目。

(2)学生在 X 线头颅侧位片描记图上识别常用标志点,测量常用的角、线距等项目。

三、实训用品

《口腔正畸学》教材、头颅侧位片、描记图、硬质铅笔、橡皮、三角尺、量角器、X 线看片灯等。

四、方法和步骤

1. 教师示教

(1)在头颅侧位片上绘制描记图并在描记图上确定常用的标志点。

蝶鞍点(S):蝶鞍影像的中心。

Note

鼻根点（N）：鼻额缝的最前点。这是前颅部的标志点，代表面部与颅部的结合处。

耳点（P）：外耳道的最上点。头影测量上常以定位仪耳塞影像的最上点为代表，称为机械耳点。但也有少数学者使用外耳道影像的最上点来表示，则为解剖耳点。

颅底点（Ba）：枕骨大孔前缘的中点。

Bolton 点：枕骨髁突后切迹的最凹点。

眶点（O）：眶下缘的最低点。一般 X 线片上可显示左、右两个眶点的影像，故常选用两点之间的中点作为眶点，这样可减小其误差。

翼上颌裂点（Ptm）：翼上颌裂轮廓的最下点。翼上颌裂的前界为上颌窦后壁，后界为蝶骨翼突板的前缘。此标志点提供了确定上颌骨的后界和磨牙的近远中向间隙及位置的标志。

前鼻棘点（ANS）：前鼻棘之尖。前鼻棘点常作为确定腭平面的两标志点之一。

后鼻棘点（PNS）：硬腭后部骨棘之尖。

上齿槽座点（A）：前鼻棘点与上齿槽缘点间的骨部最凹点。此点仅作为前后向测量用。

上齿槽缘点（SPr）：上齿槽突的最前下点。此点常在上中切牙的牙釉质-牙骨质交界处。

上切牙点（UI）：上中切牙切缘的最前点。

髁顶点（Co）：髁突的最上点。

关节点（Ar）：颅底下缘与下颌髁突颈后缘的交点。关节点常在髁顶点不易确定时代替髁顶点。

下颌角点（Go）：下颌角的后下点。可通过下颌升支平面和下颌平面交角的分角线与下颌角的交点来确定。

下齿槽座点（B）：下齿槽缘点与颏前点间的骨部最凹点。

下齿槽缘点（Id）：下齿槽突的最前上点。此点常在下中切牙的牙釉质-牙骨质交界处。

下切牙点（LI）：下中切牙切缘的最前点。

颏前点（P）：颏部的最突点。

颏下点（Me）：颏部的最下点。

颏顶点（Gn）：颏前点与颏下点的中点。

D 点：下颌体骨性联合部的中心点。

额点（G）：额部的最前点。

软组织鼻根点（Ns）：软组织侧面上相应的鼻根点。

眼点（E）：睑裂之眦点。

鼻下点（Sn）：鼻小柱与上唇的连接点。

上唇缘点（UL'）：上唇黏膜与皮肤的连接点。

下唇缘点（LL'）：下唇黏膜与皮肤的连接点。

上唇突点（UL）：上唇的最突点。

下唇突点（LL）：下唇的最突点。

软组织颏前点（Pos）：软组织颏部的最前点。

（2）描绘常用的测量项目。

前颅底平面（SN）：由蝶鞍点与鼻根点连线组成。

眼耳平面（FH）：由耳点与眶点连线组成。

Bolton 平面：由 Bolton 点与鼻根点连线组成。

腭平面（ANS-PNS）：后鼻棘点与前鼻棘点的连线。

下颌平面（MP）：下颌平面的确定方法有以下 3 种。①通过颏下点与下颌角下缘相切的线。②下颌下缘最低部的切线。③下颌角点与下颌颏顶点间的连线（Go-Gn）。

面平面（NP）：由鼻根点与颏前点连线组成。

Y轴(Y axis):蝶鞍点与颏顶点的连线。

(3)上、下颌骨常用的测量项目。

SNA角、SNB角、ANB角、NP-FH(面角)、Y轴角、NA-PA(颌凸角)、MP-FH(下颌平面角)。

(4)上、下前牙的常用测量项目。

U1-SN角、L1-MP角、U1-NA角、U1-NA距;L1-NB角,L1-NB距,上、下中切牙角。

2.实践 学生完成绘图、定点、测量等工作。

3.评定 教师评定学生定点、测量工作的正确性,学生分组对测量值进行讨论。

实训三 可摘矫治器常用固位装置的制作(4学时)

一、实训目的要求

通过示教和实训,初步掌握可摘矫治器固位装置的制作方法,并熟悉其结构、功能及临床应用。

二、实训内容

(1)示教弯制改良箭头卡环、单臂卡环、邻间钩,同时讲解其功能和临床应用。

(2)指导学生弯制箭头卡环、单臂卡环、邻间钩。

三、实训用品

石膏模型,直径为 0.7 mm、0.8 mm、0.9 mm 的不锈钢丝,梯形钳、尖头钳、鹰嘴钳、三齿钳、钢丝切断钳、雕刻刀、红蓝铅笔、蜡片、酒精灯、蜡刀、打磨机、分离剂。

四、方法和步骤

1.示教改良箭头卡环的弯制 箭头卡环又称为亚当斯(Adams)卡环,常用于第一磨牙上,也可用于前磨牙、尖牙以及切牙上。

(1)模型准备:弯制前在石膏模型上,用雕刻刀在拟放置箭头卡环的磨牙或前磨牙的颊面近远中邻间隙龈乳头处,沿牙面轻轻刻除深约 0.5 mm 的石膏,以加强卡环的固位。

(2)卡环桥部的形成:截取一段长约 8 cm、直径为 0.7 mm 或 0.8 mm 的不锈钢丝,将钢丝置于基牙颊面比试,使钢丝中点与基牙颊面中点相一致,在钢丝上长度略短于颊面近远中宽度的位置,用铅笔做出标记,然后用梯形钳在标记处将钢丝两端向同一方向弯折,使内角略小于90°,形成卡环桥部,使其位于基牙中 1/3 交界处,并与基牙殆面平行,且离开基牙颊面约1.0 mm。

(3)箭头的形成:桥部形成后,测量卡环桥部至龈缘的高度,并用铅笔在钢丝上距离两内角顶端的位置做出标记,用尖头钳夹住该标记向相反方向弯折180°,形成两箭头,再用尖头钳夹住箭头平面,向基牙颊侧近远中邻间隙方向弯折,使箭头分别与基牙长轴和卡环桥部成45°角,并紧贴于基牙颊面近远中轴角处的牙面,起固位作用。

(4)连接体的形成:两箭头形成后,用尖头钳将近远中两末端钢丝沿基牙的近远中殆外展隙及舌外展隙至舌侧组织面,伸向前形成连接体,但勿进入舌侧倒凹区。钢丝连接体部分应离开黏膜 0.5 mm,末端弯制成弯曲状,以增强其与树脂基托的连接强度。

Note

169

2.示教单臂卡环的弯制　常用于恒磨牙、乳磨牙、前磨牙,也可用于尖牙。

(1)模型准备:用雕刻刀在石膏模型基牙上修整颊侧颈缘线,再将基牙近中邻间隙接触点稍下方的石膏刻除 0.5 mm,以加强单臂卡环的固位。

(2)卡环臂的形成:截取一段长约 5 cm、直径为 0.8 mm 或 0.9 mm 的不锈钢丝,用鹰嘴钳将钢丝弯成与基牙颊面颈缘线形态一致的圆滑弧形,再在石膏模型上比试调整,使形成弧形大小适度并与基牙密贴的卡环臂,最后将进入邻间隙的卡环末端磨圆钝。

(3)连接体的形成:卡环臂形成后,将钢丝沿基牙颊外展隙、𬌗外展隙、舌外展隙弯向舌侧组织,但勿进入舌侧倒凹区,形成离开黏膜组织约 0.5 mm 的连接体,其末端弯制成弯曲状,以增强其与树脂基托的连接强度。

3.示教邻间钩的弯制　常用于第一、二前磨牙之间或前磨牙与磨牙之间的固位装置,又称颊钩;有时也可用于前牙之间,称唇钩。

(1)模型准备:在要放置邻间钩的两邻牙之间的龈乳头处,即接触点稍下方的石膏用雕刻刀刻除 1.0 mm,以加强邻间钩的固位。

(2)唇(颊)钩的形成:截取一段长约 4 cm、直径为 0.7 mm 或 0.8 mm 的不锈钢丝,用尖头钳夹住钢丝末端,弯成近似于直角的钩,钩的长度为 1~2 mm,置入接触点稍下方近龈端,钩住邻接点,钩的末端磨圆钝或焊锡球。

(3)连接体的形成:钩形成以后,用尖头钳将钢丝沿两牙的(唇)颊外展隙、𬌗外展隙、舌外展隙弯向舌侧组织,伸向前形成连接体,但勿进入舌侧倒凹区。钢丝连接体部分离开黏膜组织约 0.5 mm,其末端弯制成弯曲状,以增强其与树脂基托的连接强度。

4.实践操作　学生根据示教,完成上述各固位装置的制作。

实训四　可摘矫治器常用功能装置的制作(4 学时)

一、实训目的要求

通过示教和实训,初步掌握可摘矫治器功能装置的结构和弯制方法,并熟悉其作用原理。

二、实训内容

(1)示教弯制双曲唇弓、双曲舌簧和分裂簧,并讲解其功能和临床应用。
(2)指导学生弯制双曲唇弓、双曲舌簧和分裂簧。

三、实训用品

石膏模型,直径为 0.5 mm、0.7 mm、0.9 mm 的不锈钢丝,梯形钳、鹰嘴钳、日月钳、钢丝切断钳、雕刻刀、红蓝铅笔。

四、方法和步骤

1.示教双曲唇弓的制作　用以辅助固位及内收切牙。由唇弓的水平部分和两个垂直弯曲及两个连接体组成。

取一段直径为 0.7 mm 的不锈钢丝,弯制双曲唇弓的中部使其与切牙接触呈弧形,弓丝位于前牙切 1/3 与中 1/3 交界处,在两侧尖牙近中 1/3 处,将钢丝向牙龈方向弯成两个 U 形曲,曲的宽度是尖牙宽度的 2/3,高度应距前庭底 2~3 mm 并离开组织面 1.0~1.5 mm,钢丝末端经尖牙与第一前磨牙的颊外展隙、骀外展隙到腭侧形成连接体,埋于基托内。

2.示教双曲舌簧的制作 用于矫治舌向或腭向错位的牙。

取一段直径为 0.5 mm 的不锈钢丝,将一端磨圆钝,用梯形钳的尖端弯制第一个曲,该曲与错位牙舌侧颈缘外形应一致,宽度约窄于舌侧颈部近远中宽度 1.0 mm;再用梯形钳弯制第二个曲,曲要保持圆钝,不能成角度。然后用平头钳夹住此两个曲形成的平面,将钢丝向下弯成与平面约成 90°角的连接体,舌簧的平面应与被矫治牙的长轴垂直,连接体的末端亦弯制成弯曲状包埋于基托内。

3.示教分裂簧的制作 用于扩大牙弓。

取一段直径为 0.9 mm 的不锈钢丝弯制成菱形,由口、体、底三个部分组成,斜边形的两锐角相当于簧的口部和底部,而钝角则相当于簧的体部,各个角均应圆钝,以防止加力时折断。菱形口部张开 1～2 mm,口对准腭中缝,体部左右宽 6～8 mm,长 10～20 mm。簧距组织面 3～4 mm,便于加力时调整。连接体转弯处正对尖牙和第一前磨牙的接触点,最后形成与腭部曲线一致的连接体。

4.实践操作 学生根据示教,完成双曲唇弓、双曲舌簧和分裂簧的制作。

实训五　上颌平面导板矫治器的制作(2 学时)

一、实训目的要求

通过示教和实训,初步掌握上颌平面导板矫治器的结构和制作方法,并熟悉其功能及临床应用。

二、实训内容

(1)示教上颌平面导板矫治器的制作方法,并讲解其结构和功能。
(2)指导学生完成上颌平面导板矫治器的制作。

三、实验用品

日月钳、梯形钳、三齿钳、钢丝切断钳、雕刻刀、蜡刀、石膏调刀、调杯、橡皮碗、简单骀架、酒精灯、红蓝铅笔、前牙深覆骀的全牙列石膏模型、直径为 0.7 mm 的不锈钢丝、模型石膏、蜡片、自凝牙托粉、自凝牙托水、分离剂、台式牙钻、磨头等。

四、方法和步骤

1.示教上颌平面导板矫治器的制作 上颌平面导板矫治器可压低下前牙,升高后牙。

(1)确定骀关系、上骀架:首先将深覆骀的上、下颌石膏模型按照其需要的咬合关系对好,再用水浸湿模型,调好石膏固定于简单骀架上。

(2)涂分离剂:用红蓝铅笔于上颌模型腭侧标画出基托的伸展范围,并且均匀涂布一层分离剂。

(3)在要放置邻间钩的两邻牙之间龈乳头处,即接触点稍下方用雕刻刀刻除 0.5 mm 的石膏,目的是增强其固位。

(4)固位装置的制作:可在两侧第一磨牙设计单臂卡环或箭头卡环、前磨牙邻间钩,根据需要可于上颌模型弯制双曲唇弓,有增强固位的作用。

（5）上颌平面导板与基托的形成。

①将自凝牙托粉和自凝牙托水调拌,待其处于稀糊期时,用蜡刀取适量树脂涂布于基托范围内,并在前牙腭侧黏膜区域形成一半月形的平面板,其前后径宽度为 7.0～8.0 mm（临床实际应用时应根据前牙覆盖大小决定）,左右达两侧尖牙的远中,使该平面板与𬌗平面平行,然后关闭𬌗架进行咬合,使下前牙咬在平面板上,上、下后牙𬌗面之间打开 1.5～2.0 mm 的间隙。用蜡刀蘸用自凝牙托水修整平面板与基托,使之均匀、光滑、边缘清楚。

②打磨抛光:待树脂完全硬固后,取下矫治器按照程序打磨、抛光,制作完成。

（6）试戴:将矫治器于模型上试戴,关闭𬌗架,进一步检查调整。

2. 实践操作　学生根据示教,完成上颌平面导板矫治器的制作,并熟悉其功能及临床应用。

实训六　上颌双侧后牙𬌗垫矫治器的制作（2 学时）

一、实训目的要求

通过示教和实训,初步掌握上颌双侧后牙𬌗垫矫治器的结构和制作方法,并熟悉其功能及临床应用。

二、实训内容

（1）示教上颌双侧后牙𬌗垫矫治器的制作方法,并讲解其结构和功能。
（2）指导学生完成上颌双侧后牙𬌗垫矫治器的制作。

三、实训用品

细丝钳、梯形钳、钢丝切断钳、雕刻刀、蜡刀、石膏调刀、调杯、橡皮碗、简单𬌗架、酒精灯、红蓝铅笔、前牙反𬌗的全牙列石膏模型,直径为 0.5 mm、0.9 mm 的不锈钢丝,模型石膏、蜡片、自凝牙托粉、自凝牙托水、分离剂、台式牙钻、磨头等。

四、方法和步骤

1. 示教上颌双侧后牙𬌗垫矫治器的制作方法
（1）确定蜡𬌗关系并固定上、下颌石膏模型。
①将前牙反𬌗石膏模型用水浸透。
②将简单𬌗架平放在操作台上,调整固定各部位螺丝。
③将已浸过水的石膏模型按照上、下颌咬合关系对好,调和石膏,将模型固定于简单𬌗架上。
④做蜡𬌗记录,升高咬合,其高度以脱离前牙锁结关系为标准,使上、下前牙间保留 1～2 mm的间隙。
⑤重新调整、固定固位螺丝,去除蜡𬌗记录。
（2）各固位装置及功能附件的弯制。
①固位装置的弯制:可在两侧第一磨牙设计单臂卡环或箭头卡环。
②双曲舌簧的制作:方法见实训四。
③双曲唇弓的制作:方法见实训四。

（3）用蜡将已弯制好的单臂卡环或箭头卡环、邻间钩固定于颊侧,双曲舌簧固定于被矫治牙的舌侧靠近舌隆突处。

（4）用红蓝铅笔在石膏模型上标画出基托的伸展范围,并在双侧后牙殆面及基托范围内均匀涂布一层分离剂。

（5）殆垫与基托的涂塑:常规调和自凝树脂。稀糊期时,开始涂塑基托部分,将单臂卡环或箭头卡环、邻间钩以及双曲舌簧的连接体均包埋于基托内并将基托涂抹光滑。待树脂达面团期时,取适量树脂置于上颌双侧后牙殆面并轻轻加压,涂塑形成殆垫雏形,其厚度以解除前牙锁结后再升高 1～2 mm 为宜。根据需要将树脂涂抹成光滑的平面式殆垫或与对颌形成尖窝关系的解剖式殆垫。

（6）打磨、抛光:待树脂完全硬固后,取下矫治器按照程序打磨、抛光,制作完成。

（7）试戴:将制作好的上颌双侧后牙殆垫矫治器在石膏模型上试戴,并仔细检查固位及贴合情况。

2. 实践操作　学生根据示教,完成上颌双侧后牙殆垫矫治器的制作,并熟悉其功能及临床应用。

实训七　丝圈式固定间隙保持器的制作(2 学时)

一、实训目的要求

通过实训进一步熟悉丝圈式固定间隙保持器的组成结构,初步掌握丝圈式固定间隙保持器的制作方法及其临床应用。

二、实训内容

（1）讲解丝圈式固定间隙保持器的组成结构,示教丝圈式固定间隙保持器的制作方法,并讲解其作用。

（2）指导学生在石膏模型上制作丝圈式固定间隙保持器。

三、实训用品

石膏模型、调刀、玻璃板、玻璃离子黏固粉、带环挺、去带环钳、雕刻刀、成品光面带环。

四、方法和步骤

1. 试戴带环　选择合适的第一磨牙成品光面带环在石膏模型上试戴,试戴完成后,再在其上制作印模,然后将第一磨牙带环转移到印模上,并用大头针固定,防止灌注石膏时位置变动。在带环颊舌侧的内侧滴蜡,以增强热传导性,利于焊接牢靠。滴蜡后常规灌制石膏工作模型。

2. 弯制并固定金属丝　用直径为 0.9 mm 的不锈钢丝弯制钢丝曲。要点如下。

（1）钢丝曲的水平部位于与缺失牙的邻牙牙颈部最低点连线的稍下方。钢丝曲的颊舌侧相互平行。

（2）钢丝曲的垂直部的顶点位于邻牙接触点的正下方。

（3）侧面观:钢丝曲的顶端略呈一凹形,与缺失牙邻牙的邻面外形相适应。钢丝的弯制还应不妨碍牙槽部的生长发育,离开牙槽嵴顶 1～2 mm。

(4)𬌗面观:所弯制的钢丝曲的颊舌侧应位于缺失牙区域内,应比恒牙牙冠的宽度略大一点。

3.包埋、焊接 用石膏包埋、固定住钢丝曲,将带环颊舌部分内侧的石膏牙磨除一部分直至石膏牙不与带环颊舌侧直接接触,做常规焊接。

4.打磨、完成 为了不伤及钢丝曲,在打磨时应加以注意。尤其应注意焊接部的牙颈侧与牙龈的关系。

正畸临床上用于丝圈式固定间隙保持器黏固的黏合剂有磷酸锌黏固粉和玻璃离子黏固粉。

临床粘接步骤如下。

(1)隔离唾液。

(2)用酒精棉球消毒需要黏固带环的牙面。

(3)吹干牙面。

(4)调和适量的黏合剂置于带环的龈方内侧面,戴入后,用带环挺加压使之完全就位,待黏合剂干后去除多余的黏合剂。

丝圈式固定间隙保持器具备间隙保持器应有的条件,既能保持近远中的宽度,又不影响颌骨的发育,对软组织无刺激,固位良好,不易破坏。

学生根据讲解和示教,应熟悉丝圈式固定间隙保持器的组成结构,并独立完成丝圈式固定间隙保持器的制作,掌握其临床应用及功能。

实训八　直丝弓矫治器托槽的粘接(2 学时)

一、实训目的要求

通过示教和实训,初步掌握直丝弓矫治器托槽的定位技术。

二、实训内容

(1)示教完成直丝弓矫治器托槽的定位及粘接,同时讲解其功能和临床应用。
(2)指导学生独立完成直丝弓矫治器托槽的定位及粘接。

三、实训用品

石膏模型,直丝弓矫治器托槽,直尺,铅笔,502 黏合剂,镊子。

四、方法和步骤

1.示教直丝弓矫治器托槽的定位及粘接

(1)模型准备:用毛刷或软布清洁石膏模型表面。
(2)借助直尺和铅笔在石膏模型每颗牙齿的唇颊面画"＋"形标志,用以确定临床牙冠中心位置。
(3)确定托槽与牙齿的对应关系,托槽表面标志均在牙齿远中龈方。
(4)从中切牙开始,用托槽镊子或牙科镊子夹持托槽,在托槽的背板上滴 502 黏合剂,将托槽中心对准临床冠中心放置,注意托槽中心的垂线标志线调整至与牙齿临床冠长轴重合,托槽位于牙冠唇颊面近远中的中份,等待黏合剂凝固。

(5)重复步骤4,依次完成全牙列的直丝弓矫治器托槽的定位及粘接。

2.实践操作　学生根据示教,独立完成直丝弓矫治器托槽的定位及粘接。

五、知识扩展

临床常用的托槽粘接方法和步骤如下。

(1)清洁牙齿表面,然后冲洗、吹干。

(2)隔湿后,用酸蚀剂进行酸蚀处理,酸蚀剂涂布在牙面,其范围略大于托槽背板面积,处理时间一般为 20～60 s,氟斑牙可适当延长。

(3)以三用枪水气冲洗牙面,配合吸涎器吸引,然后吹干牙面。酸蚀过的牙面无光泽而呈白垩色。

(4)如果使用化学固化型釉质黏合剂,将双组分渗透液充分混合后,取少量均匀涂布在酸蚀过的牙面,在调和板上将双组分釉质黏合剂充分混合。将调和好的釉质黏合剂放置在托槽背板上。根据临床需要将托槽放置在牙面,使托槽与牙面紧密贴合。再次检查托槽粘接的位置,同时清理托槽周围被挤出的釉质黏合剂。

(5)如果使用光固化型釉质黏合剂,先将少量渗透液均匀涂布在酸蚀的牙面,然后光照10 s。将光固化型釉质黏合剂放置在托槽背板上。托槽粘接位置的调整同上。然后清理托槽周围被挤出的釉质黏合剂。在托槽周围分别光照 10～20 s。

实训九　霍利(Hawley)保持器的制作(2 学时)

一、实训目的要求

通过实训操作,能够初步掌握霍利保持器的制作方法,熟悉霍利保持器的临床应用。

二、实训内容

(1)学习霍利保持器的基本结构、制作方法及应用。
(2)指导学生独立完成霍利保持器的制作。

三、实训用品

上颌石膏模型、直径为 0.7～0.9 mm 的不锈钢丝、霍利保持器示教模型及结构图、有色笔、毛笔、红蜡片、分离剂、自凝牙托粉、自凝牙托水、砂石车针、打火机、尖头钳、三头钳、日月钳、切断钳、蜡刀、酒精灯、调拌杯、打磨机等。

四、方法和步骤

1.讲解霍利保持器的基本结构　教师展示霍利保持器结构图及模型,并讲解其制作要点和功能。

2.详细讲解霍利保持器的制作过程并示教

(1)制作前准备:修整石膏模型,用有色笔标出双曲唇弓、单臂卡环和基托的位置。

(2)双曲唇弓的弯制。

①弯制弓丝水平部分:截取一段长约 13 cm、直径为 0.8 mm 的不锈钢丝。首先将钢丝弯成与前牙区牙弓弧度基本一致的圆滑弧形,然后将其置于石膏模型前牙唇面颈 1/3 与中 1/3

175

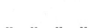

交界处比较,在钢丝中点处用有色笔做出标记,并将此标记对准模型中线,再用日月钳对钢丝进行调整,弯成与前牙区弧度完全一致的圆滑弧形。注意:弧形不能有明显的钳痕或锐角,且与前牙唇面均匀接触。

②U形双曲的形成:弓丝水平部分完成后,将钢丝中点对准模型中线,置于前牙唇面颈、中 1/3 交界处,用有色笔在两侧尖牙唇面近中 1/3 与中 1/3 交界处做出标记,然后用尖头钳在此标记处,将钢丝两端向前庭沟方向弯折 90°,再将钢丝置于模型上比较,在距龈缘上方约 3 mm 处做一标记,用尖头钳在此标记处形成 U 形顶部,将两钢丝末端向切端方向弯折,形成双侧的 U 形直曲。注意:U 形双曲要圆滑,且离开模型 0.5 mm 左右,不能离开过远,否则会导致异物感加重;也不能紧贴在黏膜上,以免产生压痛。U 形曲顶部应在龈缘上方 3~4 mm 的位置,勿到达前庭沟,以免影响唇侧软组织的功能活动。

③连接体的形成:双曲完成后,用日月钳或三头钳将钢丝两端沿尖牙与第一前磨牙之间,转至𬌗外展隙,再转向舌(腭)侧,使之均匀离开黏膜 0.5 mm,末端弯制成曲,以增强其与塑料基托的连接强度。

(3)在磨牙上弯制单臂卡环,卡环的游离端止于近中。

①卡环臂的形成:截取一段长约 5 cm、直径为 0.9 mm 的不锈钢丝,用尖头钳将钢丝弯成与基牙颊面颈缘线形态一致的圆滑弧形,再在石膏模型上比试调整,使弧形大小适度,并与基牙密贴,最后卡环末端进入邻间隙并调磨圆钝。

②连接体的形成:卡环臂形成后,将钢丝沿基牙颊外展隙转至𬌗外展隙,使钢丝与模型密贴,再转至舌外展隙,但不能进入舌侧倒凹区,最后用三头钳使钢丝与舌侧黏膜均匀离开 0.5 mm 的间隙,末端弯制成曲,以增强卡环与塑料基托的连接强度。

③在石膏模型的唇、颊侧用蜡固定弯制好的双曲唇弓和单臂卡环。用毛笔蘸适量分离剂涂于模型上已标示出的基托部位,并待其凝固。

④调拌室温固化型基托树脂,到达稀糊期时开始用雕刻刀蘸单体涂塑基托,其厚度约为 2 mm,并将各连接体包埋好,基托组织面不能有气泡,厚薄均匀。注意动作迅速,在面团期内将基托外形修整完成。

⑤待塑料硬固至橡胶期时,从模型上取下霍利保持器,塑料硬固后打磨、抛光完成。

3.实践操作　学生根据示教方法在教师指导下完成霍利保持器的制作。

主要参考文献

ZHUYAOCANKAOWENXIAN

[1] 傅民魁.口腔正畸学[M].6版.北京:人民卫生出版社,2012.

[2] 傅民魁,林久祥.口腔正畸学[M].2版.北京:北京大学医学出版社,2014.

[3] 林珠,段银钟,丁寅.口腔正畸治疗学[M].西安:世界图书出版公司,1997.

[4] 姚森.口腔正畸现代诊断与矫治设计[M].西安:世界图书出版公司,2014.

[5] 赵高峰.口腔正畸学[M].北京:人民卫生出版社,2009.

[6] 左艳萍,杜礼安.口腔正畸学[M].3版.北京:人民卫生出版社,2016.

[7] 邢启军,易建国.口腔正畸学[M].北京:中国医药科技出版社,2015.

[8] Scuzzo G,Takemoto K.隐形口腔正畸治疗——当代舌侧正畸学的新概念与治疗技术[M].徐宝华,译.北京:中国医药科技出版社,2004.

[9] Hart R T,Hennebel V V,Thongreda N,et al. Modeling the biomechanics of the mandible:a three-dimensional finite element study[J]. J Biomech,1992,25(3):261-286.

彩 图

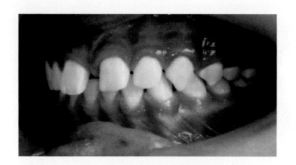

图 3-2 牙弓宽大

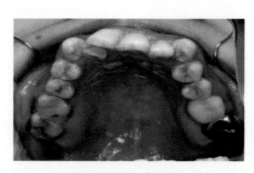

图 3-3 牙弓狭窄

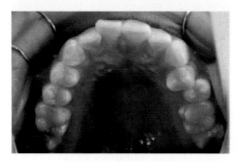

图 3-4 牙弓不对称

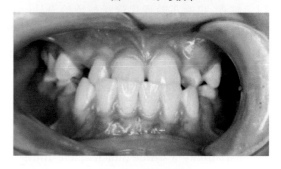

图 3-5 前牙反𬌗

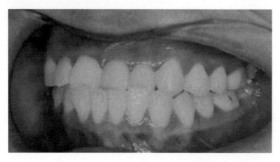

(a)

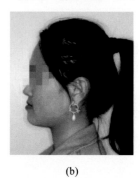

(b)

图 3-6 前牙反𬌗,下颌前突

（a)𬌗像;（b)侧面像

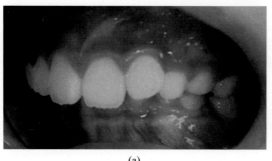

(a)

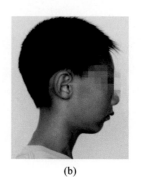

(b)

图 3-7 前牙深覆𬌗,面下 1/3 高度不足

（a)𬌗像;（b)侧面像

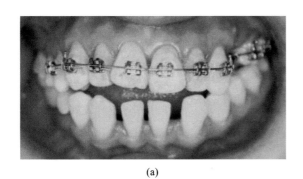
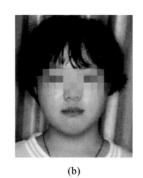

(a)   (b)

图 3-8　前牙开𬌗,面下 1/3 高度增大

(a)𬌗像;(b)正面像

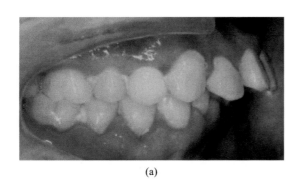
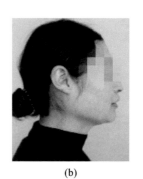

(a)   (b)

图 3-9　前牙深覆盖,后牙远中错𬌗

(a)𬌗像;(b)侧面像

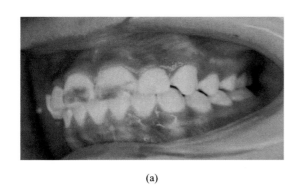
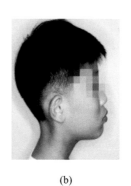

(a)   (b)

图 3-10　双颌前突

(a)𬌗像;(b)侧面像

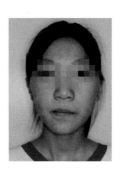

图 3-11　颜面不对称

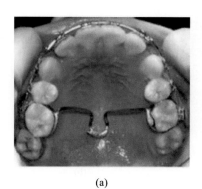

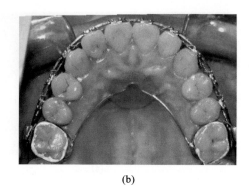

(a)　　　　　　　　　　　　　(b)

图 6-20　支抗磨牙舌侧装置

（a）横腭杆；（b）Nance 弓

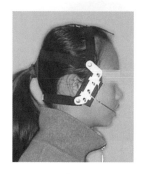

图 6-21　口外弓支抗

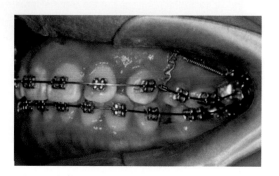

图 6-22　种植体支抗

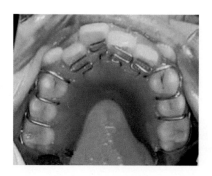

图 6-23　活动矫治器邻间钩增强支抗

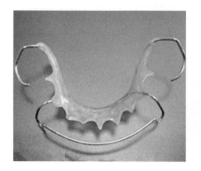

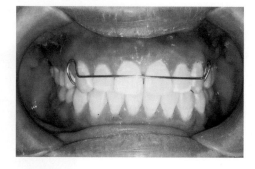

图 6-24　双曲唇弓

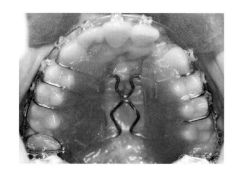

图 6-32 分裂簧

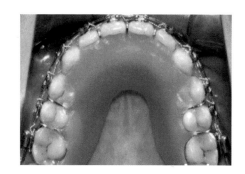

图 6-34 邻间钩

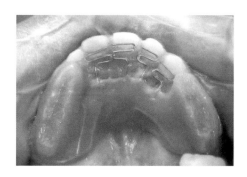

图 6-40 𬌗垫舌簧矫治器

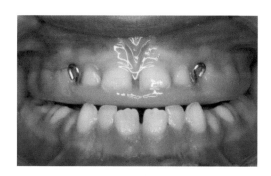

图 6-41 带牵引钩的𬌗垫矫治器

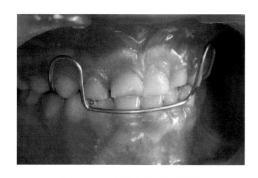

图 6-43 导弓式活动矫治器

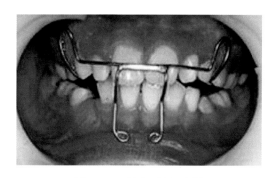

图 6-45 咬唇习惯矫治器

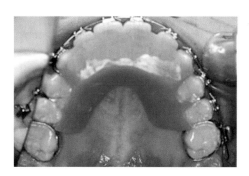

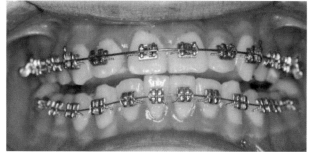

图 6-48 上颌平(斜)面导板

· 口腔正畸学 ·

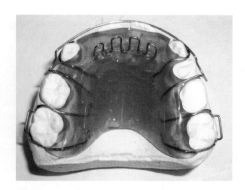

图 7-13　腭网

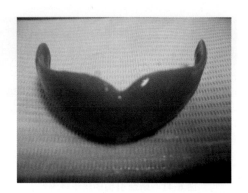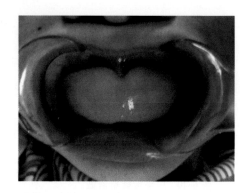

图 7-15　前庭盾

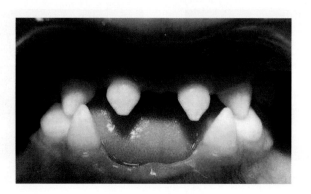

图 7-16　牙先天缺失

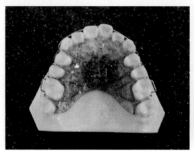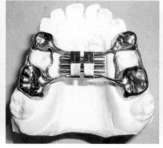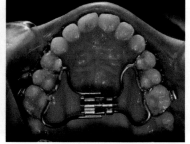

图 7-25　快速螺旋扩弓器